放眼蝦紅素

陳富亮 工學博士／編著

庚寅
中於庸金山
南灣 有餘齋 莊申亮

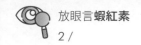
推薦序

　　研究蝦紅素之開發已經進入了第二十個年頭，2002年從食品工業發展研究所及廖俊智老師取得研究菌株及科研資料開始，從DNA構築、菌種改良、專利申請、動物試驗、試量產、純化製程、發酵製程放大、美國GRAS申請、科學文獻撰寫、食品工廠建立、非傳統食品原料申請、美國NDI申請及經濟規模的發酵槽生產，經過不斷的嘗試與失敗，終於在2021年將此以生物合成概念生產的高純度游離態蝦紅素（LemnaRed® Astaxanthin Crystal），取得台灣衛福部核准之非傳統食品原料，為台灣30多年來第一個核准之以基因工程生產之食品原物料。同時取得美國FDA新膳食成分（NDI: New Dietary Ingredient）通知，可於美國上市，為蝦紅素產品的重要突破。

　　陳富亮博士對蝦紅素產品深入專研，願意在忙碌的工作中撰寫《蝦紅素》一書，讓大家可以更清楚蝦紅素的研究概況與功能。無庸置疑，蝦紅素具備了多重的生理功能，也廣泛應用在動物、化妝品及膳食食品上，初步也有藥廠在進行藥物開發，但尚未有大規模的臨床試驗成功，在未來蝦紅素的藥物開發若成功，將是蝦紅素這個產品的大突破。我們期待這一天到來，為人類帶來更大的健康福祉。

　　最後希望這本書的發行，可以讓更多人了解蝦紅素，尤其是來自日文的科研研究，透過中文闡述讓大家了解蝦紅素的生理功能，而不是只是色素功能。

邱明熙

那米亞發酵

2022.10.02

自序

　　《放眼言蝦紅素》一書主要介紹眼睛之基本結構與功能，讓讀者能充分認識或理解眼睛，而在平時就做好眼睛之保健。如此，對於讀者閱讀本書希望有所助益。那米亞發酵公司生產蝦紅素商品販售，而引起我對蝦紅素的興趣。於2018年該公司提供「アスタキサンチンの機能と応用，監修：吉川敏一・內藤裕二，シーエムシー出版」一書，該書以蝦紅素在醫學上的應用，如腦 神経疾患、生活習慣病予防、眼疾患、アレルギー（過敏）抑制、美容効果、運動器作用等。自2018年初對該書內容利用業餘時間研讀，由於該書大部分內容爲醫學方面的探討，對我而言非常費心，看不懂的就查相關資料求理解，歷經1年多的努力終於全書閱畢及翻譯完成。

　　本人自台灣科技大學化工系畢業後，於昭和62年（1987年）到日本長崎大學工學院轉攻讀材料工程金屬組織物性學。由於未學習材料相關科目，爲了應付研究所入學考試，而需自行苦讀自修半年。在日本碩士班及博士班之課程中教授並未授課，而是依自己抽到的章節上台講課，因此養成了自讀研究講課的模式。本人雖化工出身但對物理化學、熱力學、動力學、擴散學等較有濃厚興趣，因此以此專長跨入光學薄膜設計、光學材料、奈米材料領域等。現又從事生化製程，因此對生化領域也下功夫學習。

　　那米亞發酵公司以生化工程之發酵法生產蝦紅素，並了解蝦紅素爲未來應用在醫學上作爲抗氧化材料之潛力。因此決定進行收集國內外相關論文，並進行分類編輯與研讀，由2018年至2022年在未間斷下費時約5年的時間終於彙集成冊，希望本書有助於讀者理解蝦紅素對眼睛保健的重要性。

陳富亮

2022.10.24

目次

推薦序   2

自序   3

1章　光與眼睛   11

1.1 眼睛為心靈之窗   11

1.2 台灣與日本學生視力不良概況   14

1.2.1台灣學童近視冠全球   14

1.2.2日本學童視力統計概況   16

1.2.3台灣與日本學童之視力比較   22

1.3 眼睛視覺   24

1.3.1視覺感知路徑   24

1.3.2視覺系統感度   25

1.4 光與眼睛   26

1.4.1光譜光效曲線（spectral luminous efficiency curve）   26

1.4.2人眼進化適應太陽光   28

1.4.3紫外線對眼睛的影響   32

1.5 藍光對眼睛的影響   35

1.5.1藍光   35

1.5.2天然藍光與人造藍光   36

1.5.3為什麼擔心藍光   39

1.5.4藍光曝露對眼健康的迷思   41

1.5.5藍光危害不容小視   43

1.5.6幼兒及少年藍光暴露風險   46

1.5.7藍光是危險或安全   49

結語   49

2章　眼球構造與功能 · 52

2.1 眼球構造 · 52
2.1.1 外膜 · 53
2.1.2 中膜 · 54
2.1.3 內膜 · 57

2.2 眼球組織 · 60
2.2.1 水晶體 · 60
2.2.2 眼房 · 61
2.2.3 房水 · 61
2.2.4 隅角 · 62
2.2.5 玻璃體 · 62
2.2.6 懸韌帶／秦氏小帶（Zinn's membrane，睫狀小帶） · 62
2.2.7 視神經乳頭 · 63
2.2.8 視神經 · 63
2.2.9 舒萊姆[氏]管／Schlemm管／Schlemm canal · 64
2.2.10 前眼房・後眼房 · 64
2.2.11 內眼角・外眼角 · 64

2.3 眼附屬器官 · 64
2.3.1 眼眶／眼窩 · 64
2.3.2 眼瞼（上眼瞼・下眼瞼）眼皮 · 65
2.3.3 結膜 · 66
2.3.4 淚器 · 67

2.4 眼睛的運作機能 · 71
2.5 眼睛的調節機能 · 73
2.6 眼睛的聚焦機制 · 77
結語 · 78

3章　眼睛疲勞 · 79

3.1 導致眼睛疲勞的原因與症狀 · 79
3.1.1 眼睛過度負荷 · 80
3.1.2 自律神經失衡 · 80

3.2 眼睛疲勞的機轉　　82

3.3 數位眼疲勞　　84

3.4 眼睛疲勞與過勞　　87

3.5 數位眼疲勞症候群（digital eye strain syndrome）　　89

結語　　91

4章　眼疲勞的定量測定　　92

4.1 眼屈光與調節　　92

4.2 眼調節微動作　　94

4.3 調節機能解析裝置　　95

4.3.1來易特制作所（Right Mfg. Co., Ltd.）調節機能解析裝置　　96

4.3.2NIDEK（尼德克醫療器械公司）調節機能解析裝置（HFC測量）　　97

4.3.3調節機能測定 AA-2測定原理　　98

4.4 調節機能測定之Fk-Map說明
（fluctuation of kinetic refraction map, Fk-map）　　99

4.5 日本眼科學會IT研究小組的報告　　108

4.5.1 2003年　　108

4.5.2 2004年　　109

4.6 視力調節障礙（老花眼，調節痙攣，調節麻痺）　　110

4.7 視覺疲勞評估方法　　110

4.7.1近點法（睫狀肌調節力）　　113

4.7.2水晶體調節力（accommodation power）　　114

4.7.3視覺敏銳度（visual acuity）　　115

4.7.4瞳孔直徑（pupil diameter）　　115

4.7.5眼球移動速度（eye movement velocity）　　116

4.7.6視覺疲勞主觀評量（subjective rating of visual fatigue）　　116

4.7.7閃光融合閾值（Critical Flicker Frequency）　　117

4.8 一種檢測立體視覺疲勞度的系統及方法
（CN104185020A）　　120

4.9 特開平10-024017眼疲勞測定方法和眼疲勞測定裝置　　121

4.10 特開2013-102952眼疲勞測定裝置、電子設備、
眼疲勞測定方法和程序　　　　　　　　　　　122

5章　　眼科疾病　　124

5.1 氧化應激與眼疾病　　126

5.2 光老化　　127

5.3 藍光對眼睛的影響及其與老年性黃斑部病變（AMD）
的關係　　128

5.4 藍光誘導人視網膜色素上皮細胞損傷及其粒線體機制
的體外研究[104]　　133

5.4 老年性黃斑部病變
（age- related macular degeneration, AMD）　　140

5.4.1認識老年性黃斑部病變　　141

5.4.2老年性黃斑部病變的症狀　　142

5.5 視網膜的氧化應激損傷　　145

5.6 氧化應激誘導視網膜神經節細胞凋亡　　151

5.7 視網膜色素上皮細胞中的氧化應激反應　　152

5.7.1活性氧的產生　　152

5.7.2活性氧對細胞的損害　　152

6章　　蝦紅素與眼睛健康（ Eye health）　　157

6.1 蝦紅素　　157

6.1.1蝦紅素性質　　157

6.1.2蝦紅素化學結構　　158

6.1.3蝦紅素全球生產者概況　　161

6.1.4那米亞發酵代謝之蝦紅素優點　　162

6.2 蝦紅素的作用　　164

6.2.1蝦紅素穿透人體屏障　　167

6.2.2.抗氧化活性　　169

6.2.3抗炎作用　　172

6.2.4改善血液流動性（流變性）　　173

　　　6.2.5改善眼球睫狀肌的調節力　　　175

　　　6.2.6自覺症狀的改善　　　178

　6.3 動物模型檢討　　　179

　6.4 蝦紅素對眼睛疲勞的臨床試驗　　　181

　6.5 延緩與老年性黃斑部病變（AMD）和白內障的發作　　　183

　6.6 蝦紅素潛力作用　　　184

7章　　蝦紅素的應用與展望　　　193

　7.1 蝦紅素的應用現狀及經濟價值　　　193

　7.2 腦內老化與蝦紅素　　　194

　　　7.2.1蝦紅素對人體的效果　　　197

　7.3 預防心血管疾病　　　198

　7.4 增強免疫力　　　199

　7.5 抗炎抗感染特性　　　201

　7.6 抗癌作用　　　202

　7.7 抑制糖尿病　　　204

　　　7.7.1脂聯素分泌與蝦紅素　　　206

　7.8 治療異位性皮膚炎的有效性　　　208

　7.9 肥胖與代謝症候群　　　211

　7.10 延緩衰老、保護細胞　　　214

　7.11 化妝品應用　　　214

　　　7.11.1改善皮膚水分　　　218

　　　7.11.2改善皮膚皺紋　　　218

　7.12 生活習慣病的預防　　　220

　7.13 緩解運動疲勞　　　221

　　　7.13.1蝦紅素在有氧運動中對能量代謝的有用性　　　222

　　　7.13.2中高強度運動時之蝦紅素對能量代謝的有用性　　　223

　7.14 保健食品　　　224

　7.15 飼料用途　　　225

　　　7.15.1水產養殖飼料　　　225

　　　7.15.2家禽和家畜飼料　　　226

7.16 天然蝦紅素應用展望 227

結語 229

8章　蝦紅素安全評估 231

8.1 歐洲食品安全局公佈蝦紅素安全評估數據 233

8.2 LemnaRed®80%蝦紅素之安全性評估 239

8.2.1 LemnaRed®80%蝦紅素特徵描述 240

8.2.2 LemnaRed®蝦紅素軟膠 241

8.2.3 LemnaRed®蝦紅素軟膠於25°C的安定性試驗 241

8.3 LemnaRed®80%蝦紅素之基因毒性試驗（Genotoxicity study） 242

8.3.1微生物基因突變試驗（Bacterial reverse mutation test） 242

8.3.2體外哺乳類染色體變異試驗（In vitro mammalian chromosome aberration test） 243

8.3.3體內哺乳類紅血球微核試驗（In vivo mammalian erythrocyte micronucleus test） 243

8.4 LemnaRed®80%蝦紅素之亞慢性（90天）大鼠餵食毒理試驗（Subchronic toxicity study or 13-week repeated dose oral toxicity study） 244

8.5 LemnaRed®80%蝦紅素之致畸試驗（Teratogenicity or prenatal developmental toxicity study） 245

8.6 攝取方式、暴露劑量與風險評估 246

8.6.1蝦紅素之吸收、分佈、代謝與排除（Metabolic fate of astaxanthin） 246

8.6.1.1蝦紅素之吸收 246

8.6.1.2蝦紅素之分佈 249

8.6.1.3蝦紅素之代謝 251

8.6.1.4蝦紅素之排除 252

8.6.2 LemnaRed® 80%蝦紅素的建議攝取方式 253

8.7 E.coli k-12加工衍生食品與游離態，（3S, 3'S） 一型蝦紅素的世界各國准用或拒絕之法規資料 255

8.7.1US FDA 審核通過的E. coli k-12 衍生之GRAS 產品 255

8.7.2US FDA 審核通過的游離態，（3S, 3'S）一型蝦紅素 257

8.8 LemnaRed®80%游離態，（3S, 3'S）一型蝦紅素膳食補充品 258

8.9 日本蝦紅素的安全性試驗 259

8.9.1 商品えんきん之安全性評估表 261

8.9.2 GRN No.580安全性評估概要 263

8.9.3蝦紅素小規模臨床試驗 265

8.9.4甲子園大學營養學部，國立衛生研究院報告第117號（1999） 266

8.9.5甲子園大學營養學部公報No.25（A），19-25（1997） 267

8.9.6雨生紅球藻萃取物（Bio Astin®）安全性的隨機醫學試驗 268

8.9.7BioAstin® 5%油（含5%蝦紅素）急性毒性試驗 東京藥科大學 269

8.9.8長期（1年）重複混餌餵養BioAstin 之Wistar大鼠的生理的、生化學的試驗 269

8.9.9蝦紅素「AstaReal Oil 50F」產品安全性的評估 273

8.10 急性毒性（LD50） 276

8.11 蝦紅素-20的熱安定性[126] 277

9章 文獻摘要 280

參考文獻 309

免責聲明 324

廣告

3D生物列印最新進展 立源興業公司 325

MAS Particle Size _ Zeta 立源興業公司 326

游離態蝦紅素 那米亞發酵公司 327

1章　光與眼睛

1.1 眼睛爲心靈之窗

William Shakespeare once said `The Eyes are the window to your soul´

　　眼睛似乎是人類資訊傳輸的重要窗口，有超過80％的資訊來自眼睛，透過此「視窗」看外界所產生自己內心的情緒反應而引起情感變化，然後將自己的思想情緒顯露出來。因此，眼睛就像鏡子一樣，反映了人的心靈狀態。注視凝視他人的眼睛，彷彿可以看透他人心靈深處，心理狀態及人格特質。劍橋大學「眼神讀心試驗」（Reading the Mind in the Eyes Test）證實，人類有能力從眼睛及情緒變化推想對方內心狀態，縱使可傳達的內容有限，眼神仍是連接自我與他人心意的橋樑。眼神交流時觀人眉目，察其心意，眼睛被稱爲靈魂之窗，所言非虛。

　　文學家莎士比亞（William Shakesbeare 1564-1616年）說「眼睛是靈魂之窗」。其日文翻譯爲「眼は心の窓」、「目は心の鏡」，表示眼睛爲心靈之窗、心靈之鏡，透過這「視窗」可以看到世界，以直接的感受與判斷，能更了解自己及他人的心靈、意圖情感等，總而言之，眼睛是透視一個人之心理狀態及人格特質的視窗。

　　眼睛的結構精密，運作錯綜複雜的程序，不止是用來觀事物而且顯現情緒之喜怒哀樂，亦可傳達資訊之眉目傳情。每人的眼睛結構相同，其視覺感知體系傳往大腦的訊息、大腦處理後建立的畫面其實不可能一模一樣。也就是說，儘管看著同一個事物，但所看見的畫面可能跟其他人見的畫面並不完全一模一樣。眼睛所傳達的資訊比口中所說的更多，眼睛確實像窗戶，可以看進裡面達內心深處，也可以看出外面，看出他人的心思情緒。

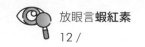
觀眸（ㄇㄡˊ）知人 問貴在眼

眼睛是人體最吸引人的部位，自古以來眼睛就一直和超自然有關連，眼睛關係到一個人主要命理的層次貴賤邪惡，在面相中通過眼睛可以觀其眼睛個人的心性、智慧、威望、氣魄、膽識、富貴、緣分、財運、壽命等。古代相書之識人術提到，七尺之軀不如一尺之頭，一尺之頭不如一寸之睛。所以識人首先看「眼」，《人倫大統賦》說「欲察神奇，先睹目睛」。

曾國藩《冰鑒》留心觀察人的眼神「邪正看眼鼻」之識人口訣，曾國藩語錄《勤恆》之「五到即身到、心到、眼到、手到、口到」，其眼到者，著意看人，認真看公牘也；眼勤：遇一人，必詳細察看。眼睛是面相中最重要的部位，也是人心靈智慧反映的鏡子，眼睛在五官面相中占一半以上的分數，眼睛決定人一生命理層次的分數是其他五官的總和。眼睛為健康、智慧及個性的縮影，在達摩相法中將面相分為十分，其中眼就占了五分，額、鼻、顴、頦各占一分，眉、耳、齒、口共占一分，由此可知，眼睛對個人運勢的影響是至深至遠。

另外，相書曰面相十分，眼獨占七分。麻衣相法中眼為監察官：黑白分明，神藏不露，黑如漆，白如玉，自然清秀有威，此監察官成也。文學家李漁《閒情偶寄》也說：「察心之邪正，莫妙於觀眸子」。《孟子‧離婁上》觀眸知人，孟子曰「存乎人者，莫良於眸（ㄇㄡˊ）子；眸子不能掩其惡。胸中正，則眸子瞭焉；胸中不正，則眸子眊（ㄇㄠˋ）焉。其白話解釋為孟子說：「觀察存在一個人的善惡，眼珠沒有辦法遮掩其心中的惡念，存心正直善良，眼珠就明亮；存心邪惡，眼珠就混濁不明。」所以只要觀看其眼珠，其個人在思想、情緒、行動上之善良邪惡無所隱藏。

眼睛不只能接收印象，也能傳出訊息，從眼睛可以看出一個人的情緒和感受，眼睛是靈魂的鏡子，我們可以從中看出一個人想說的話，眼睛也透過流淚，把內心向外呈現出來。觀察一個人的眼睛，可以了解他的個性和人格，透過眼神的交流也是主動運用感覺

器官表達情緒的方式之一。

　　眼睛為心靈之窗，是表達一個人內心真實情感之器官。由此，可知眼睛是心靈顯現出內心之變化，自然流露於外形，察人邪正，但觀其眸子知其人眼正心亦正，眼善心亦善，眼惡心亦惡，眼斜心亦斜。因此「眼」為精之所在，存而察之，善惡不隱，知人之道，相隨心生。觀其個人之眼睛精神稱之眼神，眼神正直之人，一生多福慧，眼神兇惡之人，一生多暴戾，眼神散亂之人，一生碌碌無成，眼神溫和之人，一生富貴聰慧。認為眼睛一分神，命中一分衣祿，十分神十分衣祿。反之，眼睛一分病徵，命中一分凶，十分病十分凶。話說一個品德端正的人，其眼睛不會斜視，而心術不正的人，其眼神必漂浮不定，因此面相中眼睛占百分之五十以上的重要性，可見眼睛對於人生的影響甚鉅。

　　眼部運程宜觀察整體眼形，尤以眼神為重。因為眼能觀察人之善惡、心性高尚或愚拙。在面相學中，又以眼神的學問最難掌握。眼神是強是弱，是藏還是露，都需要有足夠的經驗才可作出準確判斷。一般而言，眼神強的人判斷力也強，眼神弱的人做事會拖泥帶水。眼型也反映了當事人的基本性格，好之眼首要黑白分明（眼珠要黑，眼白要白）、有神（即眼睛光亮像有光反射一樣）。眼形則為次要，只要眼睛黑白分明而有神，即代表其人決斷力強、聰明能幹、精力旺盛、身體健康。

　　眼睛是一個人心神的外現，指出眼神交流之於人類的重要，眼睛「會說各式語言」，懂得觀人眉目，察其心意，因此，眼神仍是連接自我與他人心意的橋樑。眼睛透露出的資訊遠比其他的外觀和肢體語言要多。從一個人的眼睛可以看出其性格和情感狀況。探究人格之優劣、思想之智愚、姻緣之好壞、財帛之多寡及運勢之好壞等，故亦有「問貴在眼」。

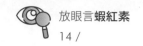

1.2 台灣與日本學生視力不良概況

1.2.1台灣學童近視冠全球

　　眼睛是人類的靈魂之窗，視力的好壞會影響日常生活的運作，故保持良好的視力是相當重要的，如何擁有正確的觀念及養成良好的習慣是許多家長、教師與學生重視的議題，然而近年來隨課業負擔加重，3C產品普及化，學生長時間使用手機、平板及電腦的時間增加，因此用眼過度的問題日益嚴重。

　　東亞地區的近視率，遠高於歐美和非洲，其中東亞地區，又以台灣最嚴重，台灣近視人口比例全球第一。根據統計每10人就有9人近視，學生視力小學一年級就有高達二成的人近視，到了中學三年級就有高達九成，更值得注意的是超過500度之高度近視的人口占近視比例35%。其實年紀越小罹患近視的人就越容易成為高度近視者，且易引發各種併發症如視網膜剝離、黃斑部病變、視網膜病變、青光眼和白內障的機率。併發症是沒有近視族群的30到40倍，推估20年後，因為高度近視失明的人，恐怕高達50多萬人。

　　台灣學生近視率高居世界前茅，隨著3C科技產品成為生活上的必需品而難以離身，近視人數仍在飆升當中。國內升學教育環境影響下，近視成為主因，加上學生因課業繁重且缺乏充足的運動，及不良的使用3C生活習慣。學生近距離及長時間的使用容易對眼睛造成巨大的負擔，對於學生的視力造成莫大的影響。若年紀越小罹患近視就越容易成為高度近視者，且近視後就難以復原。

　　依教育部統計在國內學齡兒童中至少有50%到70%視力不良，其中絕大多數若非患了近視，就是視網膜焦距不當，且近視一旦發生就不可回復。統計顯示，台灣學生也有近百萬人近視，導致近視的不良習慣都是從小養成的，因此對於發育中及學習中之學生，視力保健議題亦日趨重要。要讓國人好好保護視力，使大眾了解視力健康的重要性，而這已經是台灣學生健康的一大問題，不容忽視的一大課題。

　　台灣學生近視問題日趨嚴重，隨著3C產品普及與課業壓力遽增，探討不同階段學童之視力狀況，藉此了解學童的視力變化情形，學生視力保健政策之參考。眼睛屈光異常及調節（近視爲主）已成爲學生常見之就診疾病，台灣學生近視問題也愈趨普遍。根據教育部統計100（2011）至108（2019）學年度台灣學生裸視視力不良率如表1所示。各學年度中均以高中爲最高百分比，專科次之，中學再次之，小學爲最低，可見台灣學生視力不良率之趨勢，符合隨著年紀增加不良率則越高。

　　統計108（2019）學年度學生視力不良比率高中爲85.11%，專科爲77.76%，中學爲73.59%，小學爲44.35%。108（2019）學年小學女、男學生視力不良比率分別爲45.38%及43.40%。若依區域別劃分，則大致依北、中、南、東部及離島地區呈現遞減趨勢，北部區域各級學校與東部及離島區域差距，均超過10%，中學生落差更來到15.7%。如果按性別觀察，105（2016）學年中等以下各級學校女生視力不良比率都高於男生，其中小學女生比男生高出1.6%；自中學起，兩性差距則擴增到5%。

表1　100（2011）至108（2019）學年度台灣學生裸視視力不良率　　單位：%

校別	小學		中學		高中		專科	
學年度	100	108	100	108	100	108	100	108
全國	50.01	44.35	74.23	73.59	86.51	85.11	76.24	77.76
新北市	54.63	46.75	77.58	76.72	88.75	83.77	78.65	76.23
台北市	52.39	43.51	78.10	76.35	87.54	86.35	76.47	77.87
桃園市	49.54	45.93	74.05	73.84	88.62	87.47	76.24	81.17
台中市	53.3	47.43	78.10	76.41	90.65	88.94	78.30	83.61
台南市	49.59	44.12	75.92	73.83	87.39	85.68	72.30	79.15
高雄市	51.16	43.73	74.06	73.65	85.75	85.06	72.82	74.57

資料來源：教育部統計處

　　100（2011）至108（2019）學年度各教育程度學生視力不良率，發現小學、中學及高中均呈現下降之趨勢，惟專科呈上升趨勢，其中又以小學的下降幅度為最大，顯見政府推動的「學童視力保健計畫」及「護眼123」等視力保健政策漸具成效。台灣六都學生中裸視視力不良，以台中市之學童視力六都中最差，也與台中市醫師公會推動「聘任眼科醫師到校服務計畫」，補助裸視視力不良率偏高的學校。為降低兒童及青少年近視盛行率，台中市衛生局強力宣導視力保健每日看電視、使用電腦等3C螢幕時間要少於2小時，多元運動課程與改善教室照明等措施。

　　對幼稚園滿4歲及滿5歲幼童，由教保員利用篩檢工具做初步視力篩檢，若篩檢異常，建議家長們應帶幼童至眼科診所檢查，把握黃金矯治期。要完全杜絕近視，醫師建議最好從6歲學齡前控制使用3C產品，延緩低齡早發性近視。尤其現在法規規定6到15歲配戴眼鏡得有醫師的診斷證明，也讓更多家長提前注意到視力，及早發現視力問題，長大度數就不會加深。

　　2019年更納入幼稚園中、大班疑似視力異常之小朋友，早期預防並早期治療。藉由提供每年至少一次視力檢查服務，養成學童與家長定期視力檢查良好習慣。致力保護學童及長者的視力健康，「護眼方案」進行專業眼科視力檢查。此外，家長可協助學童自主管理，包括端正閱讀姿勢、不過度使用3C產品、多從事戶外活動，以及用眼30分鐘休息10分鐘，才能讓孩子遠離近視，並促進親子互動關係。當然近視比例有往下的趨勢，學齡兒童都已經及早接觸3C產品，定期視力的篩檢及定期視力的檢查是非常重要的。

1.2.2日本學童視力統計概況

　　日本學校保健統計調查自1948年起每年進行一次，目的是明確在校嬰幼兒和學生的發育和健康狀況。調查對象為5至17歲的部分國、公立、私立幼稚園、小學、中學、高中（抽樣調查），該調查於2019年4月1日至6月30日根據《學校保健安全法》進行的

健康診斷結果。2019年12月20日文部科學省公佈2019年（令和元年）學校保健統計調查結果匯總如圖1所示。幼稚園到高中視力測試中「裸眼視力低於1.0者」幼稚園比例爲26.6％，小學34.57％，中學57.47％，高中67.64％，與2018年相比小學、中學、高中均創歷史新高，「裸眼視力低於0.3」幼稚園的比例爲0.6％，小學爲9.38％，中學爲27.07％，高中爲38.98％。

　　良好的視力對於學生有一個順利的學校生活是必要的。不管黑板上的字母大小，從教室任何一個座位上閱讀字母所需的「遠視力」爲0.7或更高，閱讀課本印刷品所需的「近處」有一個報告「視力值」爲 0.7。根據日本文部科學省學校保健統計調查，裸眼視力低於0.7者（不戴眼鏡或隱形眼鏡的人）比例幼稚園爲6.5％，小學14.36％，中學19.58％，高中17.22％，目前的情況是，有很多孩子過著學校生活，黑板上的字母難以看清。未矯正的近視是遠距離視力不良的狀態，被認爲會干擾學習和運動。及早發現並創造一個孩子和學生容易看到的環境，才能有一個順利的學校生活，這一點非常重要。

圖1　日本文部科學省2019（令和元年）度學校保健調查統計圖

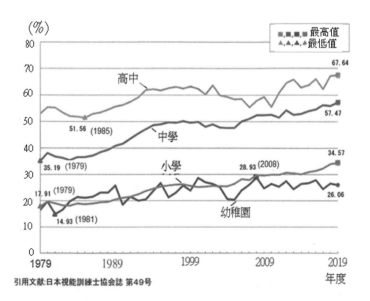

　　手機和遊戲是導致兒童視力下降的原因嗎？那麼，是否眞的可以說2018年裸眼視力低於1.0的比例高的原因「有更多的時間花在看手機和遊戲機的螢幕上」？看看大約每10年的數字變化，感興趣的是1988年和1998年的差異，而不是2008年和2018年的差異。尤其是在小學和中學，1988年到1998年的變化幅度是顯著的。雖然2008年高中的比例明顯下降，但次年上升到62.89%，然後逐漸增加，所以1988年到1998年高中的變化還是很明顯的。現在的兒童視力實際上比過去差多少？此外，日本文部科學省將「花更多時間看手機和遊戲機的螢幕」列爲視力不佳的原因。

　　根據《2018年學校保健統計調查》（日本文部科學省），調查對象爲全國7755所幼稚園、小學、中學、高中的學生。對所有目標在校學生（3,423,771人）的裸眼視力健康狀況進行調查如圖2所示。裸眼視力低於1.0的百分比者幼稚園爲26.69%，小學生約34.1%和中學生較2017年略有改善但約56.03%，高中生約67.10%。如果這樣看，可以看到兒童的裸眼視力在逐年下降。除幼稚園外，2018年裸眼視力低於1.0的比例最高，幼稚園、小學、中學、高中裸眼視力低於0.3的比例逐年升高。

圖2　日本2018年學校保健調查裸眼視力低於1.0的百分比統計

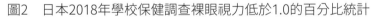

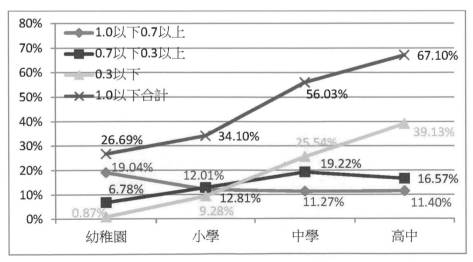

*判斷爲雙眼視力1.0以上，雙眼或單眼視力低於1.0者，以左右視力較低者爲準。

　　聽到視力低於1.0的高中生實際上占總數的不到70%。此外，約40%的人視力低於0.3。這看起來是一個令人震驚的數字。那麼，自1979年這項調查開始以來，兒童的視力發生了怎樣的變化？事實上，兒童的視力下降了多少？看看大約每10年兒童視力的變化。日本1979年～2018年學校保健調查每10年兒童視力的變化如圖3所示。

圖3.日本1979年～2018年學校保健調查每10年兒童視力的變化

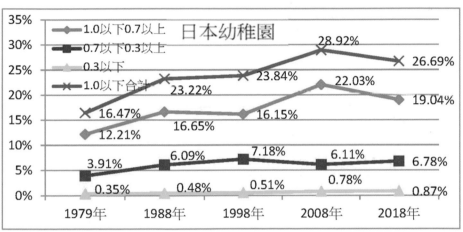

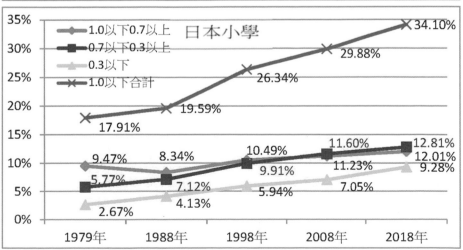

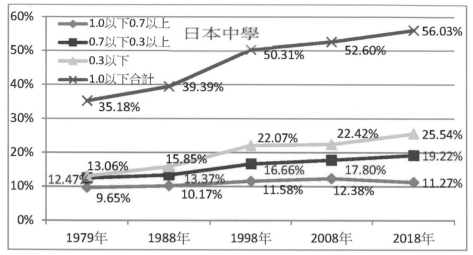

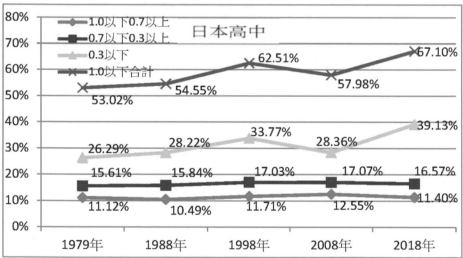

　　從1988年到1998年掌上型遊戲機的普及是導致視力下降的原因之一，乍一看似乎很自然。但是，也許這個時代兒童們生活方式的最大變化是「戶外活動減少」。1993年「兒童公園」更名為「社區公園」，改變了公園不只是為兒童而設的觀念。有事故風險的遊戲裝置將逐漸被移除，「禁止比賽」和「禁止大聲說話」等規則開始出現。此外，從1980年前後逐步推進的「寬裕教育」學習教育的發展，以及家用遊戲機和掌上型遊戲機的普及也有涉及，

到1999年兒童們有機會獲得外面玩的人好像已經減少了。不出去玩，就沒有機會看遠，只能看近。結果，眼睛的調節機能減弱，視力受損。很多專家都指出了這一點。至少在這個時代，覺得將掌上型遊戲機列爲視力不佳的第一原因是不合理的。

　　手機開始廣泛普及是在1995年之後。直到2000年代才在中小學生中流行起來。但是，可以肯定的是，手機和掌上型遊戲機對近10年來視力下降的影響不容忽視。許多兒童都擁有手機和掌上型遊戲機。2018年在MMD研究所與RecoChoku Co.,Ltd.合作進行的「手機與遊戲機調查」，其調查結果如圖4所示。手機擁有率方面小學生：35.5%，中學生：57.0%，青少年晚期：94.3%；遊戲機（固定式、便攜式，以下簡稱遊戲機）擁有率方面小學生：60.7%，中學：73.8%，青少年晚期：68.4%。

圖4　日本2018.8.24-8.26，2,000名15-59歲男女的手機與遊戲機統計

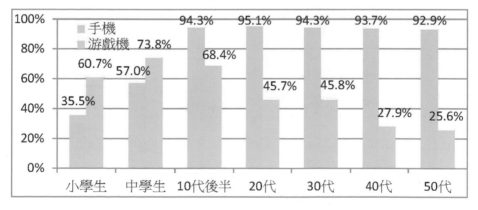

* 但是，此調查不確定個人/家庭所有權，也不詢問有關使用時間的問題。

　　基於本次調查，不能明確認定「中小學生使用便攜式遊戲機的時間有所增加」。令人驚訝的是，在2008-2018年的10年間，大約60%的小學生擁有掌上型遊戲機，大約9.5%的高中生擁有手機。兒童視力下降的原因應該不止一種。由於城市狀況、教育環境以及掌上型遊戲機和手機的爆炸式普及等生活方式的改變，孩童們在戶外玩耍的機會迅速減少。而手機、便攜式遊戲機在過去10年間變

得更具爆炸性。兩者都可能是視力不佳的原因。爲了改善這種狀況，認爲必須考慮生活方式本身，包括如何使用手機和遊戲，以及社會應該如何讓孩童們在外面自由玩耍。

1.2.3台灣與日本學童之視力比較

2016年台灣與日本學童之視力不良率曲線如圖5所示。根據日本文部科學省統計，其2016年小學、中學及高中之裸眼視力不良率分別爲31.5%、54.6%及 66.0%，相對於台灣之45.9%、73.0%及80.9%均顯著爲低，差距皆達14個百分點以上，主因台灣小學一年級學生之不良率26.0%卽較日本小一之19.5%高出6.5%，且小二至中學一年級期間，台灣學童之視力不良率上升速率達35.8%比日本之視力不良率26.3%明顯嚴重1.4倍。

圖5　2016年台灣與日本高中以下學童之視力不良率曲線

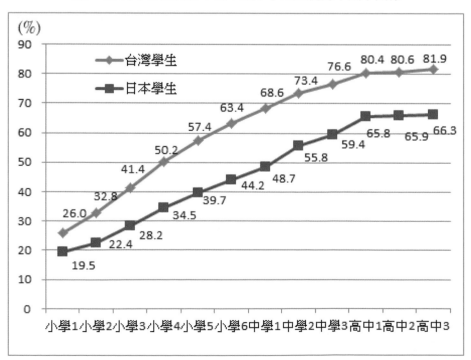

*教育部統計處（2017年10月25日）

表2　台灣與日本學童之視力比較表

年度		幼稚園	小學	中學	高中	專科
台灣	2011	─	50.01%	74.23%	86.51%	76.24%
	2016	─	45.90%	73.00%	80.90%	─
	2019	─	44.35%	73.59%	85.11%	77.76%
日本	2016	─	31.50%	54.60%	66.00%	─
	2018	26.69%	34.10%	56.03%	67.10%	─
	2019	26.60%	34.57%	57.47%	67.64%	─

　　台灣與日本學童之視力比較表如表2所示。其結果，台灣高中以下學生的視力不良情形較日本爲嚴重。據日本文部科學省的調查統計，由小學至高中，任何年級台灣學生之視力均不如日本。2019年台灣小學生爲44.35%，而日本只有34.57%，台灣一開始卽高出9.78%。台灣中學生視力不良率73.59%，而日本爲57.47%，台灣較日本高逾16.12%。

　　隨著年級的升高，台灣學生視力不良率上升速度均較日本爲高。推究其原因往常歸因於學童看書姿勢不良、看電視太近、使用3C產品時間太多、光線不足等。自然（Nature）學術期刊也有研究近視原因報告發現，沒有充足陽光刺激瞳孔、減少眼球疲勞，長年下來會造成近視，而室內光線再強，與陽光亮度仍相差20倍以上，因此在日光下運動愈多近視愈少。

　　台灣學前幼兒卽開始閱讀與書寫；小學、中學、高中幾乎均以升學爲目的，課業繁重、競爭激烈，其間幾乎沒什麼娛樂與休息，身心俱疲。各級教育機構的教室不是日照過亮，就是光線不足；又少綠色植物可以觀賞。台灣教育部門極應督導改善，國教署表示年紀愈大，視力改善就愈困難，到18歲就定型，小學如果有假性近視，比較能救回，因此從幼兒園開始著手維護視力。教育部爲了校

園視力保健，推動學生每日戶外活動2小時及用眼30分鐘休息10分鐘。國教署表示，裸視一眼低於0.8就是視力不良，學校每學期視力篩檢，如發現視力不良，會發通知單提醒家長帶孩童就醫，早期發現、早期治療。國教署也宣導「兒少近視病、控度來防盲、戶外活動防近視、3010眼安康」，鼓勵近視學生就醫控制度數，推廣下課淨空、增加學生戶外活動時間，呼籲減少3C產品使用。

備註

寬裕教育：（又譯悠閒教育、寬鬆教育）是日本教育中相對於應試教育，將授課時間與內容縮減的教育辦法，增加學習內容，但更強調學校與家庭、地域相結合及學生思考、分析、應用及統整能力培養，「減輕壓力、快樂學習」非議填鴨式教育的《學習指導要領》。

1.3 眼睛視覺

1.3.1視覺感知路徑

　　人類視覺感知體系主要的感覺器官是眼睛，其視覺產生來自外界的光線刺激，光進入眼睛有視覺的及非視覺的兩種不同的重要機能，光對物體表面反射或透射某些特定光波，成為視覺刺激的接收器，能對反射光波產生反應並做成視覺訊號。這些訊號傳遞至大腦進行後續處理分析釋義，可以直接刺激和調節神經系統及內分泌系統，不但控制交感神經及副交感神經，而且也包括情緒上的調節，而影響其意識與行為表現。

　　光線從瞳孔進入，經過角膜和水晶體的折射，當光線聚焦投影在眼底的視網膜上的感光細胞，感光細胞將光波轉為電波，隨著光線的強弱而產生不同的訊號，藉由視神經來傳遞訊息。

自動化路徑

　　一個是沒有被意識到的自動化路徑：由視丘接收到感覺訊息，

經由杏仁核傳到下視丘，啟動自律神經系統及內分泌系統作反應，即視丘→杏仁核→下視丘→自律神經系統及內分泌系統。

意識的路徑（能控制情緒的路徑）

另一個是意識的路徑：視丘接收到的視覺訊息，經由視神經系統傳遞訊息到大腦皮質，再傳到杏仁核，接著傳到下視丘，啟動自律神經系統及內分泌系統作反應，同時把訊息回報給大腦皮質。大腦皮質的介入，可使人類有意識地調控情緒帶來的自動反應，大腦於是產生外界事物的映象，最後讓大腦「看到」這個世界，即視丘→大腦皮質→杏仁核→下視丘→自律神經系統及內分泌系統。

特別是年齡與經驗影響視覺的差異，個人所累積的經驗影響視覺感知觀看的結果，因此易受潛意識左右而作出視覺判斷。年齡的增長尤其 20 歲以後視覺系統逐漸退化，則對視覺功能有負面的影響。因此，在日常生活中眼睛需要妥善保養照顧，否則視力容易受影響，眼睛決定人一生富貴貧賤不但可以提升個人魅力。建議不要忽視眼睛的健康，平常就應徹底做好視力保健。

1.3.2視覺系統感度

人類的主要知覺功能是視覺（80%）、聽覺（10%）、觸覺（5%）、嗅覺（3%）、味覺（2%）。這些知覺中的每一種都是大腦了解周圍環境的多樣性和動態，用來建立清晰畫面、收集訊息，這也是對於當時的反應和產生記憶的關鍵。視覺是由大腦和眼睛所產生的。視覺通常被認為是最強烈的感覺，這是因為人們在獲取周圍環境的資訊時，眼睛會感測到可見光譜上的光。當光從周圍的物體反射回來時，眼睛會傳送信號給大腦，因而產生可識別的圖像。

眼睛需要光來傳送感覺資訊給大腦。「光子」通過瞳孔進入眼睛，並聚焦在視網膜上。視網膜上視桿細胞負責接收有關光的亮度資訊，視錐細胞則負責區別顏色；這些光受器共同收集光資訊並將數據傳輸到大腦。當光照射在視桿和視錐細胞上時，會啟動一種叫

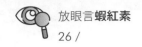

做「視紫」的蛋白質。視紫觸發一系列信號，這些信號會聚集在連接眼睛和大腦的視神經上。視神經是傳遞眼睛接收的資訊並直接連到大腦的導線，大腦接收到光數據後，會形成視覺圖像。

1.4 光與眼睛

1.4.1光譜光效曲線（spectral luminous efficiency curve）

眼睛受到光的刺激才能產生視覺，有了視覺才能看到色彩。正常人眼可分辨大約700萬種不同顏色，人眼不同區域對顏色有不同的敏感度，眼睛中央對顏色和動態十分敏感，但眼睛邊緣的顏色敏感度則較差，人們觀察物體時，視覺神經對色彩反映最快，其次是形狀，最後才是表面的質感和細節。由於人眼存在的兩種光感受器細胞為視錐和視桿細胞的不同特性，人眼的視覺根據亮度的變化可分為明視覺、暗視覺和中間視覺。將人眼對各別波長的敏感度以圖形表示，可說明對不同波長相關亮度的反應，稱為光譜光效曲線如圖6所示。

圖6　明視覺和暗視覺的光譜光效曲線

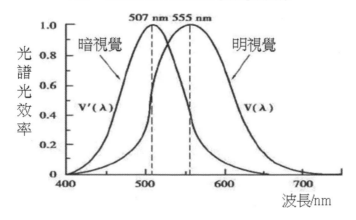

明視覺

根據國際照明學會（CIE）1983年的定義，色彩視覺出現在明亮的狀況下，故稱明視覺。明視覺指亮度超過3 cd/m²的環境，此

時視覺主要由視錐細胞起作用，最大的視覺響應在光譜藍綠區間的555 nm處，能分辨顏色和物體的細節，光刺激通過視神經中樞的傳遞後，對光刺激的光譜響應稱為明視覺光譜光視效率。在明亮環境中，人眼對中波長黃綠色光（555 nm）最靈敏，感覺最明亮，相對敏感度往可見光譜兩側遞減至近乎零，此圖形稱為明視曲線。

暗視覺

在暗視覺下，人眼尖峰敏感度轉向較低波長的藍綠色光（507 nm），暗視覺指環境亮度低於0.001 cd/m^{2}時的視覺，此時視桿細胞是主要作用的感光細胞，光譜光視效率的峰值約在507 nm，僅能分辨明暗，不能分辨顏色和細節。敏感曲線在暗視覺下往光譜藍端位移的現象，此結果值得注意的是在明視覺下看起來較亮的一表面，可能在暗視覺下反而會顯得較暗，反之亦然；此外，天色漸黑時，辨色力最先喪失的是紅色，早晨最先感應的則是藍色。

中間視覺

中間視覺介於明視覺和暗視覺亮度之間，對波長為507 nm ～ 555 nm範圍的綠光最敏感。此時人眼的視錐和視桿細胞同時響應，並且隨著亮度、照明程度的變化，兩種細胞的活躍程度也發生了變化，當適應亮度介於0.001 cd/m^2～3 cd/m^{2}之間時，視網膜上的錐體細胞和桿體細胞同時起作用，稱為中間視覺。

明與暗（Light and Dark）

為控制光線進入量，瞳孔不斷改變其大小，瞳孔收縮，就可避免看到的影像太明亮，瞳孔放大，則讓光線進入量增加，在黑暗或微弱光之環境中，仍可看到影像。

顏色分辨（Color）

在視網膜上有二種不同型態的視覺細胞：錐細胞（cones

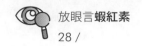

cell）和桿細胞（rods cell）。二種細胞大約有一億六千萬～一億八千萬個，錐細胞他主要的功能在於分辨顏色和看清影像之細部，當光線充足時，錐細胞的功能發揮得特別好。桿細胞則在微弱光線時，功能比較好。當視網膜上的視覺細胞，發育不良、受到損傷時，或傳達到大腦視神經通道有問題時，皆會形成『色盲』。

遠與近（Far and Near）

正常眼睛上的肌肉（主要是睫狀體與秦氏小帶）很有彈性，會調整水晶體形狀，以來看遠看近。當肌肉擠壓時，水晶體變厚以看近，肌肉拉遠時，水晶體則變薄以看遠。

上與下（Up and Down）

由於物體反射之光線，是交叉穿過角膜，因此投射在視網膜上的影像，是上下顛倒，但透過視神經的傳導及腦部的處理，腦部能讓顛倒影像扭轉成正確的影像。我們的腦是如何辦到的，目前科學家們還不完全知道呢？

1.4.2人眼進化適應太陽光

太陽光譜

太陽光譜是一種不同波長的吸收光譜，具體取決於各個光線的能量和波長。在大約6,000 K的溫度下，太陽的可見光譜接近黑體輻射，如圖7所示。

圖7 太陽光譜圖

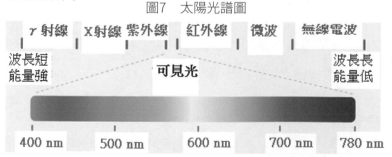

　　太陽不僅輻射光，而且還會輻射從γ、Ｘ射線、紫外線
（UV）、可見光、紅外線到無線電波的電磁波之波長分佈，這些
波長共同構成了電磁光譜。太陽光譜分爲可見光與不可見光2部
分，主要集中在可見光部分（400 nm～780 nm），每個波長都
用不同的顏色表示，將太陽發出的光分成7種顏色爲紅、橙、黃、
綠、藍、靛、紫之光線，這種彩色光譜結合起來產生所謂的「白
光」或陽光。

　　不可見光，又分爲2種：波長大於可見光的位於紅光之外區的
叫紅外線，其波長大於760 nm，最長達5,300 nm和小於可見光的
紫外線（<400）的部分。強度在440 nm至500 nm的藍色和綠色
波長之間最強，但強度變爲1/2的波長爲350 nm和840 nm，強度
爲1/10的波長爲270 nm和1,700 nm在全部輻射能中，波長在150
nm～4,000 nm之間的占99%以上，且主要分布在可見光區和紅外
區，前者占太陽輻射總能量的約50%，後者占約43%，紫外區的太
陽輻射能很少，只占總量的約7%。

　　太陽光譜的每一個具有不同的能量和波長，波長和大氣吸收的
日照強度如圖8所示，紅端的光線具有更長的波長和更少的能量。
另一方面，藍光具有較短的波長和更多的能量。看起來爲白色的光
可能具有較大的藍色分量，這會使眼睛從光譜的藍色端暴露於更高
的波長。人眼對各種波長的可見光具有不同的敏感性。實驗證明，
正常人眼對於波長爲555 nm的黃綠色光最敏感，也就是這種波長
的輻射能引起人眼最大的視覺，而越偏離555 nm的輻射，其可見
度越小。

　　從圖8可以看出，陽光包含大約300 nm至3,000 nm的寬波長
範圍內的光。其中，可見光在400 nm至700 nm範圍內特別可見，
但周圍的強度更強。地球上的人類和其他動物在此波長帶中具有高
靈敏度的光電探測功能（視覺），但是可以說只有具有這種能力的
物種才能倖存（進化）。可見光的波長爲400 nm～760 nm；位於
紫光之外區的叫紫外線，其波長290 nm～400 nm。太陽光具有明

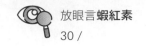

顯生物效應，植物在太陽光作用下可產生光合成作用，動物皮膚在太陽光作用下維生素D發生轉換作用；紅外線具有巨大的熱效應，紫外線有明顯殺菌作用等。

　　光的三原色為R（紅）、G（綠）、B（藍）三種光原色一起發光就會產生俗稱的白光。事實上光是沒有顏色的。而人類眼睛所看物體的顏色，是光線照在物體上所反射的波長被眼睛擷取到而決定人類所看到的顏色。白色就是所有的光都被反射所呈現的顏色，反之，黑色則是吸收了所有的光。光撞擊物體並被物體的屬性部分吸收。未吸收的光被反射併入射到眼睛的視網膜上的顏色受體並被編碼。即，入射光線被轉換成刺激。刺激然後通過神經發送到大腦皮層，在那裡被解釋並識別為顏色。引起人眼的顏色感覺不同。各顏色波長範圍：紅色（770 nm～622 nm）；橙色（622 nm～597 nm）；黃色（597 nm～577nm）；綠色（577 nm～492 nm）；藍靛色（492 nm～455 nm）；紫色（455 nm～390 nm）。

圖8　波長和大氣吸收的日照強度

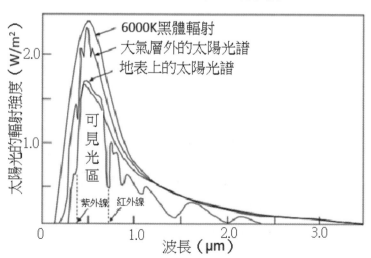

From:「ソーラー建築デザインガイド」独立行政法人 新エネルギー產業技術総合開発機構（NEDO）

　　太陽的顏色不是鮮紅色而是黃色嗎？人眼感覺到的光稱爲「可見光」，該可見光的波長爲400 nm～700 nm前後。另外，人眼最靈敏爲500 nm左右。可以認爲這是因爲人眼已經進化爲適應太陽光譜。視覺是人類的五種感覺之一，是將可見光用作物理輸入的感覺。識別有關外部世界的空間資訊，例如對物體的顏色、形狀、運動、對像類別或位置關係。

　　在明亮的地方會感覺到顏色，存在分光感度之不同三種類的光受容體（錐體）（三色說）。這3類型：對短波長區域（藍色光譜）敏感，對中波長區域（綠色光譜）敏感和對長波長區域（紅色光譜）敏感。來自三種光受容體的刺激在大腦中結合併導致顏色感知。由於可以在視野中心附近感知顏色，因此視錐細胞的分佈應對實際的顏色感知有很大的影響。感覺到紅色，綠色和藍色的每個錐體的分佈密度約爲40：20：1。這就是爲什麼在明亮的地方強烈感覺到紅色而藍色變暗的原因。

　　一方面，在黑暗的地方只有一種類型的光受容體（桿體），但是具有最多的細胞數量，並且在很寬的波長範圍內對亮度有反應。暗視和明視之視覺的最大感度波長不同。在黑暗狀態下，對507 nm的光具有最高的感度，並且感度曲線向較短的波長側位移，這稱爲普金斯位移 （Purkinje shift）。明視爲560 nm，具體而言，在黑暗的地方，可以清晰地看到藍色，而紅色看起來很暗。作爲心理影響，人類的心理傾向於在黃昏時變得不穩定，據統計，在這段時間裡有許多人衝動購買。反之，據說藍色路燈具有預防犯罪的作用。

人類通常具有三種類型的視錐細胞

　　第一種對長波長的光響應最大，峰值波長約爲560 nm。有時將這種類型視錐細胞稱爲L。第二種類型對中波長的光響應最大，在530 nm處達到峰值，通常簡稱此介質爲M。第三種類型對短波長的光響應最大，在420 nm處達到峰值，並且簡稱爲S。這三種類

型的峰值波長分別取決於個人，所以範圍會分別在564 nm～580 nm，534 nm～545 nm和420 nm～440 nm附近。

人類視錐細胞的峰值響應因人而異，即使在具有正常彩色視覺的個體之間也是如此。人類可視波長約爲400 nm～780 nm，可見波長和色差因人而異，但不會差太多。各段波長對人體的療效都不同，如紅色區段的波長有被拿來做皮膚美容的機器、同樣爲藍光的波長405 nm～420 nm有被拿來做青春痘治療的機器。只是用肉眼來區分顏色，並不能辨別正確的波長，所以購買機器還是要留意，再者各波段對於療效的成果如何證實，每個人見解不一。

三種錐狀細胞受光線刺激後會產生脈衝（impulse）傳輸到大腦的視覺皮質（visual cortex）。三種錐狀細胞各有其不同的感光曲線，因而可以在視覺皮質中組合出多種不同的感受，不同的感受造成不同顏色的認知。人的錐狀細胞（S、M、L）和桿狀細胞（R）中所含視覺物質的吸收光譜視覺系統的感度取決於光的波長。人們在明亮的地方最強感覺到555 nm波長的光。通過基於此時的感度確定對其他波長的光的感度來獲得相對發光度。

1.4.3紫外線對眼睛的影響

紫外線（100 nm～400 nm）依波長可分爲三種，從光波長最短的那一種依次稱爲UV-C、UV-B和UV-A。UV-C（100 nm～280 nm）：紫外線這個名詞意味著輻射的頻率比紫色還高（因此人的眼睛看不見）。由於會被臭氧層吸收，因此只有非常少的量能夠抵達地球表面。這種輻射光譜的特性是有殺菌力。UV-B（280 nm～315 nm）：也被大氣層大量的吸收，並且和UV- C一起導致光化學反應製造出臭氧層。使皮膚變紅的紫外線，被眼睛表面的角膜吸收並引起角膜發炎。UV-A（315 nm～400 nm）：一般認爲對DNA的傷害最小，紫外線會使皮膚變黑，並到達位於眼睛後部的水晶體，起到水晶體的作用。多年以來，當紫外線繼續被水晶體吸收時，水晶體會被氧化並形成一種蛋白質，逐漸變白。這就是爲什

麼紫外線會導致白內障的原因。

　　一般而言，波長越短者，其能量越高，傷害性也越大。幸好，UV-C被臭氧層有效的阻隔，除了南半球臭氧層變薄的區域外，並不會有UV-C傷害的發生。UV-B會造成白內障、翼狀贅片、雪盲、強光性角膜炎、視網膜病變等。UV-A之能量最低，皮膚曬黑就是UV-A之作用。此外，據說紫外線對「翼狀贅片（Pterygium）」的疾病也有很大的影響。翼狀贅片是一種疾病，其中眼球組織異常生長並懸在眼球區域上方，可通過手術治愈但常會復發。

　　翼狀贅片和白內障在紫外線輻射高的地區更常見。已證實和紫外線有關的翳狀贅片是角膜旁結膜上增生的彈性組織，血管很多，眼睛看起來紅紅的，一副睡眠不足的樣子，侵入角膜後，嚴重時會擋住視線。UV-B會由角膜吸收，過量的曝露在此光線下，易造成強光性角膜炎。雪盲和電焊所引起之角膜傷害，皆由這種機轉引起。

　　太陽光譜成分為紫外線、可見光、紅外線如表3所示。紫外線（＞400 nm）：光譜的特性是有殺菌力，使皮膚變紅的紫外線，被眼睛表面的角膜吸收並引起角膜發炎。紫外線會使皮膚變黑，並到達位於眼睛後部的水晶體，多年以來，當紫外線繼續被水晶體吸收時，水晶體會被氧化並形成一種蛋白質，逐漸變白。這就是為什麼紫外線會導致白內障的原因。

　　可見光（400 nm～700 nm）：可見光是肉眼可以看見的範圍。紅外線（700 nm～1,060,000 nm）：在到達地球的電磁輻射中是很重要的一部分，依據波長分成三種類型：紅外線-A：700 nm～1,400 nm。紅外線-B：1,400 nm～3,000 nm。紅外線-C：3,000 nm～10,000 nm。把白光分波段並不是一個精確的作法，因為各色光之間其實並沒有明顯的界線，但還是可以大約的分成幾個波段。人眼睛並無法區分由不同頻率分佈所形成的同一色光。除非以光學儀器否則人眼分不出是否看到單頻的光線。

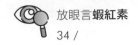

表 3 太陽光譜成分

光譜成分	波長範圍（nm）		說明
紫外線 400 nm以下	10 ～121	EUV	極紫外線
	100 ～200	UVV	遠紫外線、真空紫外線可被空氣吸收
	100 ～280	UVC	可穿越大氣層的波長，其波長越短能量越強，對肌膚傷害愈大。不過由於臭氧層可以完全阻隔UVC。
	280 ～315	UVB	中波紫外線僅能達到肌膚表層，造成肌膚表層的受傷，肌膚就會引起曬傷，有人就利用這種特性，讓UVB照射肌膚來治療乾癬。UVB會讓肌膚角質增厚，暗沈，變紅，眼膜發炎，發痛，變得較乾，以及增加皮膚癌的機率。
	315 ～400	UVA	在紫外線中約有95%以上，雖能量低，但具有強的穿透力。對肌膚傷害可以深入肌膚的真皮層，破壞膠原纖維及彈性纖維，造成曬紅，曬傷，進而促使肌膚加速老化，且增加黑色素的生成斑點，使肌膚變得鬆弛，產生皺紋，使微血管浮現，造成肌膚長期，慢性和持久性的損傷。
可見光波長 400 nm ～780 nm	400 ～455	紫	可見光譜沒有精確的範圍,一般人的眼睛可以感知的波長在400 nm~760 nm或380 nm~780 nm之間。人類的眼睛在此波長範圍內看到顏色。正常視力的人眼對綠光最為敏感。
	455 ～492	藍、靛	
	492 ～577	綠	
	577 ～597	黃	
	597 ～622	橙	
	622 ～780	紅	

光譜成分	波長範圍（nm）		說明
紅外線 780 nm ～10,000 nm	780 ～1,400	近紅外線	此波長能被生物體有效吸收，又稱爲「生長光線」或是「生育光線」。遠紅外線的波長可廣泛應用於人體上。其能量溫和，旣可穿透皮膚，進入皮層下面的微血管中，又不會傷害到人體細胞。
	1,400 ～5,600	中紅外線	
	5,600 ～10,000	遠紅外線	

1.5 藍光對眼睛的影響

1.5.1藍光

「顏色」只有在「光」和「視覺（眼睛和大腦）」這兩個要素對齊時才有可能。一個例子是物體的顏色是由這兩者「光」和「視覺」和物體本身的物理特性（光譜反射／透射特性）共同決定的，到目前爲止的解釋是針對物體顏色的三個要素中，根據光源特性（光譜分佈）和物體特性（光譜反射／透射率）的組合，顏色發生各種變化的情況。另一方面，衆所周知，「視覺」實際上存在著細微的個體差異，卽「如何感受顏色」。換句話說，由於「視覺」特徵的差異，物體的顏色將被不同地識別。

藍光是可見光譜中人眼可以看到的一種顏色如圖9所示。藍光通常被定義爲範圍爲380 nm～500 nm的可見光。藍光有時會進一步分解爲藍紫色光（大約380 nm至450 nm）和藍綠色光（大約450 nm至500 nm）。因此，大約所有可見光的三分之一被認爲是高能可見光（HEV）或藍色光。藍光是指HEV光線（High-energy visible light）。

「藍光」是指波長在380 nm～500 nm之間的可見光，我們關心的有害光線是包括紫外光及藍色、紫色部分的可見光，該波長會產生自由基的高能光線。波長低於295 nm以下的紫外光，絕大多數會被眼角膜所吸收。而大部分的紫外光B（280 nm～315 nm）

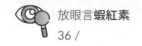

與紫外光A（315 nm～400 nm）也會被水晶體（淡黃色）所阻擋。在所謂有害光線中，能夠到達視網膜的就是可見光中的藍光（380 nm～500 nm）。

圖9　可見光譜中藍光範圍

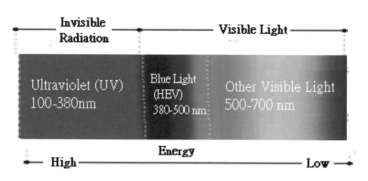

1.5.2天然藍光與人造藍光

天然藍光

地球大氣層，又稱大氣圈，因重力關係而圍繞著地球的一層混合氣體，是地球最外部的氣體圈層。現今大氣主要成分為氮、氧、氬、二氧化碳、水等，組成比率因時、地不同，而有所差異，其中以二氧化碳變動率最大。大氣中的水氣，約有80%存在於對流層，因此也是蒸發、雲、雨等最經常出現的區域。在過去，藍光唯一來自太陽，因此，當太陽光穿過大氣層時，較長的色光如紅光，會透過大氣折射向地面，較短的高能藍色波長與空氣分子碰撞，很容易被懸浮在空氣中的微粒阻擋，從而使光線散射向四面八方，這就是為什麼使天空顯得蔚藍的原因。

生活中自然光線下，藍光本來就存在。白天在戶外就會暴露在陽光下，藍光存在於人眼可見的光源中，人類可見到光源主要分為紅、橙、黃、綠、藍、靛、紫七種顏色。像彩虹的排位，從紅色到紫色，光的波長會逐漸變短，而藍色就是短波長，短波長意味著能產生更多的能量。因此，幾乎所有可見的藍光都能穿過眼角膜和水

晶體並到達視網膜。人體以自然形態使用來自太陽的藍光能有助於調節人體的自然睡眠和覺醒週期，也就是晝夜節律。天然的藍光還能調節心情，增加舒適感幸福感。藍光還有助於提高機敏性，延長反應時間。天然藍光跟3C電子的人造藍光截然不同。天然藍光大多數出現在白天的戶外，而人造藍光會使您24小時過度曝露於藍光下。

人造藍光

現在藍光幾乎無處不在，大多數出現在3C產品如液晶電視、手機、LCD電腦、遊戲機、平板等螢幕光譜如圖10所示。及照明器具如LED燈、熒光燈及CFL燈泡等。人造藍光與陽光相比，從螢幕接收的藍光曝光量要小。然而，由於顯示器的緊密靠近以及花費在觀看的時間長短，人們擔心螢幕曝光的長期影響。

圖10　液晶電視、手機、電腦、遊戲機等螢幕光譜圖
（http://blue-light.biz/about_bluelight/）

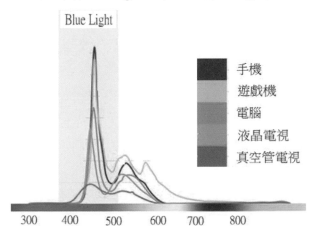

據研究，43%的成年人工作都會使用電腦或手機會發出大量藍光，這些3C產品及照明系統發出的HEV光僅是太陽發出的HEV的一小部分。發出的光更為閃爍並且閃爍更長，這些閃爍的光會產生眩光，降低視覺的清晰度及對比度，如果您長期使用些3C產品及照明系統，可能會導致眼睛疲勞，視力受損，眼睛乾燥和頭痛。人

造藍光還會導致睡眠節律紊亂，在晚上，人造藍光會減緩褪黑激素的分泌，從而擾亂我們的生物節律，導致失眠或有睡眠障礙。

　　藍光曝露可能會增加年齡相關性黃斑變性的風險，因藍光能量高，能到達視網膜（眼背的內側），眼睛的角膜和水晶體不能阻擋或反射藍光，太多藍光曝露可能會損害視網膜中的感光細胞，導致像黃斑變性的變化，可能會使視力喪失。根據由NEI資助的最新研究，兒童眼睛比數位設備螢幕吸收的藍光要多於成年人。美國University of Toledo教授Ajith Karunarathne在《科學報告》（Scientific Reports）中發表研究，藍光會導致視網膜引發反應，使眼睛的感光細胞產生有毒分子，而感光細胞無法分裂及複製，數量始終如一無法再生。

　　光源和技術經歷一場革命變化，過去15年至20年間傳統上光源和技術，尤其在大多數家庭中白熾燈泡無處不在。在過去的10年中家庭和辦公室照明之小型螢光燈（compact fluorescent lamp；CFL）取代了白熾燈。CFL之所以被採用的原因是比白熾燈更能節省大量能源，白熾燈的發光效率約為2%～5%，即每瓦約13 lm/w～18 lm/w，相形之下CFL的發光效率約為7%～10%，約55 lm/W～70 lm/W以上。

　　高亮度發光二極管（LED）的開發和性能提升，藍光LED與磷光體的耦合也已經用於產生白光源，即白光LED。除了用於一般照明外，LED很快應用於3C產品之背光源（例如iPad和電子螢幕顯示器以及大型LCD電視機）的主要技術。LED現在已成為背光平板電腦顯示器。現在已直接用於手機，平板電腦中的照明，而不再是反射（通常是從紙上讀取）的反射。

　　白光LED本質上是一種雙色光源，耦合藍色LED的發射峰在450 nm～470 nm左右，半峰最大寬度為30 nm～40 nm。帶有黃色螢光粉其發射峰在580 nm附近，半峰最大寬度在160 nm處，在直接觀察時看起來是白色的。磷光體的特定波長在450 nm～470 nm範圍內，主要取決於磷光體的吸收特性。白光LED的功率譜與

傳統的，熒光的或白熾的白光源卻有很大的不同（圖11）。比較標準白光LED，三色熒光燈和的功率譜。不論有多少藍色發射，用眼睛直接觀察時，根本不同的功率譜看起來都相似。

圖11　白光LED、熒光及白熾之光譜圖

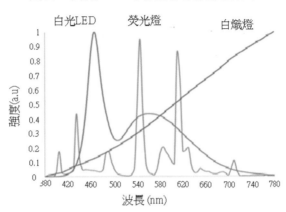

另外，白光LED隨著經時的變化促使熒光粉漂白而退化，因此不再有效吸收藍光。這會隨著經時的推移改變LED的色溫，同時顯色指數也會發生相應的改變，因隨著時間的推移，白光LED發出的藍色光會增加。發光二極管（LED）會產生由製造商製作的相對較窄的光峰。這使得來自LED的光與白光或日光幾乎無法區分。白光LED實際上可能比傳統光源發出更多的藍光。這種藍光不太可能對視網膜造成物理危害。但這可能比傳統光源更能刺激生物時鐘，使之保持清醒，破壞睡眠或對生物時鐘的節奏產生其他影響。研究表明，暴露於藍光會導致眼睛疲勞、頭痛和失眠。

1.5.3為什麼擔心藍光

藍光是指HEV光線（High-energy visible light），波長在380 nm～500 nm的藍紫色可見光線，藍光波長是可見光譜中最短，最高的能量波長之一。因此，許多人會想到「藍光」對健康產生影響。越來越多人重視3C產品之藍光危害眼睛的議題，但其實3C產品的藍光數值並不算高，相較之下，戶外太陽光線與LED燈

的藍光強度比3C螢幕所發出藍光高出數倍，但是因為民眾使用3C
產品時，眼睛直射螢幕所發出的藍光，加上使用時數過長，容易造
成對眼睛慢性傷害。

這種藍光閃爍會產生眩光，從而降低視覺對比度並影響亮度和
清晰度。閃爍和眩光可能是電腦螢幕或使用其他電子設備數小時導
致眼睛疲勞、頭痛、身體和精神疲勞的原因之一。由於藍光在光譜
上與紫外光很接近，因此受到眼科醫生關注。確定長期暴露於藍光
是否安全，或者是否需要進行其他研究才能完全了解藍光對眼睛健
康的影響。儘管沒有強而有力的科學證據表明數位螢幕發出的藍光
會損害眼睛，但人們越來越擔心藍光會對眼睛健康產生長期影響。

據研究表明，只有波長在415 nm～455 nm之內的藍光才對視
網膜有損傷，如果波長在455 nm～500 nm之間的藍光，那這樣的
藍光是對眼睛有利的。波長在415 nm～455 nm以內的藍光有很高
的能量對眼睛產生傷害，可以穿透人們的水晶體然後直達人的視網
膜，進而導致視網膜色素上皮細胞的萎縮。情況嚴重時還有可能會
導致視網膜色素上皮細胞的死亡，光敏感細胞的死亡，進而導致視
力的下降，主要體現在可能會導致近視以及白內障，還有黃斑性病
變的眼睛病理危害，有些藍光可能還會造成視網膜色素上皮細胞的
萎縮，進而導致近視。

近年來各國對藍光的健康影響進行了大量研究。美國能源署
（DOE）針對所有家庭用有光源、設備進行檢驗，結果發現，
3C產品一旦使用時間長，積聚性的曝光也會造成眼睛裡面自由
基的產生，形成光毒性作用。在2008年到2011年之間，依視路
（Essilor）與巴黎高等視覺傳達藝術學院展開合作，歷時四年的
潛心研究，終於精確定義有益藍光和有害藍光。

發現藍紫色波長引起最多的視網膜細胞死亡。日常生活中，
各種發出藍光的光源包括太陽、LED照明、平板電腦、電視、電
腦螢幕、手機和其他此類電子設備。這些設備的普及和必要性確
保了我們不斷暴露在高強度藍光下。不幸的是，隨著時間的推移

累積的作用可能會損壞視網膜細胞，緩慢導致視網膜細胞死亡，甚至可能導致藍光與老年性黃斑部病變（Age-related macular degeneration, AMD）的發展有關。因此與過去的世代相比，人們對藍光的暴露無疑會增加。不斷累積的藍光暴露可能會損害視網膜細胞，進而導致AMD。

　　根據世界衛生組織（WHO）最新的調查統計指出，全球至少22億人口有視力受損的問題，其中，約有1億人口是白內障患者，逾8,800萬人有屈光不正（近視、遠視、散光及老花）的問題。全球的總人數在2021年11月達到78.7億人，預估在2050年全球將近會有一半的人口近視。而令人擔憂其高度近視的患者在2050年時，將達到近視人口的10%，每20年將增加一倍。主要的原因是，近年來兒童的近視年齡愈來愈小，近視年齡愈低，其近視進展的時間就會拉長，且增加速度較快。這兩點是造成高度近視比例上升的主要因素，是人們需要預防的。

　　聯合國公布的報告說，2050年全球人口將膨脹至96億；60歲以上的老年人口將從現在的8.41億增加到20億；2100年，全球老年人口將達到近30億。澳大利亞的布萊恩·霍爾頓視覺研究所（Brien Holden Vision Institute）的數據，到2050年，全球約有一半人口（約50億）將近視，其中約有10億將有失明的風險。根據尼爾森（Nielsen）公司在2016年進行的一項研究發現，美國成年人平均每天盯著一種或多種電子數位螢幕花費10小時39分鐘。與2015年進行的類似研究相比，這段時間增加了整整一個小時。由於長時間使用電子數位螢幕，將近70%的美國成年人遭受某種形式的數位眼疲勞。大多數人在醒著的大部分時間裡都盯著數位螢幕（digital screen）。研究表明60%的人每天在數位設備（digital device）花費超過6個小時。

1.5.4藍光曝露對眼健康的迷思

太陽依然是接受藍光的最大來源，眼睛在普通陰天的室外待一

個小時所接受的藍光量，是坐在螢幕前看一個小時電腦的30倍。藍光傷眼的原因是，藍光的波長較短，容易造成散射，因此眼睛必須更用力聚焦。長時間下來，睫狀肌緊繃、無法放鬆，眼睛容易疲勞、痠疼，也可能造成假性近視。「同時看6小時的3C產品和書本或雜誌，看3C產品眼睛瞳孔縮更小，眼睛更疲勞」，時間久了，身體會慢慢適應假性近視，度數可能真的加深。

藍光作為光譜中最短但最高的能量波長之一，藍光的特定波長433 nm波長的光對視網膜細胞的傷害是500 nm藍色波長之光的20倍。藍光比其他類型的較弱波長閃爍更容易且閃爍更長。這種閃爍會產生眩光，從而降低視覺對比度，影響亮度和清晰度。如果整天使用電子數位設備或電腦，可能會導致眼睛疲勞，身心疲勞和頭痛。人類的眼睛尚未進化為提供針對此類人造光的濾鏡。長時間暴露於藍光下可能會導致黃斑細胞損傷，從而可能導致視力喪失。事實上，並沒有真正的實驗可定義藍光會對眼睛造成傷害，雖有研究指出，將動物長時間曝露在藍光下，一天以24小時照射，並連續兩週，會對眼睛造成傷害。

· **實驗不能模仿人類活著的眼睛發生的事情**
　○試驗的細胞不是來源於視網膜細胞。
　○研究中的細胞沒有像眼睛中的細胞自然暴露於光線下那樣暴露在光線下。
　○實驗中受視網膜影響的部分細胞（細胞膜）在人眼中不接觸視網膜。
· **視網膜是否暴露在藍光下對某些細胞有毒。活的視網膜細胞含有可以保護而免受這些可能的毒性作用的蛋白質。**
· **研究人員也暴露於視網膜和藍光下的其他細胞不會在體內暴露於藍光下。藍光僅到達皮膚和眼睛，不能在體內更深處產生任何作用。**

藍光的暴露量取決於一天中的時間，地點和季節。白天在陽光下發現的藍光的平均比例在25%到30%之間。即使在多雲的日

子，高達80%的太陽紫外線也可以穿過雲層。老年性黃斑部病變（AMD）是美國55歲以上老年人失明的主要原因。從2011年到2029年，預計會有200萬以上的乾性AMD新病例（所有類別，包括AMD之前的疾病），每個新的濕性AMD病例超過20萬人。2012年美國40歲以上的人群中約有2,400萬白內障病例，比2000年增加了19%。對於黃斑變性，2012年在50歲以上患晚期AMD的約200萬人，比2000年增加了25%。

　　至2050年白內障人口將達到5,000萬人，而AMD的最高人數約為500萬。因此，最重要的是在未來30年內，白內障和AMD病例預計將翻倍，部分原因是人口老齡化。當觀察AMD人群時，患有該病的人中有10%為濕性形式，而90%為乾性形式。但是，有80%視力約325度的AMD患者中有90%為濕性，而乾性（Atrophic AMD）為10%至20%，與AMD相關的視力喪失的90%是濕性（exudative AMD）的繼發性疾病。2003年患有黃斑變性的患者人數為120萬，當時每年新增20萬例患者。至2030年黃斑變性患者的數量預計為630萬，每年新增50萬例患者。

　　在台灣，根據衛福部的統計，白內障為長者常見的慢性疾病第2名（占42.53%），在2018年有逾115萬人因為白內障而就醫，這類型的疾病，由於平均發病年齡為65歲，被視為中老年性的疾病，近10年來，臨床上卻發現白內障有年輕化的趨勢。根據健保資料統計，50歲以上的國人，有60%都有白內障，60歲以上更直接飆升到80%、70歲以上更有90%的人都有白內障的問題，幾乎可以說是一個「無法避免的通病」

1.5.5藍光危害不容小視

3C產品
其實3C產品之電腦（Computer）及其週邊、通訊（Communications）和消費電子（Consumer - Electronics）

的電子設備螢幕、電腦螢幕、數位螢幕、LCD電視、筆記型電腦、手機與平板電腦的藍光數值並不算高，螢幕的藍光曝光量遠少於太陽的曝光量。也沒有比太陽發出的藍光更具破壞力。因此，戶外光線與LED燈的藍光強度比3C螢幕所發出藍光高出數倍，但是因為民眾使用3C產品時，眼睛直射螢幕所發出的藍光，加上使用幾小時，也就是到底暴露多少，才會對眼睛造成傷害，缺乏醫學上的精確統計，但藍光包含有害光線，若長期累積對眼睛可能造成慢性傷害。

多年來，數位螢幕技術的發展進步，當今許多電子設備都使用LED背光技術來幫助增強螢幕的亮度和清晰度。這些LED發出非常強的藍光波長。3C產品只是使用該技術的少數設備之一。由於廣泛使用和日益普及的影響，人們正逐漸暴露於越來越多的藍光光源中並持續更長的時間。醫學界關注成年人的藍光暴露的統計數據：

- 43%的成年人從事的工作需要長時間使用電腦
- 70%的定期使用電子元件（electronic devices）的成年人報告了數位眼疲勞的症狀（digital eye strain）

3C科技產品會釋放出藍光，藍光的波長在380 nm～500 nm之間，藍光的波長是算做比較短的了，所以藍光的穿透力比紅光和綠光要強得多，這是因為藍光的能量比較高，藍光可以直接穿透人體眼球的水晶體直達視網膜上面。但目前並無相關研究對曝露值進行定量，因此，越來越多人重視3C產品藍光危害眼睛的議題。而且，3C產品發出的藍光其實不算強烈，戶外光線與LED燈的藍光強度數倍於3C螢幕所發出藍光，但使用3C產品時，眼睛直射螢幕所發出的藍光，加上使用時數過長，才會造成眼睛慢性傷害。

過度接觸3C會導致諸如數位眼疲勞（電腦視覺症候群，Computer Vision Syndrome ）和視網膜細胞損傷（增加黃斑變性等問題的風險）之類的問題。電子螢幕發出的藍光不會失明。最近發布的一項研究已經引起了全球新聞媒體的關注，並引起了公眾的關注。但是專家警告說，新聞報導關於藍光對眼睛的潛在影響的

結論沒有依據。

照明藍光

　　儘管人們經常將藍光與電腦和手機相關聯，但藍光的最大來源是陽光外，其生活中不可或缺的照明器具也是藍光之來源，過量藍光進入視網膜，其捕獲的光子達到一定的量之後，視網膜細胞開始死亡，從而造成視網膜損傷，當視網膜眼睛長期暴露在藍光下，還會引起黃斑變性，導致中心視力喪失。照明器具包括螢光燈（fluorescent lamp）、節能照明（energy-efficient lighting）如緊湊型螢光燈（Compact fluorescent lamps, CFLs）、LED 燈（LED lighting）等。熒光燈的物理特性無法改變，但燈泡內部的塗層可以改變，可產生溫暖且含較少的藍光。此外，捲曲的緊湊型熒光燈和LED燈比老式白熾燈泡更節能。LED燈比熒光燈更高效，從而產生對環境照明要大10倍以上，因此，會產生大量的藍色光譜。

　　如今，電子數位設備和現代照明如LED燈和緊湊型熒光燈（CFL）的使用正在增加，其中大多數會發出大量的藍光。CFL包含約25%的有害藍光，而LED包含約35%的有害藍光。有趣的是，白色LED越冷，藍色比例就越高。到2020年估計所有光源的90%將是LED照明。因此，我們在藍光下的照射無處不在，並且只會增加。在人類中，藍光的暴露量隨一天中的時間，位置和季節。白天，藍光構成了25%至30%的陽光。但是，還有許多其他的藍紫色光源。包括LED燈和緊湊型熒光燈（CFL）在內的現代照明設備雖然明亮且節能，但可以成為有害藍光的重要來源。光源「越冷「或越白，發出的藍光比例越高。

　　峰值發射在470 nm～490 nm的LED的發展可能代表著LED對眼睛健康的安全性的重要。從不同的實驗模型獲得的實驗證據表明，與400 nm～460 nm範圍內的藍光相比，暴露於470 nm～490 nm範圍內的藍光對眼睛的傷害可能較小。但是，直接看許多大功

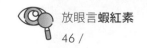
率消費類LED可能有害，因為光源顯得非常亮。任何來源的高強度藍光都可能對眼睛造成危害。如果藍光確實對眼睛健康有不利影響，那麼對環境的關注以及對照明器具等光源之光譜的範圍選擇非常重要，以減少對健康的危害。

1.5.6幼兒及少年藍光暴露風險

儘管人們有其他定期暴露的藍光源（太陽也會發出藍光），但數字設備的問題涉及與用戶的距離近以及使用的時間越來越長。兒童尤其受到關注，因為兒童發育中的眼睛比成人吸收的藍光更多，使其更容易受到傷害。幼兒的水晶體比較清澈，光線射進去的時候沒有辦法擋光，當過度使用3C產品，就會使幼兒水晶體暴露在光線傷害的風險中。

兒童的藍光暴露的統計數據：

· 74%的12至17歲的青少年至少偶而使用電子元件。

· 93%的青少年可以使用或擁有電腦。

《兒童及少年福利與權益保障法部分條文修正案》，增訂兒少不得超過「合理時間」。持續使用3C，致有害身心健康，情節嚴重者，可處父母、監護人或其他實際照顧兒童及少年者一萬元至五萬元不等罰鍰。至於「合理時間」則授權衛生福利部明確定義。依照台灣國健署的建議，建議兩歲以下兒童不看電子產品，兩歲以上兒童則依照3010原則，也就是「用眼30分鐘要休息10分鐘」，且每天看螢幕不超過一小時。衛福部國健署於2015年提出「3C產品加註警語行政指導原則」，於3C產品本體、說明書及外包裝加註警語：使用過度恐傷害視力，注意事項則包含：使用30分鐘休息10分鐘，未滿2歲幼兒不看螢幕，2歲以上每天看螢幕不要超過1小時。

隨著現代照明設備和電子設備的使用在不斷增加，現在是時候像對待幾十年來一直暴露在紫外線下一樣認真對待藍光了。在青少年時期和成年初期適當保護眼睛對於減少AMD和老年患者不可

逆轉的永久性失明的風險大有幫助。對患者進行這種效果的教育，並建議他們意識到自己暴露在有害藍光的照射下。藍光可能不會失明，但仍然會影響眼睛和身體。睡前暴露於藍光下會破壞入睡的能力，並降低晝夜節律。藍光會抑制人體褪黑激素的產生，褪黑激素是一種天然的化學物質，可助睡眠。因此，《哈佛健康》（Harvard Health）發表的文章可能會使入睡變得更加困難。睡前看手機可能會破壞睡眠方式。

藍光益處

藍光本身並不全是壞處，標記的藍綠色光範圍為465 nm至495 nm，對於我們的視力，瞳孔反射功能以及整個人類健康至關重要。透過藍光，雙眼所見的世界變得更明亮、鮮艷。可以增強機敏性和情緒，支持認知功能和記憶力，並有助於調節人體的自然睡眠週期（晝夜節律）。因此，藍光通常可以對視力以及身體產生健康影響，而正是這種藍綠色的光往往具有這些有益效果。光線不足會導致藍綠色的光線不足，從而使我們的生物鐘和睡眠／喚醒週期中斷。因此，這種藍綠色的光確實對個人的整體健康起著至關重要的作用。

這項實驗室研究不是停止使用螢幕的原因。當被The Verge詢問時，他的研究是否表明使用電子螢幕會導致失明，University of Toledo化學與生物化學系助理教授Ajith Karunarathne博士回答說：「絕對不會。」這項研究發表在《科學報告》上。研究人員正在研究當特定的化學物質視網膜暴露於藍光時會發生什麼。藍光自然在陽光下和電子螢幕中進入眼睛。但是這項研究的發現不能轉化為對現實世界中真實人群的建議。有證據表明，藍光會干擾人類的晝夜節律，使其難以入睡。對於某些人來說，最好限制睡覺前的螢幕顯示時間，或者在睡前過濾掉螢幕上的藍光。花太多時間在螢幕上可以使人們避免眨眼，也不必專注於其他位置。這會使眼睛感到乾燥，堅韌，疲倦或勞損。

　　而藍光引起的褪黑素分泌減少，除了對視網膜、睡眠有影響，還有研究表明，可能會誘髮乳腺癌等三種癌症。儘管任何形式的光都可以抑制褪黑激素的分泌，但夜間的藍光卻具有更強的抑制作用。Harvard University的研究人員及其同事進行了一項實驗，將6.5小時的藍光暴露與可比較亮度的綠光暴露的影響進行了比較。藍光抑制褪黑素的時間大約是綠光的兩倍，並且晝夜節律的變化也要兩倍（3小時vs. 1.5小時）。並非所有顏色的光都具有相同的效果。

　　藍色波長（在白天尤其有用，因為可以提高注意力，反應時間和心情），在晚上似乎最具破壞性。帶有螢幕的電子產品（electronics with screens）以及節能照明（energy-efficient lighting）的普及正在增加我們對藍色波長的曝光，尤其是在日落之後。暴露於陽光下會抑制褪黑激素的分泌，褪黑激素是一種影響晝夜節律的激素。甚至昏暗的光線也會干擾人的晝夜節律和褪黑激素分泌。哈佛睡眠研究人員斯蒂芬·洛克利（Stephen Lockley）指出，只有8 Lux（亮度是大多數檯燈所能達到的亮度，是夜燈的兩倍）能起到一定的作用。洛克利說，夜間採光是許多人睡眠不足的部分原因，研究人員將短暫睡眠與抑鬱，糖尿病和心血管疾病的風險增加聯繫起來。

　　藍光確實會影響人體的晝夜節律，自然的睡眠和睡眠週期。白天，藍光喚醒我們並刺激我們。但是到了深夜，手機，平板或電腦暴露的藍光過多，可能使人難以入睡。但是並不是所有的藍光都可怕。藍綠色範圍對於人們的視力至關重要，有助於人們的瞳孔反射，並調節人們的晝夜節律睡眠／甦醒節奏。藍綠色曝光不足意味著人們可能無法入睡，並且可能會對其他重要的身體功能產生負面影響。

　　人體生物鐘對這個波段的藍光特別敏感，有研究表明，人在睡前暴露在藍光兩個小時以上，大腦中控制晝夜節律的神經系統就會被干擾，從而影響到褪黑素的分泌。視網膜包含影響晝夜節律的細

胞，晝夜節律是一種24小時節律（也稱為晝夜節律）。藍光干擾了這種節律，對身體有各種影響。據說從傍晚到晚上會引起眼睛疲勞，眼睛、肩膀、脖子等的更多疼痛，並導致睡眠量和質量下降。也有人說可能引起糖尿病，高血壓和肥胖。

1.5.7藍光是危險或安全

藍光是危險或安全的？藍光對人眼組織（例如角膜和視網膜）以及視力的影響尚不清楚。關於動物實驗和細胞水平研究的各種報導，但這些結果不能立即應用於人類。考慮到存在某些疾病，例如與年齡有關的黃斑變性，而紫外線是危險因素，因此有些人擔心會對眼睛產生影響，但是研究的積累仍然不夠，臨床效果還尚未確認。實際上，在個人電腦上工作時，眼睛疲勞的事實主要受眼睛乾澀的影響，這可以減少眨眼並使眼睛乾燥。但是，據久保田先生說，當眼睛變乾並且覆蓋在表面上的淚液層變得不平整（腫塊狀）時，短波長的藍光不能很好地進入眼睛，而是漫反射在眼睛的表面上，引起「難以看」。如果很難看清，則將過度使用眼部肌肉進行聚焦。

日本厚生勞動省（MHLW）建議，在使用諸如個人電腦之類的螢幕顯示終端時，每小時的休息時間為10至15分鐘作為指導。人類視網膜具有兩種類型的感光細胞，可以感知光，並且可以感知光與暗以及色調。最近，發現了「第三感光細胞」，其僅對波長480nm附近的藍光敏感。當這些感光體檢測到藍光時，被稱為「黑夜中的激素」並抑制褪黑激素的分泌，這會導致嗜睡並降低體溫。

結語

本章節闡述光對眼睛的影響，人眼由角膜和水晶體組成，其功能在調節光線的折射以免扭曲可見世界，並將其投射到視網膜上發揮重要作用。看事物意味著以眼睛感覺光線。人類通過外界各種物體反射之光來感知外界。人類看到的視圖，而另一個生物看到的相

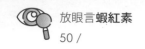
同視圖。即使是相同的風景，也因生物而異。這是因為即使乍一看可能相同，但眼睛的機制和功能會因生物而略有不同。這樣，眼睛和大腦共同創造的神秘世界就是視覺世界。

近視人口的增加不僅是台灣的問題，也是世界共同的問題。統計數據顯示，全球約有25%的人口已經近視。尤其是日本、中國、韓國、香港、台灣、新加坡等東亞地區近視人口的增加，即使從全球來看，也是超乎尋常的增長速度。在中國，據說20歲的近視率達到80%，而韓國、香港、台灣和新加坡的近視人群據說比60年前多4倍。到2050年，將有47.58億人世界上一半的人口是近視眼。尤其是成長期的中小學生增長速度驚人。如果近視進展過度，可能會對視網膜和視神經造成不利影響，引發各種眼疾，最壞的情況是「失明」。應特別注意幼兒和小學生等，家長要注意引發孩子過早近視的生活環境，盡可能長時間地管理好視力。

目前尚不清楚暴露在藍光下多少和多長時間會產生不利影響。藍光實際上是從太陽發出的光。波長接近藍光的紫外線波長短，肉眼看不到，但能量很強，如果接觸過多，會引起曬傷、皺紋、瑕疵和白內障。我們生活中發出藍光的人造物體如手機、個人電腦、遊戲機、平板電腦、個人電腦和照明的數量增加了，接觸藍光的機會也不可避免地增加了。近年來，藍光是導致眼睛疲勞和疼痛的一個因素，並且在視網膜病變等嚴重情況下已經變得很清楚。即使是早上起來也無法神清氣爽，也無法擺脫疲勞，疲勞會不斷累積。睡眠不足和慢性疲勞會導致肥胖、抑鬱、心髒病、癌症、糖尿病和許多其他疾病，因此必須非常小心您的眼睛。

名詞解釋

3C產品

對電腦（Computer）及其週邊、通訊（Communications，手機）和消費電子（Consumer-Electronics, 液晶電視、遊戲機等）三種家用電器產品的代稱。由於3C產品的體積一般都不大，如

電腦、平板電腦、手機、數位相機、隨身聽、電子辭典、影音播放之硬體設備或數字音頻播放器等等。

翼狀贅片（Pterygium）（翼狀贅肉、眼翳） 翼状片（日）

眼睛長翼狀贅片又稱眼翳是一種覆蓋眼白表面的半透明結膜擴散到角膜上的疾病，角膜是眼黑的一部分。在眼睛結膜表面有不正常楔形膜狀增生贅肉，其範圍可以包括眼白部分和眼瞼內側的組織，呈現三角形爲半透明，有可能很小很薄，也可能大到蓋住眼角膜，甚至蓋到瞳孔而影響視力。會造成翼狀贅片的發生有可能是眼球過度的暴露於直射的陽光，是老年人的常見疾病。

雪盲症（Photokeratitis） 雪眼炎（日）

雪盲症是一種由於眼睛視網膜受到強光刺激引起暫時性失明的一種症狀。雪地對日光的反射率極高，可達到將近95%，由於眼睛暴露在雪反射的紫外線下而引起的眼部疾病。雪盲症是一種有時被稱爲「雪眼「或「電眼炎症「的疾病，由於這種症狀常在登高山、雪地和極地探險者上發生，可視爲眼睛灼傷。

老年性黃斑部病變（AMD）

此病主要是視網膜的色素上皮細胞無法順利排出類脂質廢物，導致色素上皮層萎縮或新生血管。類脂質物質在45歲～60歲變大變多，臨床上看的見。這是種退化的疾病，會導致視力逐漸受損。此病分爲兩型：「乾型」主要是色素上皮萎縮，較常見約占90%，症狀較輕、發展較緩，但惡化也會變「溼型老年性黃斑部病變」；「溼型」主要因釋放出血管內皮增生因子，刺激脈絡膜血管的增生，較少見約占一成，患者約3個月至2年內會視力迅速障礙而失明。

光毒性（Phototoxicity或Photoirritation）

是一種經由化學誘導、與免疫系統無關的皮膚刺激，也是光敏性（photoactive）的一個種類。 光毒性導致的皮膚反應與程度較爲嚴重的曬傷類似。化學物質進入皮膚造成該反應的原因通常是局部性用藥，以及攝入食物或者非消化道投藥過程導致的全身循環。（維基百科）

2章　眼球構造與功能

2.1 眼球構造

物體影像以光線形式通過角膜進入眼睛角膜後會被折射。被折射的光線通過瞳孔進入水晶體。水晶體將光線經玻璃體聚焦在視網膜上，視網膜再經由視神經將該影像傳送到大腦，經過大腦的資訊處理與過去的視覺經驗比對之後，於是我們就看見這物體了。眼球分為眼球壁和眼球內組織兩部分。眼的構造可分為眼球、眼瞼、淚器、眼窩、眼肌五大部分。眼球（eyeball）近似球形，正常成人眼球平均前後徑為24 mm、水平徑為23.5 mm、垂直徑為23 mm。前面透明部分為角膜（cornea），後面大部分為鞏膜（sclera）。另外，位於眼球外側並保護眼球以維持其機能並移動眼球的部分稱為附屬器官。眼的附屬器包括眼眶、眼瞼、結膜、淚器和眼外肌。

眼球為一略圓而偏橢圓形的構造，眼球之解剖構造如圖1所示。

圖1 眼球之解剖構造

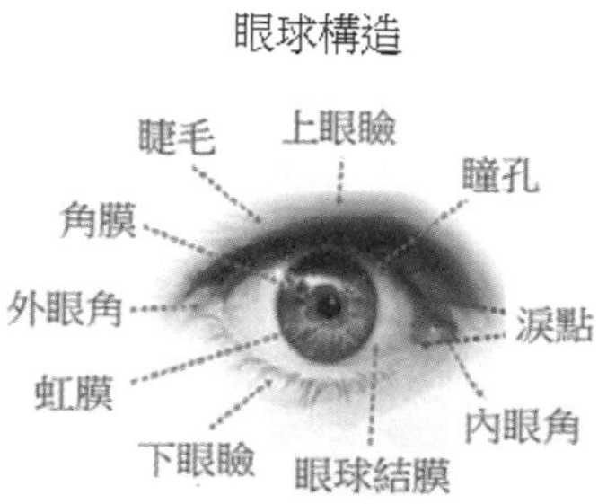

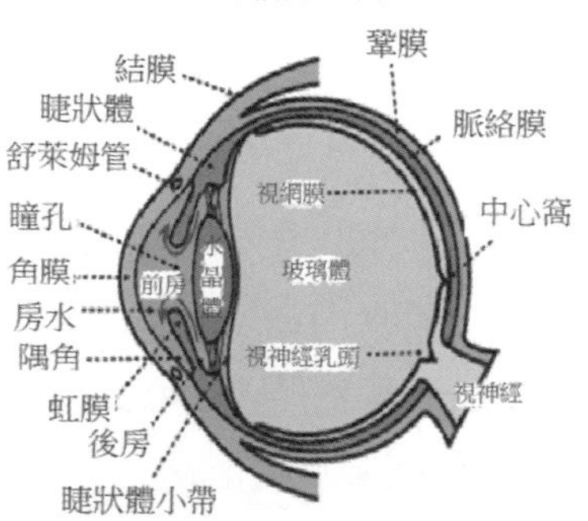

眼球壁

眼球壁位於眼部是眼球的一個重要部分，眼球壁從外向內分為外膜、中膜和內膜三層。

2.1.1外膜

眼球纖維膜（fibrous tunic）

　　構成眼球壁最外層的膜，由一個小圓形的透明角膜（cornea前部1/6）和不透明的鞏膜（sclera後部5/6）組成。兩者都是緻密的纖維結締組織結構堅硬，構成眼球完整封閉的外壁，具有維持眼球的形狀並保護眼球內組織、維持眼球形狀的作用。

　　（1）鞏膜（sclera）

　　鞏膜的血管主要在其表面，血管很少，顏色爲乳白色，即所謂的**眼白**。鞏膜位於眼球的最外層覆蓋有堅硬的纖維膜，是一種非常堅韌而不透明的薄膜保護層，形狀是球形的可保護眼睛免受外部衝擊承受內部和外部的壓力，爲了保護眼球的外壁如照相機機殼的作用。鞏膜約占眼球纖維膜的5/6部分，屬於眼球纖維膜主要由膠原蛋白和一些彈性纖維組成，其結構跟角膜差不多，但是組織纖維的排列不同，鞏膜纖維層排列交錯；鞏膜比角膜堅硬，因此可以覆蓋角膜以外的眼球背面，可以保護眼球不容易破裂或遭受細菌感染並維持眼球形狀和保持內部的壓力的作用。鞏膜表面和結膜裡的血管在發炎的時候會使得眼睛呈鮮紅色。

　　（2）角膜（cornea）

　　眼睛的窗口角膜是『平行光線折射入於眼睛的第一道關卡』。角膜的功能是讓光線透過，進入眼球內，所以角膜本身愈透明愈好，如同相機「聚焦鏡頭」，具有一定的屈光力，屈光力強（折射率1.337），在眼球屈光中占有重要的地位。角膜是眼球之前方，眼球纖維膜的前1/6部分，即眼球的外層，無血管但具有豐富的感覺神經組織。角膜纖維排列整齊和層次分明，所以是透明的，光線通過而進入眼球內。與後部之鞏膜相連，具有一定的形狀、大小、厚度和曲率半徑，由鞏膜形成的球面向前突出，並作爲凸透鏡，表面覆蓋著一層眼淚。通過外部的眼淚和內部的房水等吸收氧氣和營養並維持新陳代謝。除了保護眼球外，從外部進入眼睛的光線折射可以作爲透鏡的機能。這是眼睛總屈光力的70%。其作用在維持眼

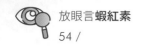
睛的一定形狀，並將光線予以屈折，匯集在眼底。角膜表面乾燥缺水，形成不光滑的狀態，因此透光度降低，引起視力模糊，但眨過眼後，角膜又得到淚水的滋潤，角膜變得晶瑩惕透，透光度增加，視力也就恢復正常。

2.1.2中膜

眼球血管膜（葡萄膜，uvea）

眼球壁的中間層為葡萄膜（亦稱為色素膜、血管膜），是眼球壁的第二層，位於鞏膜與視網膜之間。前面有瞳孔，後面為視神經穿過處。此層富含色素及血管，含有大量的黑色（melanin）色素，並具有黑褐色。從後方將其分為三部分為脈絡膜，睫狀體和虹膜之三者合稱為「葡萄膜」，具有遮光及營養眼內組織的作用，但各部分組織生理功能又有差異。

（1）脈絡膜（choroid）

脈絡膜為葡萄膜的後部，前起鋸齒緣，後止於視乳頭周圍，介於視網膜和鞏膜之間的黑褐色膜，含有大量的色素，並作為暗幕有遮光作用，還起著阻止角膜以外的多餘光從瞳孔以外的其他部分進入眼球。從睫狀體延續的組織，視神經盤的部分與視神經周圍的軟膜和蜘蛛膜連續。脈絡膜平均厚約0.25 mm，從外部可以區分脈絡上板、血管板、脈絡毛細管板和基底板（Bruch's membrane）四層。粘附在鞏膜的內部之具有密集細血管的組織，血流豐富散熱作用好。營養成分通過脈絡膜被傳送到視網膜細胞，佈滿微血管，負責眼睛部位的營養輸送和廢物排泄。當眼睛在看東西的時候，視網膜感光細胞的光化作用釋放出大量的自由基，如自由基在細胞內屯積太多，會使細胞壞死，於是脈絡膜的龐大血流很快的把這些毒物帶走，讓感光細胞不會因為工作而死亡，而且感光細胞的養分也是靠脈絡膜的血管來輸送。

（a）脈絡上板（Lamina suprachoroidea）

脈絡膜的最外層約30μm。纖維細胞層板；大型色素細胞；血

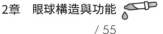

管少；淋巴腔（脈絡外間隙），鞏膜和脈絡上板之間剝離狀態稱為脈絡膜剝離。

（b）血管板

在脈絡膜的每一層中之短後睫狀體動脈分支分佈。最厚的一層占脈絡膜所有層的90%，包含許多粗的血管，較大的動脈和靜脈；血管基質，色素細胞。細胞成分（黑色素細胞，纖維芽細胞，肥胖細胞，漿細胞等）和纖維成分（膠原纖維，彈性纖維等）。

（c）脈絡毛細管板

在脈絡膜的每一層中，由一層比較粗的毛細血管網絡組成，該層位於Bruch膜（基底板）的外側。具有開窗的血管內皮細胞，沒有色素細胞。在視網膜中央窩附近特別發達，滋養視網膜色素上皮細胞和視網膜外層。

（d）基底板（Bruch膜）

主要由膠原纖維組成的無細胞性結構化薄層，脈絡膜和色素上皮細胞相互粘附，可作為從脈絡膜向無血管視網膜外層輸送物質的通道。由視網膜色素上皮細胞的基底膜，脈絡膜毛細血管板的毛細血管內皮細胞的基底膜，以及毛細血管周圍的結締組織腔組成。

（2）睫狀體（ciliary body）

眼球中膜（眼球血管膜）中，睫狀體是從虹膜延續的組織，位於虹膜根部與脈絡膜之間約6 mm～7 mm的環狀組織，睫狀體主要由睫狀肌和睫狀上皮細胞組成，睫狀上皮細胞層由外層的色素上皮和內層的無色素上皮二層細胞組成。

睫狀體是環繞水晶體外緣而附在鞏膜內側的一圈環狀組織，裡面有三層方向不同的肌肉，分別是環繞肌／環狀肌，放射肌和平滑肌，三種肌肉的收縮方向不同，功能也有異。水晶體變厚變薄係由「從睫狀體中出來的細線（秦氏小帶／懸韌帶）圍繞著環狀的水晶體，並且隨著睫狀體的肌肉膨脹和收縮，連動秦氏小帶／懸韌帶來調節水晶體的厚度，並改變光的折射以調整焦點距離，並且在遠處或近處注視時都進行聚焦遠近調整，此功能稱為調節」。

　　環狀肌和放射肌負責改變水晶體的形狀和屈光力，是控制眼睛看遠和看近的重要機關，當環繞肌／環狀肌收縮的時候，懸韌帶變鬆，水晶體借助本身的彈性，水晶體變厚／變凸，弧度變彎，屈光力增加，可看清近處的物體。可以看近，而放射肌收縮的時候，懸韌帶變緊，水晶體變薄，弧度變平，可以看遠，此過程爲調節。

　　另外，睫狀突上皮細胞可分泌水樣液稱爲房水，營養眼睛前段，維持眼壓。睫狀體房水，爲水晶體和角膜提供營養。協助眼睛新陳代謝、濕潤、保護眼睛。睫狀體與鞏膜之間有一條環狀的雪萊姆氏管位於眼球的輪部，也就是黑眼珠外緣與眼白的交界處，當睫狀體的平滑肌收縮時，雪萊姆氏管被拉開，吸入房水，然後把房水輸送至眼球的靜脈，回流到心臟。因爲睫狀體負責製造和分泌房水，也負責房水的排出，分泌量和排出量達到平衡後，就形成眼球內部的壓力，叫「眼內壓」。所以，睫狀體除了調整焦距以外，也是調節眼內壓力的器官。若眼內壓過高，就會形成青光眼。

　　（3）睫狀小帶

　　睫帶（ciliary zonule）

　　一組將水晶體連接並支撐至睫狀體的纖維群。起源於有睫狀體上皮，融合成一束約140支，並輻射到水晶體的赤道區域。起源於睫狀體的前方部的纖維附著於水晶體的赤道區域的後部，相反，起源於睫狀體的後方部的纖維附著於水晶體的前方部，從而纖維交叉。這些纖維之間有一個縫隙，房水通過該縫隙。

　　（4）虹膜（iris）‧瞳孔

　　虹膜含有色素及肌肉，控制眼球瞳孔的肌肉，使瞳孔放大或縮小。眼球中膜（眼球的血管膜）的前端部分。除了眼球的纖維膜外，由於水晶體，中心部分呈圓盤狀略微向前突出。在後面跟隨著睫狀體。虹膜的組織結構主要分爲兩層。卽虹膜基質層，由疏鬆結締組織、血管、神經和色素細胞構成。

　　瞳孔是虹膜中心的圓形開口。瞳孔直徑10 mm～12 mm/2.5 mm ～4 mm的圓孔，厚度0.3 mm～0.4mm。瞳孔可變大和縮

小，以便控制進入眼內的光線。瞳孔是光的路徑，圍繞瞳孔的棕色圓形部分稱爲「虹膜」。虹膜調節瞳孔的大小並調節進入眼睛的光量。

虹膜內部有源自神經脊（neural crest）的平滑肌性之環形受副交感神經支配的瞳孔環狀肌和受交感神經支配的放射狀的瞳孔放射狀肌，能調節瞳孔的大小。瞳孔的直徑可以從至少1 mm至8 mm間變化，以調節進入眼球內的光線量，並且起著類似於照相機光圈的作用。當眼睛遇到強光時，瞳孔會自然變小，以保護眼睛。瞳孔隨光線的強弱而改變其大小，稱瞳孔對光反射。瞳孔輪狀肌（平滑肌）呈環狀，分布於瞳孔緣部的虹膜基質內，受副交感神經支配，具有縮瞳作用。當強光射入時，在瞳孔四周的平滑肌（又名瞳孔括約肌）會受到刺激，並藉由副交感神經的支配，使瞳孔縮小。

虹膜後面有一層色素上皮層，基質內色素上皮細胞內的色素含量決定虹膜的顏色，棕色虹膜色素緻密，藍色虹膜色素較少。色素上皮層分前後兩層，兩層細胞內均含緻密黑色素，故虹膜後面顏色深黑。充滿黑色素細胞，使虹膜不會透光，保護眼球內部的視網膜，而虹膜內黑色素的多寡會影響眼睛顏色，藍眼睛的人，黑色素最少，綠眼睛的人次之，棕眼睛的人，黑色素最多。

2.1.3內膜
視網膜（Retina）

視網膜位於脈絡膜內部，在人類的視網膜上共約有1.1億～1.3億個桿細胞，有600～700萬個錐細胞。視桿細胞主要在離中心凹較遠的視網膜上，而視錐細胞則在中心凹處最多。人的視網膜從角膜進入的光線聚焦在視網膜上形成圖像，將光轉換爲視頻信號，圖像通過視神經並最終通過視覺通路被發送到大腦的視覺中樞。視網膜中有感光細胞，可以感知亮度，顏色和形狀。

視網膜厚度約爲0.03 mm之透明膜，這是將『光線顯現爲影

像』的最重要部位，位於眼睛的最內層，根據凸透鏡原理，所顯現的影像都是上下左右巔倒著，有如照相機的底片，所以真實世界都被每個人「看反了」。視網膜含有兩種不同形態的光感受器構成，依形狀分為桿狀細胞（rod cell）和錐狀細胞（cone cell），這兩種形態細胞皆含有色素分子以吸收射入的光線，桿狀細胞比錐狀細胞對於光線的刺激更加敏感，主要作用於低光度下黑暗的地方反應，即使知道形狀，無色覺。桿狀細胞都集中在視網膜的外緣而且被用於在外圍視覺。桿狀細胞是幾乎完全負責夜間視力，錐狀細胞的主要功能在感受顏色，活躍於白晝等光度較高的情況。

黃斑區與黃斑中心窩在視網膜後極部，視盤顳側約 3 mm 處有一直徑約 5 mm 的橢圓形淺的凹陷區。中心區域無血管，含有豐富的黃色素稱為黃斑區。黃斑部無視網膜血管分布，透明度高。中心窩處只有錐狀細胞，無桿狀細胞，是視網膜上視覺最敏銳、色覺敏感分辨顏色能力最強的部位。

（1）視網膜神經部

接收光刺激，將其轉換為神經衝動，並將其傳輸至視神經。視神經（optic nerve）是中樞神經系統的一部分。從視盤起至視交叉前腳的這段神經稱為視神經，全長 42 mm～50 mm。視神經是指由視盤（通常稱視乳頭）至視交叉的一段視覺神經，是視路的最前部分。視路（visual pathway）包括從視網膜光感受器至大腦枕葉皮質視覺中樞為止的整個視覺傳導通路。

（2）視網膜色素上皮層

視網膜色素層或稱視網膜色素上皮層，視網膜色素上皮（retinal pigment epithelium,RPE）細胞是位於神經視網膜和脈絡膜之間含有色素的上皮細胞層。RPE是一層緊貼於視網膜感覺神經之外的色素細胞，含有大量的黑色素，並影響視網膜視覺細胞，RPE是維持光感受器功能的重要組織。

人眼中有 4～600 萬個細胞。細胞的管腔側面向感光細胞，並在桿狀細胞和椎狀細胞的外節之間延伸 5μm～7μm 長的微絨毛。

吸收穿過感光細胞外節的多餘光，防止散射，具有補給作用，吸收並處理舊的外節的感光膜。相鄰細胞之間形成密著結合，從而防止物質從脈絡膜血管無限移行到視網膜（血液-視網膜屏障）。視網膜剝離是視網膜色素上皮和感光細胞的外節之接觸分離的狀態。

（3）鋸齒緣

鋸齒緣是視網膜（廣泛定義）的感光部（視網膜視覺部）和非感光部（視網膜盲區或視網膜睫狀體部）之間的分界線。因為邊界是鋸齒形，所以具有此名稱。睫狀體扁平部與脈絡膜連接處呈鋸齒狀，其寬度在顳側為2.1 mm，鼻側為0.7 mm～0.8 mm。鼻側鋸齒緣約在角膜緣後6 mm，而顳側為7 mm。視網膜神經層的重要組織均於此緣消失。

（4）中心窩

黃斑部中心點比周圍的視網膜稍薄稱為中央窩（Fovea），黃斑部中心窩位於視網膜最中央處，從視神經頭中心約4 mm，在耳朵下方約0.8 mm直徑約1.5 mm之視網膜淺凹部，除了緻密的錐狀細胞外沒有其他血管，是視力最敏感的點。中心窩是黃斑的中心，是視網膜特別薄且無血管的最敏感點之一。視野是最清晰的，據說即使焦點是1 mm，當移開該部分時視力也會變為0.1。

中心窩是控制中心視力的視覺的最重要部分。沒有桿狀細胞，只有細長的錐狀細胞存在，並且密度很高為投注影像焦點最敏銳、最適合的地方。因此，在黑暗中靈敏度較低，而在明亮情況下靈敏度最高。另外，由於視網膜血管避開該部分而運行，因此外界的刺激直接到達感光細胞。從水晶體進入的光碰上在視網膜的中央部分，具有黃色。中心窩位於視網膜核心點，一束神經聚集在一起，有大量的錐狀細胞掌控精確的視力、辨色力，光亮適應和形狀等功能視覺。

當從瞳孔向眼底看時之正面，看起來比周圍視網膜稍深的黃色部分稱為黃斑。感知視網膜中傳播的光的細胞=感光細胞是對暗處的弱光敏感之桿狀細胞，而桿細胞則分布在黃斑區外圍，即視網

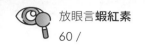
膜的周邊位置，負責周邊視覺及晚間視覺。錐狀細胞集中在視網膜的中心部位（亦稱黃斑區）以及區分小物體並在明亮的場所識別各種顏色，看東西的機能＝視覺機能，即視力負責中心視覺及分辨顏色。

2.2 眼球組織

眼球本身的組織是包括充滿前房及後房的房水、水晶體及玻璃體，三者透明且有一定的屈光指數。通常與角膜一併構成眼的屈光系統（refractive system）。

2.2.1水晶體

水晶體主要由水（65%）和蛋白質（35%）組成，水晶體的厚度為4 mm～5 mm，直徑為9 mm～10 mm，中心厚度約3.5 mm，位於瞳孔後面，水晶體的功能是變薄變厚折射光線，使光線聚焦在視網膜上。水晶體的組織富有彈性，具有柔韌性，可藉著形狀的變化使水晶體表面的弧度改變，增加或減少水晶體的屈折力。水晶體會隨著視距的遠近而自動變化，具有改變厚度進行遠近焦點調整的作用。看遠處時水晶體變薄，看近處時水晶體就變厚。可藉由水晶體屈光力改變以將反射的圖像聚焦在視網膜上，由於水晶體的厚度本身不能調節，因此水晶體周圍需要「睫狀體」的肌肉和有彈性組織的「秦氏小帶（懸韌帶／睫狀小帶）」的纖維的配合以支撐固定水晶體。

水晶體是一個透明的凸透鏡形狀如以相機為例就是鏡頭。不僅可以折射光線，還可以吸收對眼睛有害的紫外線並阻止其到達視網膜。水晶體像角膜一樣透明，沒有血管，並且被房水（角膜和水晶體之間的液體）供給滋養。從外部看，水晶體由水晶體上皮，水晶體皮層和水晶體核組成。嬰兒中沒有發現水晶體核，隨著年齡的增長而水晶體皮質增加，而往中心移動，被壓縮，從25歲左右開始變硬，並逐漸變為淡黃色並成為核。水晶體的彈力會隨著年齡的

增加而慢慢硬化而失去彈性，因此在年輕的時候，就要多看遠處，使水晶體不致太過肥厚，否則隨年紀增長，產生彈性疲乏，而導致調節作用減退，使水晶體失去調整屈光力的功能，這就是「老花眼」。水晶體如果有混濁，就是「白內障」。

2.2.2眼房

角膜、水晶體和睫狀體包圍的空間，裡面有眼房水。虹膜將眼房分為前眼房和後眼房，但瞳孔彼此相互通信。眼房水將營養物質輸送到無血的水晶體和角膜，並保持眼睛的壓力。

2.2.3房水

房水是一種含水透明液體，充滿前眼房和後眼房，房水的總量約 0.3 mL，呈弱鹼性，pH約為7.3～7.6之間，其主要成分是水，約占98.1%，還含有少量的氯化物、葡萄糖、尿素、蛋白質、胺基酸、無機鹽、維生素C等物質。折射率為1.336。角膜和水晶體之間的區域稱為眼房，充滿其中的水稱為房水。房水是由睫狀體分泌，並從水晶體和睫狀體（後眼房）之間流到前眼房，流速為0.8～1.9μL/ min。房水總量約占眼內容積的4%，處於動態循環中。滋養角膜、水晶體與玻璃體，也是補給這三個部位的營養之水。然後被周圍的血管吸收。角膜和虹膜之間（前眼房），以及虹膜和水晶體之間（後眼房）的空間充滿透明液體。

房水由睫狀體，角膜等在沒有血管之眼睛組織供給營養等新陳代謝的功能，在眼中之房水的水壓也會保持眼壓，調節眼球的壓力（稱為眼壓）。眼壓是通過睫狀體和隅角的功能來調節的。房水的主要循環路徑如下：睫狀突上皮產生房水→後房→瞳孔→前房→前隅角→小梁網→鞏膜靜脈竇（Schlemm管）→經集液管和房水靜脈→最後進入鞏膜表層的睫狀前靜脈而歸入全身血循環。少量房水從隅角的睫狀體帶經由葡萄膜鞏膜途徑引流，還有極少部分在虹膜表面隱窩處被吸收。

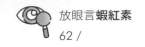

2.2.4隅角

所謂「隅角」是房水排出到眼睛外部的地方，也就是眼球的排水管，排水管如果塞住，房水排不出去，會引起眼壓升高，造成急性青光眼發作。房水從後眼房通過瞳孔流到前眼房，並從虹膜附著處和角膜之對角（前房隅角）吸收到舒萊姆[氏]管（Schlemm tube）中，並從眼球中排出。

2.2.5玻璃體

玻璃體是透明的凝膠狀粘彈性液體，填充在眼球後半部的空間，位於水晶體與視網膜之間，玻璃體為透明的膠質體，充滿於水晶體後的玻璃體腔內，是眼屈光介質之一，占眼球內容積的 4/5，約 4.5 mL。光的通道，折射率為1.334。幾乎沒有細胞成分，約有99%的水，還由無機鹽，透明質酸（玻尿酸,hyaluronic acid），糖蛋白（glycoprotein）和隨機排列的II型膠原纖維／膠原蛋白組成，沒有血管。將水晶體所折射的光線發送到視網膜，眼睛中光和代謝物的路徑，並有穩定眼球形狀的作用，並且與眼球內壓的維持有關。

一般正常的玻璃體為「固態」，年長者或眼疾患者，其玻璃體較為「液化」。當年齡增加，玻璃體會慢慢的從黏綢狀變成水狀，原來的細胞纖維會聚在一起成為絲狀的懸浮物，當光線進入眼球，經過玻璃體，懸浮物的黑影落在視網膜上，好像有蚊子飛來飛去的感覺，這就是「飛蚊症」。

2.2.6懸韌帶／秦氏小帶（Zinn's membrane，睫狀小帶）

懸韌帶主要由秦氏小帶的纖維組成，秦氏小帶纖維附著於水晶體的表面被膜上，平常的張力使水晶體呈現較扁平狀。秦氏小帶（睫狀小帶）連接在睫狀體和水晶體之間，並起到支撐水晶體（以防止水晶體掉入眼球內）的作用。另外，與睫狀體之節肉（睫狀體

肌肉）相配合，可在遠處或近處改變水晶體的厚度（聚焦調節作用）。

　　看著遠處的物體時，睫狀體肌肉鬆弛，秦氏小帶被拉開以打開鏡頭。觀看近處的物體時，會擠壓睫狀體肌肉，放鬆秦氏小帶，使鏡片變圓且變厚，並增加屈光力。睫狀肌雖然和懸韌帶相連，但是並不是「一體成形」，而是由睫狀肌帶動懸韌帶動作。當看遠處或近處時，聚焦所需的時間稱為調整時間。

　　．調整緊張時間：在附近看東西所花費的時間（約1秒）。
　　．調整放鬆時間：看到遠處物體所需的時間（約0.6秒）。

2.2.7視神經乳頭

　　視神經穿透眼球壁的部分稱為視神經乳頭。視神經乳頭又稱視神經盤，簡稱視訊光碟（optic disc）、視乳頭、盲斑、眼盲部（parscaeca oculi）。位於眼睛的眼底，距黃斑稍稍內側（鼻側）約3 mm，直徑1.5 mm圓盤狀，是與視網膜上感光細胞連接的神經纖維聚集的地方。視網膜接收到的光資訊然後發送到大腦成為圖像。距視網膜中央窩約3 mm的視神經乳頭是沒有感光細胞不會感覺到光的部分，成為一個盲點被稱為「Marriott盲點」。視神經乳頭也是視網膜內血管的聚集點，從該處視網膜動脈和視網膜靜脈延伸到整個視網膜。

2.2.8視神經

　　視神經位在眼球底部，收集視網膜神經纖維，整個視網膜中大約有100萬條神經纖維，集合成視神經，視神經具有將視網膜產生光影與色彩變化的資訊傳輸到大腦的還原分析後，才能識別正在看的物體映像，也就是我們的視覺。

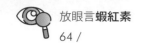
2.2.9舒萊姆[氏]管／Schlemm管／Schlemm canal

舒萊姆（氏）管是圍繞前房角一周的的環管狀房水排出通道，內壁僅有一層內皮細胞與小梁網相隔，外側壁有25～35條集液管，房水經此處流入鞏膜內靜脈（房水靜脈），最後流入睫狀前靜脈。

2.2.10前眼房‧後眼房

被角膜和水晶體包圍的部分，以虹膜為邊界，前面稱為前眼房，正常的前房深度為3.7 mm，後面稱為後眼房。兩者均內部充滿房水。房水可滋養眼球內前段部位的組織，同時攜帶組織新陳代謝所產生的廢棄物質，經由角膜及虹膜之間—前房角的精細管道排出眼球外。在正常情況下，這種液體的生產與排出維持著良好的平衡，若生產過多或排出緩慢，眼壓便會過高。房水由睫狀體分泌出來後，由後房經瞳孔流到前房。

2.2.11內眼角‧外眼角

眼的外部有上瞼和下瞼兩部分，其間為眼裂，上下眼瞼內側結合處為內眥，又稱內眼角；外側結合處為外眥，又稱外眼角。

2.3 眼附屬器官

位於眼球外側並保護眼球以維持其機能並移動眼球的部分稱為附屬器官。眼的附屬器包括眼眶、眼瞼、結膜、淚器和眼外肌。

2.3.1眼眶／眼窩

眼眶為四邊錐形的骨窩，其底邊向前尖朝後，由額骨、蝶骨、篩骨、齶骨、淚骨、上頜骨、顴骨等7塊骨構成之腔洞，眼球位於其中，具有保護眼球的功能。容納眼球的顱骨的凹入部分稱為眼窩骨，其內部稱為眼窩，深約5 cm，容積為25 mL～28 mL。內有

眼球、脂肪、肌肉、神經、血管、筋膜、淚腺等。眼窩為七塊骨頭除了下面的外眼肌外，眼窩骨和眼球之間的空間還充滿了眼窩脂肪，起著緩墊的作用，並保護眼球免受衝擊。眼窩內除了眼球及脂肪外，還有眼肌、神經、血管及淚腺。眼窩週邊有鼻竇，內含空氣與鼻腔有孔道相連。

2.3.2眼瞼（上眼瞼・下眼瞼）眼皮

　　眼瞼為位於眼眶前部，覆蓋於眼球表面的軟組織。分上、下兩部分，有保護眼球的作用。上、下眼瞼間的裂隙稱瞼裂。眼瞼俗稱眼皮、目胞，位於眼眶以內、眼球以外，是保護眼球的主要器官。眼瞼不僅覆蓋並保護眼球表面，而且還通過眨眼（眨眼）在眼球的整個表面上散佈眼淚，並在眼球表面上攜帶少量灰塵至眼內角的淚點並將其排出。眼瞼可以保護眼球免受外傷，並保護免受陽光的乾燥和寒冷的傷害。可保護眼球並通過眨眼淚水潤濕角膜表面。在眼瞼邊緣生長的眉毛對眼瞼底部的神經敏感，並在灰塵進入時閉上眼睛，防止異物進入眼睛。在上眼瞼的上部長出的眉毛可防止從臉部流出的汗水進入眼睛。

　　此外，眼瞼內有一個稱為瞼腺（Meibomian gland）的分泌腺，可提供油脂以防止眼淚從眼球表面蒸發。眼瞼邊緣有睫毛。眼瞼可以主動的打開及閉合（打開靠眼瞼提肌，閉合靠眼輪匝肌），使淚水分佈均勻，保持眼角膜之溼潤。眼瞼可阻擋光線，也可保護眼球不受異物或暴露之傷害。睫毛可以防止汗液或異物進入眼睛。

　　眼瞼的組織結構由外向內分為皮膚、皮下組織、肌肉、瞼板、瞼結膜五層。 眼瞼外表看來是皮膚，但與一般皮膚構造不同。眼瞼最外一層為皮膚，其內有眼輪肌、眼瞼板、結膜共有四層。眼瞼分為上眼瞼、下眼瞼。上下眼瞼交界處，外側稱為「外眥」；內側稱為「內眥」。東方人的內眥常有皮膚皺褶，稱為「內眥贅皮」，此皺褶若太多，則遮蓋鼻側之鞏膜，使人誤以為患有「內斜視」。

　　（a）皮膚：為全身皮膚最薄處，血管分布豐富，易形成皺

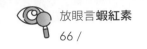
褶。

（b）**皮下組織**：爲疏鬆的結締組織和少量脂肪，有炎症和外傷時，易發生水腫和瘀血。

（c）**肌肉**：主要有兩種肌肉，一是眼輪匝肌，其肌纖維與瞼緣基本平行，專司閉眼，由面神經支配；一是提上瞼肌，起源於眶尖的總腱環，沿眶上壁向前至眶緣呈扇形伸展，一部分止於瞼板上緣，一部分穿過眼輪匝肌止於上瞼皮膚，具有提瞼作用，受動眼神經支配。

（d）**瞼板**：爲緻密的結締組織，質硬似軟骨，是眼瞼的支架。瞼板內外兩端各連一帶狀結締組織，即內、外眥韌帶。瞼板內有垂直排列的瞼板腺，開口於瞼緣，分泌脂質，構成淚膜的最表層，可穩定淚膜並阻止水分蒸發，且對眼表面起潤滑及防止淚液外溢的作用。

（e）**瞼結膜**：是緊貼在瞼板後面的粘膜組織，不能移動，透明而光滑，有清晰的微細血管分布。

在瞼緣內2 mm處，有一與瞼緣平行的淺溝，稱瞼板下溝，是異物最易存留的地方。

2.3.3結膜

結膜（conjunctiva）爲眼部的一部分，位於眼瞼內，並被覆於鞏膜（眼白）表層。結膜爲一層極薄又半透明的黏膜，覆蓋在眼瞼內層。結膜內的黏液腺體可分泌淚液，以濕潤的狀態來保護角膜。覆蓋在上、下眼瞼內和眼球（eyeball）前面的一層粘膜，是由複層柱狀上皮和並含有杯狀細胞（goblet cells），少量結締組織形成的透明薄膜。襯在眼瞼內面的爲瞼結膜（眼瞼側），貼在眼球前的爲球結膜（眼球側）。兩部分相互連續，在眼瞼閉合時，由結膜圍成的空隙稱爲「結膜囊」。有保護和便於眼球移動的作用。

球結膜與瞼結膜的轉折處稱穹窿結膜。結膜內含有豐富的血管和神經末梢，故受刺激或發炎時，容易「眼紅」。並有少量的粘

液腺，能分泌粘液，滑潤眼球，以減少瞼結膜與角膜的摩擦。爲了使眼球自由轉動，眼眶組織和眼球本體必須彼此緊密接觸。另一方面，如果有間隙，灰塵等異物將進入眼球的後部。連接眼球表面和眼瞼後部的結膜在預防結膜方面發揮了作用。結膜爲一層菲薄透明的粘膜，覆蓋於瞼板及鞏膜的表面。根據解剖部位可分爲瞼結膜、球結膜、穹窿結膜。這三部分結膜和角膜在眼球前面形成一個以瞼裂爲開口的囊狀間隙，稱結膜囊。

　　（a）瞼結膜：瞼結膜是復蓋於眼瞼內面的結膜，起於瞼緣，止於穹隆部結膜。瞼緣結膜起自瞼後緣，向後方延伸約3 mm達到一淺溝，稱爲瞼板下溝，瞼板下溝爲血管穿過瞼板分布於結膜的位置，另外此溝也是臨床上易存留異物的地點。

　　（b）球結膜：覆蓋在眼球前部鞏膜的表面，附著較爲疏鬆，可以移動，在角膜緣處移行爲角膜上皮，此處附著較緊。

　　（c）穹隆部結膜：是瞼結膜與球結膜相互移行的皺褶部分，組織疏鬆，有利於眼球自由轉動。

　　結膜含有杯狀細胞、副淚腺等分泌腺，能分泌粘蛋白與水樣液，以參與組成淚膜，維持眼表保護功能。

2.3.4淚器

　　淚器（lacrimal apparatus）可分淚液分泌系統（secretory apparatus）的淚腺及淚液排流系統（excretory apparatus）的淚道兩部分如圖2所示。

　　眼淚由淚腺及副淚腺分泌，眼淚的主要成分（醫學術語爲「眼淚

圖2 淚器之淚液分泌系統及淚液排流系統

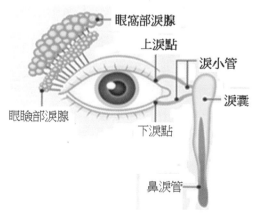

眼窩部淚腺
上淚點
淚小管
淚囊
眼瞼部淚腺
下淚點
鼻淚管

液」）由耳側上眼瞼（上眼瞼）內部的淚腺組成，在眼睛內角的上下兩個淚點處吸收，穿過淚道和淚囊，最後穿過鼻淚管，最後到達咽喉。淚液從淚點到鼻淚管的排泄途徑稱爲淚道。眼淚穩定的流動可使潤濕眼球表面，也具有殺菌及中和弱酸弱鹼之功能，洗去異物，爲角膜提供大量氧氣，並保持其透明性。淚水太多，固然會造成困擾，淚水太少也會引起乾眼症，造成眼角膜受損。

（1）淚腺

淚腺又稱淚泉，是淚器的一部分，淚腺位於眼眶外上方的淚腺窩內，有10～20條排泄管開口於外側上穹窿結膜部，有一個主淚腺和一個輔助淚腺，主要分泌液體層能分泌淚液，濕潤眼球。淚液中含有少量溶菌酶和免疫球蛋白A，故有殺菌作用。血液供應來自淚腺動脈。淚腺神經爲混合神經，由第V顱神經眼支、面神經中的副交感神經纖維和頸內動脈叢的交感神經纖維支配。 從結膜粘膜細胞分泌黏液層，眼瞼的瞼板腺（Meibomian gland）分泌脂肪層。

（2）淚液

淚液是眼淚從淚腺、副淚腺、結膜杯狀細胞等分泌出來，液排出部（淚道）包括上、下淚小點和淚小管、淚總管、淚囊及鼻淚管。淚淚液不僅滋潤眼球（角膜和結膜）表面，具有被稱爲溶菌酶（lysozyme）的酵素的殺菌作用，沖洗和清潔結膜囊，營養角膜，還在角膜表面形成液體膜，對角膜起到保護作用。淚液由三層組成由外到內分別是脂層、水層及黏液層。最外層是脂肪層是由眼瞼緣的麥氏腺所分泌而來，減少了水的蒸發。在該脂肪層之下是液體層，該液體層構成了大多數淚液。另外，在內部有一層粘液層與眼球接觸，以防止水與眼球直接接觸。淚道是多餘的淚液排出的地方。

淚液的分泌分兩個部分，基礎分泌和反射分泌。副淚腺和結膜杯狀細胞爲基礎分泌腺，分泌的淚液量很少，是正常情況下維持角膜、結膜濕潤的基本分泌，能減少眼瞼和眼球間摩擦。淚腺是反射

性分泌腺，在受到外界刺激（如角膜異物、化學物質刺激等）或感情激動時分泌大量增加，起到沖洗和稀釋刺激物的作用。在正常情況下，除了很少量的淚液通過蒸發消失外，大部分淚液依賴於眼輪匝肌的「淚液泵」作用，通過淚道排出。在眼瞼閉合時，淚小點暫時封閉，眼輪匝肌收縮，擠壓淚小管和淚囊，迫使淚囊中的淚液通過鼻淚管排入鼻腔。睜開眼瞼時，眼輪匝肌鬆弛，淚小管和淚囊因自身彈性擴張，腔內形成負壓，淚湖的淚液通過重新開放的淚小點被吸入淚小管和淚囊。

（3）淚道

淚道是多餘的淚液排出的地方。內眼角部「眼睛」上有一個稱爲淚點的孔，眨眼的抽動動作使淚液通過淚囊和鼻淚管到達鼻腔排出。淚道是排泄淚液的通道。由淚點、淚小管、淚囊、鼻淚管組成。

（a）淚點：是引流淚液的起點，位於上、下瞼緣內側端乳頭狀突起上，直徑約0.2 mm～0.3 mm。孔口與淚湖緊靠，利於淚液進入淚點。

（b）淚小管：是連接淚點與淚囊的小管，長約10 mm。開始約2 mm與瞼緣垂直、後與瞼緣平行，到達淚囊前，上、下淚小管多先匯合成淚總管然後進入淚囊。也有上、下淚小管各自分別進人淚囊者。

（c）淚囊：位於眶內壁前下方的淚囊窩內，是淚道最膨大的部分。淚囊大部分在內眥韌帶的下方，上端爲盲端，下端與鼻泪管相接，長約12 mm，寬約4 mm～7 mm。

（d）鼻淚管：位於骨部的鼻淚管內，上端與淚囊相接，下端開口於下鼻道。 正常情況下，依靠瞬目和淚小管的虹吸作用，淚液自淚點排泄至鼻腔。若某一部位發生阻塞，即可產生溢淚。

（4）睫毛

眉毛可防止灰塵撞擊角膜和結膜。

（5）眼外肌

眼球由稱爲眼外肌的六種肌肉（如上直肌，下直肌和外直肌）支撐如圖3所示，這些肌肉的運動由腦神經中的外旋神經、動眼神經及滑車神經之三個神經系統控制。可支配眼睛的六條眼外肌，三對相互拮抗的眼外肌中，外直肌與內直肌爲水平運動拮抗肌；上直肌與下直肌爲垂直運動拮抗肌；上斜肌與下斜肌爲旋轉運動拮抗肌。左右共12條眼外肌控制眼球的轉動，上下左右沿所需方向移動眼球的能力歸因於這些神經和肌肉的微妙平衡。

圖3 眼外肌

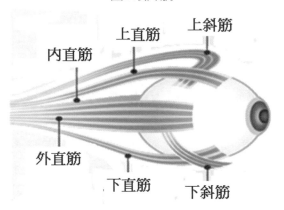

（6）眼肌

眼肌包括運動眼球和眼瞼的肌肉。有助於眼睛的動作，並附著在眼球的外部以移動眼球，使眼球可以向任意方向移動稱爲眼外肌。眼外肌是司眼球運動的肌肉。每眼眼外肌有6條，卽上直肌、下直肌、內直肌和外直肌之4條直肌和上斜肌與下斜肌之2條斜肌。每隻眼球由六條外眼肌分佈在眼球後兩側，而支撐固定在眼窩中，內直肌使眼球內轉；外直肌使眼球外轉；上直肌主要使眼球上轉，其次爲內轉、內旋；下直肌主要使眼球下轉，其次爲內轉、外旋；上斜肌主要使眼球內旋，其次爲下轉、外轉；下斜肌主要使眼球外旋，其次爲上轉、外轉，因此使眼睛能上、下、左、右地轉動。

內、上、下直肌及下斜肌均受動眼神經支配，外直肌受外旋神經支配；上斜肌受滑車神經支配。如瞳孔向上時，是由兩眼的上直

肌和下斜肌共同收縮完成的。肌肉拉伸和收縮以移動眼球，以便左右眼正確對準所看的方向，並且兩隻眼睛的眼睛對齊。所有直肌及上斜肌均起自眶尖的總腱環，下斜肌起自眶下壁前內緣，分別附著在眼球赤道部附近的鞏膜上。當某條肌肉收縮時，能使眼球向一定方向轉動。

運動神經支配：眼外肌的作用主要是使眼球靈活地向各方向轉動。但肌肉之間的活動是相互合作、相互協調的。

2.4 眼睛的運作機能

眼睛是人體所有的器官中最精緻、最細密的組織結構，其內部的構造就像是智慧型自動電腦具有自動化調節機能，可接受來自外界各方不同的資訊，並自然地反應做出相對的行為。眼球是球形的器官，正常眼球的前後徑長約23.5 mm，上下高約23 mm，左右寬約23.5 mm，把眼球縱切開左右兩半，從前面到後面可分為角膜、前房、虹膜、水晶體、懸韌帶、睫狀體、玻璃體、視網膜、脈絡膜、鞏膜和視神經等部分。

眼睛就像小型照相機，能接收物件表面反射的光線，創造出可看見的映像。在光線經由眼球的光學元件正確的聚焦後，到達視網膜（Retina）成像，可以把這個部分類比為相機裡的底片。視網膜是視覺感知相當重要的區域，在此，光線被轉為神經細胞可接受處理的神經電訊號，並傳往下階段做更進一步的處理。因此，人類的眼球結構，可以用過去膠捲照相機來做類比。由相機可以看到外部物體，可拍攝任何物體的照片。光通過稱為瞳孔的小孔進入眼睛之後，水晶體就擔任了凸透鏡的角色，經過凸透鏡的折射，讓光線正確聚焦成像於視網膜上。

眼睛還具有聚焦透鏡，可將來自不同距離的圖像聚焦在視網膜上。眼睛的虹膜負責控制瞳孔，控制進入眼睛的光量。光線明亮時虹膜就會縮小瞳孔。若光線不足時四周環境昏暗，虹膜就會放大或擴張瞳孔，讓最多的光線進入眼睛。堅硬的白色薄片，為鞏膜覆蓋

在眼睛的外部。該薄片的前面是透明的，以使光線進入眼睛角膜。睫狀體內的睫狀肌自動控制晶狀體的聚焦。脈絡膜形成眼睛的血管層，為眼睛的結構提供營養。視網膜上形成的圖像通過視神經傳遞到大腦。

　　人類視覺系統主要的視覺器官是眼睛。眼睛接收光，其構造與照相機非常類似。眼球與相機之相對部位作對照如圖4所示。包括控制進入光量、使光折射對焦及呈現外部影像等功能，如表1所示。如用過去膠捲照相機來比喻眼睛，眼睛的角膜和水晶體等於照相機的鏡頭，調整焦距，瞳孔等於光圈，調整光的強度，玻璃體和鞏膜等於機身，而視網膜等於底片，當底片經過處理後，沖洗出來的照片就是視力。好的照片需要好的照相機和底片，再加上精確的對焦，才能完成。同理，好的視力也需要好的眼睛和屈光正常。

圖4 眼球與相機之相對部位作對照

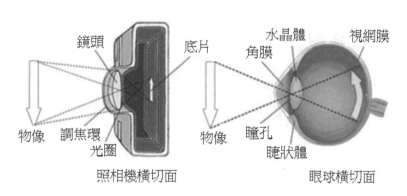

表1 眼睛機能與相機之相對部位作對照

眼睛構造	機能	相機構造
眼瞼	保護眼睛	鏡頭蓋
鞏膜	眼白，支撐眼珠	相機外殼
角膜	保護、滋潤眼珠	聚（定）焦透鏡
水晶體	對焦	全自動變焦透鏡
虹膜	收縮、擴張瞳孔	光圈的葉片

眼睛構造	機能	相機構造
瞳孔	控制進入光量	光圈
視網膜	呈像	膠捲底片
睫狀體	聚焦	調焦器
視神經	視訊傳輸	視訊傳輸線

2.5 眼睛的調節機能

　　眼睛是人類最重要的視覺器官，超過80%的資訊是通過眼睛擷取並即時處理。手機（smartphone）是現代生活不可少的。如有任何疑問，可快速搜索和查尋資訊，亦可以輕鬆欣賞視頻和音樂。因此許多人盯著大小螢幕的時間愈來愈長，眼睛須不斷用力調整焦距，睫狀肌長期過度使用，眼睛的焦點無法平穩調節，也讓眼睛更容易疲倦且不適增加，同時抱怨眼睛疲勞的人口越來越多。兒童現在也正在使用手機，因此不僅影響兒童眼睛甚至年輕人也有相同的症狀。

　　眼睛的構造如同精密的照相機，水晶體就像變焦鏡頭，靠著睫狀肌的收縮和放鬆來調節水晶體的厚度，才能看遠看近都清晰無礙。當近距離聚焦時，睫狀肌會變得緊張，水晶體會變厚。如長時間觀看手機，緊張的睫狀肌將不會恢復到原始狀態，很難集中注意力，這就是「Smartphone eye」。

　　眼睛的調節受自律神經的控制，如眼之疲勞發展成眼睛疲勞，則交感神經與副交感神經之間的平衡可能會喪失，從而導致身體狀況不佳。這與年老的眼睛因衰老而有所不同，事實上，手機的使用不只使眼睛睫狀肌產生過勞現象，更因為光線的過度照射，使得眼睛之角膜、水晶體及黃斑部都會造成傷害，導致提早老化病變，將其通稱為「低頭族眼症」，包含「電腦視覺症候群」的肌肉過勞，更包括過量光線所造成的傷害是不可輕忽的，為維持健康生活品質，其生活環境中保護眼睛健康是非常重要的。

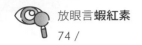

　　眼睛的結構與攝影機的結構非常相似，人類的眼睛天生看遠不看近。當遠處看時眼睛輕鬆，睫狀肌鬆弛並且水晶體懸韌帶牽連著水晶體赤道部位，使水晶體的厚度變扁平，水晶體的屈光（折射）能力變弱。相反的，當近處看時睫狀肌必須用力收縮，水晶體懸韌帶逐漸放鬆，保持緊張狀態好讓水晶體變凸其自身的彈性而厚度增加變成橢圓球形，而增加屈光度使其在焦點上，勉強把視線的焦點定在眼前稱為調節。水晶體的屈光（折射）能力變強變弱，遠處或近處的目標經過屈光（折射）投射到視網膜上，而產生視覺。要被觀察的物體需要正確地成像在視網膜表面上，以便清晰地捕獲圖像。為此，水晶體會增減鏡頭的屈光（折射）力以調節焦點（圖5）。

圖5 水晶體的遠近屈光調節

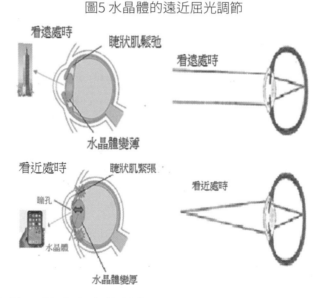

　　除此之外，眼睛本身的結構存在個體差異，並且當根本不應用調節時，由角膜與水晶體製成的透鏡組的焦距不一定與視網膜表面匹配。這稱為屈光異常，其焦距距離在視網膜平面上的位置是眼睛視力正常為正視，在視網膜平面之前的位置是眼睛近視，而在視網膜後面的位置是眼睛遠視（圖6）。

　　當睫狀肌處於靜止狀態時，來自無限遠的光線聚焦在具有視網膜表面上，使眼睛看見影像之眼是正視，會聚焦在視網膜前之眼是

近視，可能原因主要是眼軸過長，或是角膜的屈度過大。

　　聚焦在視網膜後之眼是遠視，可能原因主要是眼軸過短，或是角膜的屈度過小。在正常折射屈光矯正中，當未激活調節機能時，入射在眼睛上的平行光束將進行調節，使其聚焦在視網膜表面上。因此，嘗試查看VDT螢幕或書籍時，必須使用調節機能進行聚焦。

圖6 近視與遠視在視網膜上之聚焦位置

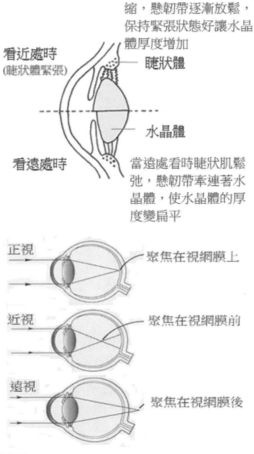

當近處看時睫狀肌收縮，懸韌帶逐漸放鬆，保持緊張狀態好讓水晶體厚度增加

看近處時
(睫狀體緊張)

睫狀體

水晶體

看遠處時

當遠處看時睫狀肌鬆弛，懸韌帶牽連著水晶體，使水晶體的厚度變扁平

正視　　　　　聚焦在視網膜上

近視　　　　　聚焦在視網膜前

遠視　　　　　聚焦在視網膜後

（a）屈光異常

　　眼球的光學系統有了缺陷，因此當光線進入眼球內，不能正確地聚焦在視網膜上而產生對近距離或遠距離的視覺不良，如同照相機的焦距不對而使照出來的相片模糊，因聚焦不準確所造成的視

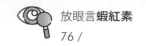
力問題稱為屈光異常，若眼的折光能力或眼球的形態異常，容易出現非正視眼（ametropia）或屈光不正（refractive error）等情況，如近視、遠視、散光眼和老花眼等。

（b）正視眼（emmetropia）

眼睛的角膜及水晶體為眼球的屈光系統，能將眼睛前的光線聚焦在視網上，使眼睛看見清楚的影像。正常眼在不作調節時時看清遠物，能使光線聚焦在視網膜上，而經過調節後，看清物體的距離不小於近點的距離時，也能在視網膜上清晰成像，此眼稱為正視眼。

（c）近視

眼睛在水晶體調節放鬆的條件下，只能將平行於視軸的遠處光線通過眼球屈光系統的折射，未能聚焦於視網膜上，而聚焦在視網膜前方，因此產生不清楚的影像，此時這樣的眼睛稱為近視。近視係指眼睛視覺成像角膜較突出或眼軸較長，使進入眼球的光線聚焦在視網膜的前面。近視眼的人在視近物時相對清楚，而目視遠處物體時就感到模糊而難辨認。尤其是身體在發育的兒童期或青春期，過度的近距離用眼，會造成眼軸的增長，產生近視。

（d）遠視

在水晶體調節放鬆的條件下，只能將平行於視軸的遠處光線通過眼球屈光系統的折射，未能聚焦於視網膜上，而聚焦在視網膜後方，因此產生不清楚的影像。遠視往往是因為眼睛的眼軸長度太短而產生的。輕度遠視的患者因為水晶體的調節功能，大多不會有癥狀，中度和重度的患者因為接近或超過眼的調節能力。

40歲左右的輕度患者因為退化導致眼球調節功能下降，會看不清近距離的事物，也就是俗稱的老花眼，若到了中度和重度的調節障礙，患者無論遠近都可能會出現不清晰的畫面。

（e）散光（亂視）

散光又稱為亂視（Astigmatism）是由於屈光系統不正常而導致的現象，形成的原因為角膜弧度不正所致。正常的角膜呈球

形，散光的角膜表面呈橢圓或橄欖球形，其水平和垂直的屈率半徑不同，進入眼睛的光線形成不只一個焦點。當物體的水平部分清楚時，其垂直的部分便模糊，所以影像無法完全聚焦在同一點上，反而散成不同的影像，所以看到的東西將變得很混亂，而稱爲亂視。

另外，眼皮的壓迫也會造成散光，年輕時眼皮較緊，散光軸通常都落在垂直方向，年老時，眼皮變鬆，軸度轉爲水平方向，另外水晶體的弧度與其位置也會造成散光。散光患者看東西時會無法清晰地看清景物。除了角膜外，水晶體的弧度不均勻，也是造成散光的另一原因。

（f）複視（Diplopia）

複視是把一個物體看成兩個的視功能障礙。當用兩眼同時視物時，雖然在視網膜上形成的物象，但由於兩眼球的位置不同，左右稍爲分開，看物體時的角度略有不同，因此物體投射到視網膜上的物象及其在視網膜上的位置也略有不同。複視大部分是一眼的滑車神經核、滑車神經或上斜肌病變，而導致一眼上斜肌麻痺。當兩眼肌肉收縮不協調且不平衡，卽導致視線不一致，所以雙眼所形成的影像不一，影像不能完全重疊，才有複視之感。

2.6 眼睛的聚焦機制

聚焦過程

當模糊的視覺形象→外側膝狀體→視區皮質→皮質→皮質腦幹束及中腦束→中腦正中核→動眼神經縮瞳核→副交感節前纖維→經動眼神經、睫狀神經節→睫狀神經→睫狀體（ciliary muscle）的環行肌收縮→懸韌帶（suspensory ligaments）放鬆→晶狀體變凸變厚。

此種調節方式可使水晶體的形狀變凸，以增加眼的屈光力來執行調節，進一步使物象清晰地在視網膜上聚焦。但是水晶體本身不能改變其形狀。睫狀肌附著在虹膜根部的背面，從而改變水晶體的形狀。睫狀肌不直接移動水晶體，而是通過連接睫狀肌與水晶體的懸韌

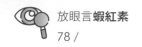
帶移動。由於睫狀肌是環形肌，當通過張力收縮時其直徑減小。

在睫狀肌內部伸展的細小懸韌帶鬆弛，位於懸韌帶內部的位置之水晶體減少呈圓板狀伸展的力，因此通過增加其自身的彈性膨脹來增加鏡片的屈光。從而調節實現了非常平緩的運動並實現安定的成像。

結語

人類擁有五種感官為眼睛、舌、鼻、耳、皮膚。眼睛是視力的視覺為人類最重要的感官，被視為是蘊含人類精髓的知覺系統，眼睛之所以能看到光、看見物體，有其一套繁複而精密的知覺運作過程。人類的中央凹每平方毫米有大約20萬個感光細胞，但金雕有良好視力的秘訣在於視網膜中有大量的感光細胞大約 150 萬個，大約是7.5 倍。除了這種視網膜敏感度之外，金雕還能能從高處發現地上移動的小動物並迅速捕捉，同時清楚地看到兩件東西。當人類將目光集中在一個點上時，就很難看到周圍的其他地方，但金雕即使向前飛行，亦能看地面上之小動物。

因為我們的感官印象有高達80%是來自視覺。視覺的形成是由外來光線或是影像刺激到感覺器官的特殊接受器，也就是經過眼角膜、瞳孔、水晶體、玻璃體等透明構造體到達視網膜組織。眼睛是如何運作的嗎？我們看到的影像是如何產生？我們身體的哪些部位參與了這視覺過程？人體的視覺是一套完整的系統，所牽涉的不只有眼睛而已。視覺功能好壞，會直接影響我們的生理運作，甚至會影響我們的思考與記憶。人們對眼睛的存在必須等到視力出現障礙或是有眼疾時，或因學習、工作、休閒與安全上的諸多不便與危險，才驚覺終沒有任何一個感官像眼睛這樣，能為我們提供這麼多有關我們周圍環境資訊，還有包括關於我們自己的資訊。閱讀本章節可認識自己眼睛構造及其功能，使其更瞭解在日常生活中如何保護眼睛。要有好視力或在視力正常時，才能對人、事、物等外界各種資訊經視覺而獲得更美好的資訊。

3章　眼睛疲勞

　　根據2018年中華民國專科醫學會調查，國人每日平均使用3C時間從2017年的7.8小時提升到 9.4小時。 除了長時間仰賴手機、電腦，更有許多人習慣在夜間關燈後仍繼續滑手機。由於現在科技水平的不斷發展，生活方式與眼睛疲勞密切相關，電子產品手機和電腦等是現代人必不可少的工具。因此有些人不僅在工作中長時間使用，又持續「手機不離手」的情況下使用時間越長，不僅會造成眼睛過度使用，也會因為凝視螢幕畫面而使眨眼次數減少，讓眼睛呈現乾燥的狀態，眼疲勞的可能性就越大。

　　被稱為科技壓力眼病變（Techno-stress ophthalmopathy，高新技術緊張症）或VDT（Visual Display Terminal）症候群。工作在電腦的LCD螢幕前面，每天過度的用眼睛，就會導致出現眼睛疲勞的情況發生。但是很多人為了完成工作進度，就算是眼睛酸澀也不休息，時間長了就會使眼睛出現問題。睫狀肌過度使用，使眼睛聚焦的肌肉也會引起眼疲勞。當症狀嚴重時可能伴隨有眼睛以外的其他症狀例如頭痛、脖子和肩膀僵硬、疼痛、眼瞼發麻，也稱為眼睛疲勞。

3.1 導致眼睛疲勞的原因與症狀

　　眼睛疲勞的原因有許多方面，例如近視物時，內聚肌過度緊張引起的疲勞，又有調焦近視時，水晶體的環狀肌肉痙攣造成的疲勞。用眼過度會導致眼睛發炎發乾或者是一些眼部疾病。如果長時間不注意就會引起屈光不正、角膜炎、白內障等眼部疾病，而且會造成看東西模糊，流眼淚等。一般肌肉過度工作後，代謝物積存於肌肉中來不及清理，就會引起痠痛感，這跟用腳爬樓梯引起的痠痛是一樣的原理。這些症狀可能是眼睛疲勞以外的原因引起的。自檢以下症狀：眼睛內部疼痛、眼睛內部熱、眼睛模糊、感到眼睛疲

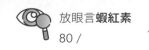
勞、眼瞼抽筋、眼睛乾澀、經常流淚、頭疼、肩膀嚴重僵硬、感覺
噁心、覺得眼中有異物、重眼皮、看著電腦屏幕時感到困倦、眼睛
變紅。

3.1.1眼睛過度負荷

　　如果長時間注視著手機和電腦的螢幕畫面，或者手頭做了細緻
的作業，那麼調節眼睛焦點的睫狀肌就會筋疲力盡，進而引起眼睛
疲勞。當過度的用眼睛就會出現疲勞的情況，眼睛四周肌肉的緊張
度就會降低，這個時候頸部和肩部的神經也會受到影響，腰椎和頸
椎也會出問題，就會導致相應部位出現疼痛的感覺。如平時自己不
注意，用眼過度就會造成我們的視覺疲勞，眼睛就會感覺酸酸澀澀
的、也會感覺眼睛疼，還總是流眼淚。如不加以注意和改正，就會
出現嚴重的視力下降的情況。

3.1.2自律神經失衡

　　在生理上，自律神經是由交感神經分系及副交感神經分系所組
成，大部分的器官同時接受交感神經及副交感神經支配，且兩者的
作用是互相拮抗，其中一為促進性，另一則為抑制性。眼的聚焦是
由睫狀肌完成，而睫狀肌是由自主神經控制。交感神經和副交感神
經之間的良好切換可以使眼睛正確聚焦。交感神經（在活動過程中
占主導）和副交感神經（在放鬆時占主導），並充當開關機體的開
關。

　　往遠處看時，交感神經占主導，而近處看時，副交感神經占主
導和集中。交感神經在活躍時占主導地位，並會勞累眼睛和身體。
反之，近距離看手機時，副交感神經會導致睫狀肌收縮並聚焦，使
眼睛和身體放鬆的副交感神經占主導。但在工作時，交感神經占主
導地位是正常的，但在辦公桌電腦作業時，副交感神經則占據主導
地位，因為正在看螢幕。自律神經的這種長期失衡會導致眼睛疲
勞。

　　日本眼科名醫本部千博，就認爲其實自律神經對眼睛的影響非常大。在壓力過大、緊繃、用眼過度的時候，交感神經就會過度興奮，讓血管收縮、眼睛周圍肌肉緊張，眼睛自然就會覺得疲勞。也因爲眼睛長期疲勞，加上眼睛睫狀肌過度緊繃，就會產生乾眼症、青光眼，甚至是飛蚊症。

　　自律神經紊亂導致血流惡化，在正常狀況下，眼睛自然有「清除疲勞」的機制，但需要靠大量、豐富的血液，帶來充沛的養分跟氧氣，才有辦法把廢物帶走、送來眼睛所需的營養。當由於壓力或睡眠不足而導致自律神經受到干擾時，眼睛的肌肉可能會變得緊張，流淚的數量可能會減少。結果，眼睛中的血液流動變差，並且眼睛容易變乾，引起眼睛疲勞。所以當發現眼睛變得容易疲勞，其實很可能就是血液循環不良造成的結果，而之所以會血液循環不良，很可能又是自律神經失調造成的問題。很多用眼過度情況是因爲長期玩手機或者是坐在電腦前工作，這樣會導致供血不足，出現視力就會下降，甚至是面色發黃，頭暈眼花狀況的發生。

　　（1）乾眼症

　　眼睛過度使用或長時間呆在乾燥的房間中，會導致滋潤眼睛表面的眼淚蒸發，減少分泌物並乾燥角膜。其結果，提供給角膜的氧氣和營養不足，引起諸如眼睛疲勞和瘙癢，塊狀異物感和充血等問題。單擊此處以獲取與該疾病／症狀有關的資訊。此外，一般正常眼睛的表面有淚液包覆，呈現平滑狀態，當淚液分泌不足，表面則分布不均。此時在焦距調節正常下也會感到視力模糊。

　　當大腦設法調節肌肉以進行對焦，就可能導致調節功能的運作超過正常的負荷量，進而產生眼睛疲勞的情形。另外，一項引起疲澀的原因則是眼睛工作時眨眼次數減少，淚水分布不平均，工作時交感神經興奮，壓抑到交感神經功能，致使淚水分泌功能低下，這兩項均會造成眼睛表面的淚膜過薄，甚至是提早破裂。淚液的作用對於眼睛功能的正常運作非常重要，淚液減少時，眼睛將呈現乾燥的狀態，可能會造成眼睛不必要的負擔，引起眼睛疲勞。

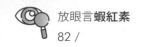
（2）老花眼

如果嘗試將眼睛從近到遠移動時開始看到模糊，則可能是老花眼。老花眼是從40歲左右開始的眼睛衰老，並且聚焦能力減弱，如果長時間閱讀小寫字母，眼睛很容易疲勞。

（3）白內障

用作透鏡的晶狀體由於老化而變得渾濁。當水晶體變渾濁時，無法恢復。隨著其發展，卽使戴著老花鏡也難以閱讀精細的字符，並且出現諸如模糊，模糊和朦朧的視力，模糊的三重外觀和令人眼花繚亂之光的症狀。

（4）青光眼

青光眼是由眼內壓升高和眼神經損傷引起的，但是最近，沒有異常眼內壓的正常血壓青光眼正在增加。可能出現症狀，如疲倦的眼睛，嚴重的眼痛，頭痛和噁心，以及視力異常，例如視力不足或周圍彩虹的出現。但是，在許多情況下沒有主觀症狀。

（5）眼鏡和隱形眼鏡不適合

如果戴不適合自己的眼鏡或隱形眼鏡，則睫狀肌會試圖聚焦，並且容易使眼睛疲勞。

3.2 眼睛疲勞的機轉

在觀看東西時，眼睛會自動調節水晶體以進行對焦，原理和相機的鏡頭相同。調節水晶體的是稱為睫狀肌的肌肉，能夠讓水晶體的形狀與厚度改變。長時間觀看近物如進行電腦作業時，睫狀肌會一直呈現在收縮的緊張狀態，因而造成肌肉疲乏。

焦距的調節機制

（1）看遠處時

交感神經活躍，睫狀肌呈現鬆弛狀態，讓水晶體變薄來調節焦距（圖1）。

圖1 水晶體變薄來調節焦距

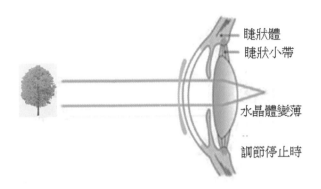

睫狀體
睫狀小帶
水晶體變薄
調節停止時

（2）看近處時

　　副交感神經活躍，睫狀肌呈現收縮的緊張狀態，使水晶體膨脹來調節焦距。持續觀看電腦等近處的物體時，睫狀肌的緊張狀態將會持續，進而對眼部肌肉造成負擔（圖2）。

圖2 水晶體膨脹來調節焦距

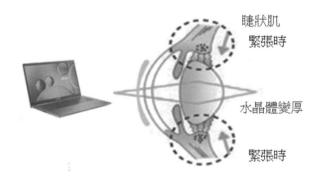

睫狀肌
緊張時
水晶體變厚
緊張時

（3）看眼前時

　　當眼前注視時，諸如看手機時聚焦的睫狀肌變得更加緊張（圖3）。

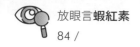
圖3 聚焦的睫狀肌變得更加緊張

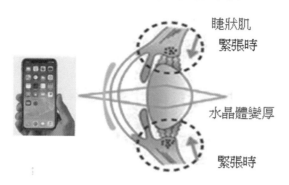

睫狀肌
緊張時

水晶體變厚

緊張時

　　當看東西時，眼睛水晶體的厚度會改變以調整焦點。水晶體周圍的稱爲睫狀肌的肌肉會改變水晶體的厚度。望向遠方時，睫狀肌會放鬆。相反，當注視附近的物體（例如電腦）時，睫狀肌會變得緊張。同樣，當您看的距離比電腦更近的地方（例如手機）時，睫狀肌會變得更加緊張。在日常生活中，睫狀肌不太可能鬆弛，並且經常保持緊張狀態，這給睫狀肌增加了沉重負擔，並導致眼睛疲勞。此外，進行長時間作業而缺乏休息或睡眠不足等，也會使眼部組織經常處於營養或氧氣不足的狀態，引起細胞代謝能力降低，使疲勞更難以恢復。

3.3 數位眼疲勞

　　數位眼疲勞（Digital Eye Strain）的原因——藍光對於眼睛的危害，隨著現代生活型態的改變及3C產品盛行，加上由於遠程辦公的促進，造成長時間在電腦前工作及使用3C產品，讓眼睛承受藍光的傷害比以前更多，遭受「數位眼疲勞」的人數正在增加。通過數位設備之平板或手機的螢幕所發出的藍光比例更高達95%。例如電子設備中最常用的LED類型是白光LED，實際上在藍色波長範圍（400 nm～490 nm）內具有峰值發射。主要與長時間使用電腦（或是其他電子顯示設備，如手機或是平板電腦）增加眼睛疲勞感及降低影像的對比度。藍光的特性是非常容易散射，是導致眼

睛疲勞及視物時影像模糊的主因。約75%上班族每日使用3C產品時間超過7小時，其中近一半的人更超過10小時，高達88%的人在睡前1小時內還離不開手機。

　　對照睫狀肌檢測也顯示，僅有3%的人睫狀肌調節能力良好，其他民眾則都有睫狀肌調節緊張、過度使用等狀況，包括30%的人呈現調節麻痺，19%的人呈現眼睛疲勞，18%的人有電腦視覺綜合症。詢問眼睛不適的症狀，則有52%的人眼睛會出現異物感或血絲，63%的人眼睛會感到痠麻脹痛，70%的人眼睛會乾澀不舒服。此外，眼睛的角膜和水晶體無法阻擋或反射藍光，隨著電腦科技日新月異，長時間掛網的人愈來愈多，根據正式的台灣網路資訊中心統計指出，全台灣至少超過600萬人每日上網超過4小時，隨著臺灣12歲以上民眾的網路使用率突破80%。

　　2017年一次美國兒科醫學會議中，加拿大多倫多兒童醫院發表一份研究報告，從2011年至2015年追蹤近900位嬰幼兒從6個月到2歲的語言發展，因這是3C產品快速發展後，第一份提出3C產品是否影響嬰幼兒發展的研究報告。其結果發現，儘管媒體產品的功能宣傳再多再好，但對於學齡前的幼兒，弊仍然大於利。比較2011年和2017年的統計數據（英國／美國），到3歲時有68%的兒童使用電腦，其中54%使用互聯網（Internet）。

　　成人使用數位設備的時間為4小時45分鐘，而30歲～49歲的成年人使用數位設備的時間為5小時或更長時間。美國將近70%的成年人報告有數位眼疲勞症狀。尤其是在20多歲時，有73%的人抱怨症狀。造成數位眼疲勞的許多原因是數位設備的長期使用（美國30%的成年人每天使用數位設備的時間超過9小時），但是螢幕類型和相關設備也存在問題。長時間使用數位設備可能會導致數位眼疲勞。

　　數位眼疲勞是在數位設備上觀看2小時以上時出現的眼睛不適感和視力下降。數位眼疲勞會導致眼睛疲勞和眼乾等症狀。例如螢幕反射、眩光和螢幕亮度變化會抑制閃爍，並最終導致淚液不穩定

和眼睛乾澀。長時間使用電腦和其他數位設備是造成眼睛疲勞的最常見原因之一。美國驗光協會稱這種電腦視覺症候群或數位眼疲勞。每天連續2小時或更長時間看螢幕的人患此病的風險最大。美國的視光醫學調查也指出，電腦視覺症候群已成為全美職業病排行榜首。

　　根據視覺委員會（The Vision Council）的最新調查，對超過10,000名成年人進行的調查發現，使用電腦、手機和其他數位設備時，有65%的美國人會出現數位化眼疲勞症狀，例如眼睛乾澀、發炎、視力模糊、眼睛疲勞和頭痛。美國視光學協會估計，有50%～90%的電腦用戶患有「數位眼疲勞」（也稱為電腦視覺徵候群）症狀。視覺委員會報告說，已有超過2億美國人報告了這些症狀。占整個國家的50%以上，且每代人都在大幅增加，因為年輕一代使用螢幕的比例更高。視覺委員會報告說，有57%的嬰兒潮一代報告了數位眼疲勞的症狀。令人震驚的是，千禧年之1980年代至1990年代中期出生世代的這一數字高達70%，每代人增加了7%。1990年代後期到2000年後出生的93%的青少年擁有電腦或可以使用電腦。

　　根據英國的最新研究，英國人平均每天花費約9個小時觀看螢幕。這是一生中一直觀看螢幕約30年的計算。另一方面，近年來，數位眼睛疲勞已遍及世界各地，定期使用數位設備的成年人中，將近70%的成年人出現了數位眼疲勞的症狀，在美國每天使用腦超過3小時的7,000萬工人中，有90%受到影響。數位眼疲勞不僅影響成年人。根據Kaiser家庭基金會的一項研究，兒童和青少年（8至18歲）每天花費7個小時以上來消費電子商品。在10歲之前，兒童的眼睛尚未完全發育。水晶體和角膜仍基本上是透明的並且過度暴露於藍光，由於越來越多地使用數字設備，兒童也有眼睛疲勞的風險。如今，孩子們可以使用的數位工具比以往任何時候都多——平板電腦、手機、電子閱讀器，視頻遊戲只是其中的一部分。

　　數位眼疲勞是一種新興的公共衛生問題，數位眼疲勞是一種具有嚴重症狀的醫學問題，會影響學習和工作效率。是一種與使用數位設備有關的視覺障礙和／或眼部不適的特徵，造成數位眼疲勞的原因有很多，其原因是對眼環境的一系列壓力導致的。簡而言之，數位眼疲勞（Digital Eye Strain，簡稱DES）、電腦視覺徵候群（Computer Vision Syndrome，簡稱CVS）、VDT綜合症、視覺疲勞（VF）、IT眼病（癌症）等病徵主要是由於長時間使用電腦（或是其他電子顯示器，如手機、平板電腦、筆記型電腦或VDT視覺顯示器）有關。

　　根據國外調查主要是電腦螢幕的無數個小光點須不斷的閃爍、重組影像，雖然肉眼無法察覺其細微變化，由於短波高能藍光比其他可見光更容易散射，因此不容易聚焦。當查看電腦螢幕（computer screen）和其他發射大量藍光的數位裝置（digital devices）時，這種未聚焦的視覺「噪聲」會降低對比度，當看著電腦螢幕時，往往比平常少閃爍一次。眨眼是人類恢復眼睛的一種自然行為，但是當眨眼次數減少時，會導致眼睛乾澀，眼睛疲勞，眼睛發癢和發炎，從而引起不適，有時會起作用。但長時間必定造成視覺上的疲勞。因此凝視數位設備時間過長而引起的症狀，造成身體和心靈的疾病。

3.4 眼睛疲勞與過勞

　　眼球有內在和外在兩組肌肉，內在的肌肉是虹彩和睫狀肌，可調節瞳孔的大小和水晶體的焦距。外在的肌肉有六條（上直肌、下直肌、外直肌、內直肌、上斜肌、下斜肌），可以控制眼球的轉動。其控制眼球活動的六條肌肉與調節水晶體的睫狀體肌如果持續緊繃，就會造成眼睛過度疲勞。人類每分鐘眨眼約15次，但是當盯著螢幕或進行其他近距離工作（例如閱讀）時，此「眨眼速度「可以減少一半眼睛長時間對焦在固定距離的焦點上，會使得眼睛肌肉的調節能力變差，進而造成眼睛疲勞。中老年人開始有老花眼

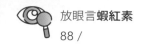

時，眼睛為了對焦而過度使用，也會造成眼睛疲勞。

　　睫狀肌僵硬無法發揮功能，就是眼睛過勞的最大成因。實際上，以前的研究表明，凝視電腦螢幕可減少眨眼次數，阻礙正常的淚液產生並增加角膜暴露量。視覺疲勞症狀在現今社會成為一個廣泛而常見的議題，視覺疲勞對於雙眼視覺機能的調節系統之影響。因此，眼睛疲勞和其他電腦視覺徵候群（CVS）症狀並非僅在成年人中發生。每天，無論是在家還是在學校，成千上萬的兒童都在電腦螢幕上注視。長時間使用電腦會給孩子的眼睛造成壓力，並可能影響正常的視力發育。因此對於日常生活中的用眼行為及可能造成視覺疲勞的風險因子要更加注意，同時也進行舒緩眼睛疲勞的活動與視力訓練，可以有效的降低視覺疲勞的症狀減少對眼睛的損害。

　　因此現在生活型態的改變，所以視覺疲勞是非常普遍的現象，520位電腦工作者的症狀（紐約）包括看著電腦時看起來很模糊、望遠時看起來模糊、將視線從近到遠、從遠到近移動時很難聚焦、乾眼症、眼睛疲勞、頭痛、事物令人眼花繚亂、眼睛不適等。在日本手機和PC等數位設備的使用時間比歐美要長得多，因此多達90%的數位設備遇到數位眼睛疲勞的症狀。眼睛疲勞變得嚴重之後會產生連鎖反應，將疼痛擴展到周圍的肌肉，如：眼輪匝肌、顳肌、斜方肌。這些部位包括眼睛內部與鼻子接合處的疼痛、肩頸疼痛、頭痛等症狀，也由於眼睛除了睡覺時間之外都在使用，因此更容易轉變成慢性疼痛。眼睛過勞的可能原因為長期使用智慧型手機、長期使用電腦、眼鏡度數不合、視力不好卻不配戴眼鏡、老花眼無配戴眼鏡、左右眼視力相差太多等。

　　為何長時間使用電腦較紙本印刷更會增加眼睛負荷？仔細觀察電腦或手機螢幕上的字體，就會發現它是由小螢光點組成，明亮對比度較差，字體偏小。為此，眼睛必須運用更多的力量不斷地調整焦距，才能看得清楚。如此長時間下來，負責調整焦距的睫狀肌必定過度疲勞。再加上使用電腦或手機皆是近距離的用眼活動，眼球除了上述需動用睫狀肌來調節焦距外，還必須動用眼外肌讓雙眼向

內轉，以維持單一影像，時間一久，肌肉會疲勞甚至痙攣，對焦的效率勢必降低，模糊雙影的問題於是出現。

3.5 數位眼疲勞症候群
(digital eye strain syndrome)

電腦眼睛疲勞和電腦視覺綜合症是由於人的眼睛和大腦對電腦螢幕上的字符的反應與對印刷字符的反應不同。目光集中在具有濃密黑色字符且邊緣清晰的印刷材料上，幾乎沒有問題。但是電腦螢幕上的字符的對比度和清晰度不同。電腦螢幕上的文字和圖像是由微小的光點（像素）組合而成的，這些光點在中心處最亮，而在邊緣處強度減弱。這使的眼睛更加難以專注。

眼睛的構造如同一具精密的攝影機，在調整焦距時主要就是靠眼球內部的睫狀肌收縮或放鬆的程度來調節水晶體的厚度，使可以看遠看近都清楚。而長時間注視電腦螢幕或書本時需要睫狀肌持續收縮，之所以會出現數位眼疲勞，是因為當凝視設備時眨眼更少。過度使用時便會有疲勞的症狀出現。然而疲勞的眼睛只要好好休息就能復原，但如果眼睛無法從疲倦中恢復，就會演變成眼睛過勞。

雖然使用設備不會永久性傷害眼睛，但長時間凝視會導致暫時的不適感。電腦螢幕產生之藍光和眩光可導致最常見的多種眼睛疲勞症狀包括在視覺方面出現視力模糊、不易對焦、難以轉換焦距、產生疊影、雙影·複視、刺眼、畏光流淚、眼睛不適、眼睛乾澀、眼睛灼熱感或發癢、眼睛發炎、眼睛疼痛、眼睛抽搐、眼框周圍脹痛、閃爍的感覺及顏色辨識力變差。除此之外，也會合併頭痛、頭頸背部僵硬痠痛、手臂肩膀背部緊張疼痛，甚至會想吐，患者常懷疑自己眼壓高或是有青光眼等精神疲勞及煩躁等問題出現。

使用電腦比閱讀印刷品更使眼睛疲勞，因為人們傾向於使用電腦時眨眼更少（眨眼是滋潤眼睛的關鍵）、以小於理想的距離或角度觀看數字屏幕、使用有眩光或反射的設備、使用紙本和背景之間對比度差的設備。在某些情況下，潛在的眼睛問題，例如眼肌失衡

或視力不正確，可能會導致或加重電腦的眼睛疲勞。其他可能使病情惡化的因素包括螢幕上刺眼、姿勢不良、設置電腦工作站、循環空氣，例如空調或附近的風扇等。眼睛疲勞不會造成嚴重或長期的後果，但會加重病情並令人不愉快。會感到疲勞，並降低專心的能力。

螢幕、距離影響大——若將電腦及手機做比較，認為電腦的螢幕占據肉眼的視野較廣，而當談到近視的時候，螢幕的大小就扮演關鍵的角色，例如手機螢幕的尺寸較小，對於視力的影響就越大。舉例，一般人普遍認為書本沒有藍光不會傷眼，但實際上，若在距離20公分的情況下讀一整天的書，對近視的「加速損害」相當嚴重，甚至還超越使用一整天的電腦。

藍光非疲勞主因——美國眼科醫師工會發言人庫拉那說，人類長期擔心3C產品的螢幕會產生藍光損害視力，但其實自然太陽光也會，而真正讓眼睛疲勞的並非藍光，而是因長期注視螢幕沒休息，所造成的體力消耗。庫拉那同時表示，事實上不只有數位螢幕會使眼睛疲勞，讀書或寫字等需要專心一致的功課都會產生疲累。

調整照明和液晶的亮度——已經顯示出昏暗的燈光和持續的LCD螢幕亮度會導致數位眼疲勞。在海外報導中，建議將螢幕顏色更改為穩定的灰色等，並將螢幕顏色調整為更深。在電腦設置中將螢幕亮度設置為中等也很有效。關閉電腦螢幕周圍的燈也很有效，因為明亮的燈光會與電腦螢幕競爭，並導致眼睛疲勞。

注意眼睛和數位設備之間的距離——傾向於使數字設備比諸如書和報紙的模擬設備更接近眼睛。但是，如果螢幕離眼睛太近，則可能導致眼睛疲勞。如果您發現將移動設備移開視線時很難看清，請嘗試設置字體大小以增加字體大小。對於螢幕，Apple建議眼睛與螢幕的距離至少為45 cm～60 cm。

20-20-20規則——使用數字設備時，有一種簡單的方法可以記住何時以及如何保養眼睛。

（1）連續注視螢幕最多20分鐘：將連續注視電腦螢幕的時間

限制爲20分鐘，可以控制眼睛疲勞。

（2）前看20英尺（約6 m）：當您將視線從螢幕上移開並休息時，請站起來觀察前方6 m或以上的物體。

（3）休息20秒以上：休息時，將眼睛遠離電腦螢幕20秒以上。

如何預防小兒數字眼疲勞——當兒童使用數字設備時，如果他們揉眼睛，將手放在肩膀或臀部上，斜眼看或難以集中註意力，則應當心。其預防對策爲每天2小時內使用數字設備。

結語

閱讀本章節可瞭解眼睛疲勞原因與症狀，由於現在每個人有手機或者是電腦。因此「手機不離手」的情況，而且上班族，整天緊盯電腦螢幕利用電腦作業，電腦螢幕產生之藍光和眩光可導致最常見的多種眼睛疲勞症狀包括在視覺方面出現視力模糊、不易對焦、難以轉換焦距、產生疊影、雙影、複視、刺眼、畏光流淚、眼睛不適、眼睛乾澀、眼睛灼熱感或發癢、眼睛發炎、眼睛疼痛、眼睛抽搐、眼框周圍脹痛、閃爍的感覺及顏色辨識力變差。

除此之外，也會合併頭痛、頭頸背部僵硬痠痛、手臂肩膀背部緊張疼痛。患者常懷疑自己眼壓高或是有靑光眼等精神疲勞及煩躁等問題出現。如果長時間不注意就會引起屈光不正、角膜炎、白內障等眼部疾病。平時要自己注意，用眼避免過度而造成視覺疲勞，出現嚴重的視力下降。因此，在日常生活中定時抽時間稍微閉眼休息，將手機、電腦等3C產品螢幕亮度調弱一點，降低眼睛負擔。讓眼睛望遠1-2分鐘時間，幫助眼睛肌肉放鬆調節焦距，多眨眨眼睛等有助於緩解眼疲勞。

4章　眼疲勞的定量測定

　　當人們注視物體一定距離時的折射值會有節奏地搖擺。這稱為調節微動。調節微動分為0.6Hz以下的低頻成分和1.0～2.3 Hz的相對快的高頻成分（HFC）。HFC由睫狀肌震動引起，當睫狀肌超負荷時會增加。即使在一定的調節負荷下，健康的睫狀肌中的HFC仍不會增加，但是即使在輕度的負荷下，疲勞的睫狀肌中的HFC也會增加。在玩電子遊戲·視頻遊戲後，HFC值會上升，在休息時會下降。在HFC值升高的眼睛中，HFC值也隨著攝取蝦紅素之健康食品而降低，據說可以有效防止眼睛疲勞。

4.1 眼屈光與調節

　　人眼通過改變水晶體的屈光力使近處物體聚焦於視網膜上的能力稱為調節。眼睛的屈光力由角膜屈光力、水晶體屈光力和眼軸長決定。這些被稱為眼屈光的三個要素。在調節靜止狀態下，當平行光束進入眼球時，會聚在視網膜表面的眼睛為**正視**，會聚在視網膜表面之前的眼睛是**近視**，會聚在視網膜表面之後的眼睛是**遠視**，會聚位置根據經線方向而不同的眼睛是**散光**。誘發個體發生調節的物體或視標稱為調節刺激，一般指放置在眼前某近距離的注視視標，以該視標至眼鏡平面的距離（m）的倒數來表達調節刺激的量。調節反應為個體應對某調節刺激所產生的實際調節量。

　　屈光與調節如圖1所示，調節靜止狀態時的焦點位置稱為**遠點**。由於眼睛是生命體，會受到生理緊張的影響，不會變成遠點屈光值。可以他覺的聚焦的最遠距離是**他覺遠點**，自覺的聚焦的最遠距離是**自覺遠點**。可以用驗光儀聚焦的最近距離是**他覺近點**，而自覺的聚焦的最近距離是**自覺近點**。屈光狀態在無法獲得注視目標或人無處凝視的暗視野中顯示出比遠地點屈光值更接近近視約1D的值。這種屈光狀態稱為調節靜止位置。調節以自主神經為主，遠離

調節靜位的調節稱爲「負調節」，受交感神經控制。靠近調節靜位的調節爲「正調節」，由副交感神經控制。

圖1 屈光與調節[127]

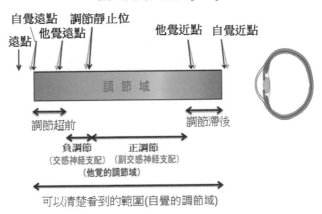

完全調節性麻痺下的屈光值是遠點。最遠的焦點是**自覺遠點**，最近的距離是**自覺近點**。紅外驗光儀等能他覺的檢測到的最低屈光值是**他覺遠點屈光值**，靠近呈現的視標可以檢測到的最高屈光值是**他覺近點屈光值**。在黑暗的視野中，處於一個可調節的靜止位置。他覺屈光值與自覺屈光值之間的遠距離偏差稱爲調節超前，調節偏差稱爲調節滯後（調節延遲）。自覺近點和自覺遠點之間的區域是可以在焦點上看到的自覺的調節範圍。

以調節反應大於調節刺激或低於調節刺激來說明個體對同一調節刺激所做出的反應的準確性，並以「調節超前」和「調節滯後」來表達。調節反應低於調節刺激就稱調節滯後；調節反應高於調節刺激就稱調節超前。一般人在視近時通常都能觀測到在景深範圍之內（大約±0.5D）的調節滯後。在遠處，被過度調整併在視網膜前形成圖像（近視性散焦，defocus）。人眼的調節存在偏差，由於調節靜止位置附近缺乏調節（遠視性散焦），在視網膜後面形成圖像。調節滯後意味著當你試圖看很短的距離時調節反應變慢，焦點逐漸轉移到視網膜的後部。通常，眼睛的焦距不會讓您意識到由調節滯後引起的模糊。認爲如果有這樣的偏差，可能無法正常看東

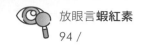
西，但實際上，調節滯後和調節超前在眼睛的焦深（正負0.5D）範圍內，所以沒有意識到它是「模糊的」。觀看距離越短，延遲越大。此外，近視的人比正視的人有更大的滯後。

4.2 眼調節微動作

當注視特定距離時，感覺好像焦點位置是固定的，但是當隨時間測量焦點位置時，會不斷地晃動（圖2），這稱爲調整微動作。

圖2 調節微動作[125]

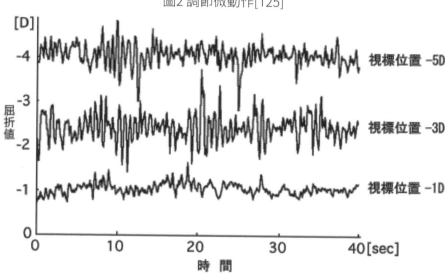

根據該特性，將微調節微動作的搖動特徵分爲小於0.6 Hz的緩慢低頻率成分與1.0～2.3 Hz的比較快的高頻率成分（圖3）。即使在一定距離下注視，眼睛的屈光值也會波動。下段是1m，中段是33 cm，上段是20 cm的目標注視時顯示之調節微動波型。

圖3中的每個波型被傅立葉變換，並且其頻譜以對數顯示。通過對1.0～2.3 Hz頻率範圍進行積分而得的值是HFC值。低頻率成分是由於焦點調節本身的運動引起的，而高頻率成分（HFC）是由睫狀肌的震動引起的。當睫狀肌負荷時，HFC值增加。在疲勞的睫狀肌中即使負荷很小，HFC值也會增加。該特徵顯示量化睫狀肌疲勞程度的可能性。

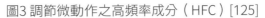

圖3 調節微動作之高頻率成分（HFC）[125]

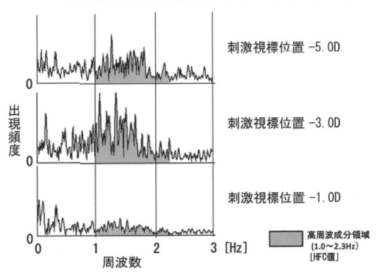

4.3 調節機能解析裝置

　　以前的調節測量有多少調節，而負荷調節測量可以施加多少調節。如果近視力和調節力大於同世代之平均值，則調節功能正常，小於該值，診斷爲調節功能衰弱。因此，對於不能發揮調節力的老花眼，沒有必要進行調節測試，被認爲是無意義的測試。此外，雖然有調節緊張症和調節驚厥的診斷，但診斷標準和診斷依據尚不明確。調節功能分析裝置是製造成可以很容易地測量HFC值的裝置，是可以輕鬆確定施加調節時對睫狀肌施加多少負擔的設備。

　　隨著近年來手機和電腦的普及，給人的印象是眼疲勞在增加。迄今爲止，眼疲勞的診斷一直難以向患者解釋。但是，本機將結果顯示在圖形中，可以看到眼睛疲勞的類型。原則上，儀器會測量患者的屈光度，並在此基礎上從首先顯示距離的狀態開始施加負荷。其中，可以通過測量眼疲勞期間出現的高頻分量來分析眼疲勞的狀態。Nidek的調節機能測定裝置一種可以準密測量調節狀態的儀器，例如眼疲勞和老花程度，可以診斷與調節有關的各種疾病。

　　最近，隨著電腦和手機的普及，很多患者訴說眼疲勞。眼疲勞可分爲肌肉性眼睛疲勞、調節性眼睛疲勞、不等像眼疲勞、有

症狀性眼疲勞和神經性眼疲勞等。來易特制作所（Right Mfg. Co., Ltd.）提供調節機能解析裝置Righton Speedy-K Ver. MF-1作爲一號機，以及目前提供單台機能ACOMOREF Speedy-i及ACOMOREF 2，NIDEK提供AA-1作爲一號機，以及AA-2可以矯正亂視（散光）內部視標側的散光，即使散光也可以獲得穩定的調節應答。

調節機能解析裝置Nidek公司AA-2（調節機能測定軟體）， Auto Ref - Keratometer ARK-1系列（ARK-1s、ARK-1a）。由Rright Mfg. Co., Ltd.和Nidek Co.，Ltd.提供該分析儀，可測量在相對短的時間內每個人用眼睛注視物體時，所進行的調整（聚焦動作）過程中發生的調節微動，並且易於用3色或詳細6色易理解。是一種顯示疲勞程度的調節機能解析裝置。目前該設備可輕鬆檢測出眼睛聚焦異常，並用於識別眼睛疲勞的原因並確定眼睛疲勞的程度。即時顯示fluctuation of kinetic refraction map（Fk-map）注視特定距離目標時出現的調節反應量與HFC值。在具有正常調節機能的成年眼睛中，有足夠的調節反應量，並且取得HFC值爲低值。雖然有調節緊張症的眼睛具有與正常人相同的調節反應量，但是取得HFC值爲高值。

4.3.1 來易特制作所（Right Mfg. Co., Ltd.） 調節機能解析裝置

圖4 調節機能解析裝置

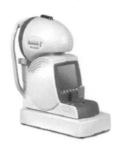 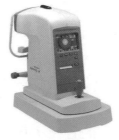 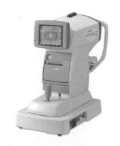

ACOMOREF Speedy-I ACOMOREF 2 Speedy-K Ver.MF-1

眼 調 節 機 能 解 析·屈 光 測 定 一 體 型 A C O M O R E F　2
（Autorefractometer）（由 Right MFG. CO., LTD. 提供）是一
種在Fk圖上顯示調整精細運動的高頻分量的儀器。ACOMOREF 2
系列是一種可根據距離捕捉睫狀肌的調節微動並在視覺上顯示眼疲
勞的個體差異的儀器。

4.3.2 NIDEK（尼德克醫療器械公司）調節機能解析裝置（HFC測量）

　　NIDEK公司提供可以掌握眼疲勞的最新設備調節機能解析裝
置AA-1、AA-2（調節機能測定軟體）、Auto Ref-Keratometer
ARK-1系列（ARK-1s、ARK-1a）（圖5）。NIDEK製AA-1（調整
機能測量軟體，捕獲並分析由睫狀肌引起的水晶體的振動）在梶田
醫生（梶田眼科）推薦將其作爲調節機能的測試方法，調節機能是
導致眼睛疲勞的原因。那些患有眼睛疲勞的人，例如疲勞的眼睛、
眼疼痛、淚眼及視力下降等之眼睛疲勞，可能有多種原因。但檢查
後如未發現異常，則可能是由於調節緊張所致。這種調節機能軟體
「AA-1」，並將其連接到由NIDEK製造的ARK-730A自動角膜曲
率計（Auto Ref-Keratometer），以根據屈光度的波動來量化測
量眼的調節張力的程度。

圖5 NIDEK調節機能解析裝置（HFC測量）

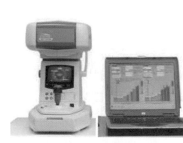
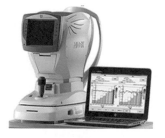
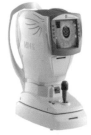

AA-1　　　　　　　　　　AA-2　　　　　　　　ARK-1

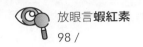
此裝置可以客觀地測量功率，可以進行測量和分析。調節機能測定裝置可以定量和視覺地（visual）測量眼睛的焦點調節機能，包括不定的抱怨（諸如頭痛和肩膀僵硬之類的煩惱）。

改造自動驗光儀（auto refractometer），以作成一個可以數值顯示HFC（high frequency component）發生頻率（HFC值）的裝置。具體地說，將AA-2（調節機能測量軟件）連接到ARK-1α進行測量。這是一種使用專用軟件分析ARK-1α測得的數據的運作方式。VDT作業和辦公室作業等引起的眼睛疲勞之他覺的測量儀器。

使用NIDEK的AA-2進行檢查時，變化從+ 0.5D至-0.5D之間隔八步驟刺激指標位置使加載屈光，並測量他覺的屈光值的變化量和調整微動。檢查時間為4 min到5 min，並且可獲得圖形化的分析結果。AA-2縱軸是調節力，橫軸是時間，能夠分辨出調節緊張和調節痙攣之間的區別。如果HFC2為70或HFC1為70或以上，這是調節痙攣，如果HFC2為70以下或HFC1為60以上，則是調節緊張。如果沒有AA-2，則不能確切了解調節緊張和調節痙攣。

4.3.3調節機能測定 AA-2測定原理

調節機能解析裝置[125] [127]

睫狀肌的活動狀態是靜止指標，當一直在觀看時，則會出現屈光值的波動。這是一台根據特定條件下移動指標並連續測量屈光力的機器，同時連續觀察睫狀肌的活動程度。一隻眼睛的測量時間約為2 min，並檢查了兩隻眼睛。據報導眼疲勞取決於睫狀肌的活動狀態，並顯示固定注視靜態視標時產生的他覺的屈光值「調節微動」的波動。根據受試眼的反射測量值作為基準，以+0.5～-3.0D的0.5D間隔以8步驟切換視標顯示位置，並且將每個位置的靜態視標固定注視12秒或20秒。並此時測量靜態的特性。根據該測量值計算出的調整後的微動高頻率成分的出現頻率HFC（High

Frequency Component）作爲評估睫狀肌的活動程度。定量顯示「調節緊張」，這是眼睛疲勞的原因之一。測量「調節響應量」和「調節精細移動」，並且分析並顯示受試眼的調節緊張的程度。

4.4 調節機能測定之Fk-Map說明（fluctuation of kinetic refraction map, Fk-map）

調節機能檢查裝置得到的圖稱爲Fk-map。該圖的橫軸是視標位置，視標位置的基準是在測量準備階段測得的受試眼的他覺屈光值作爲基準。右邊是相距-0.50D一共8個視標位置。縱軸是屈光值，彩色柱的上端表示受試眼在觀察呈現的視標時的屈光值。一種視標的11列顯示8秒的時間轉換。柱子的顏色表示HFC值，根據經驗，極高的值用紅色表示，極低的值用綠色表示，區間用線性漸變色表示（圖6）。

圖6 Fluctuation of kinetic refraction（Fk-map）

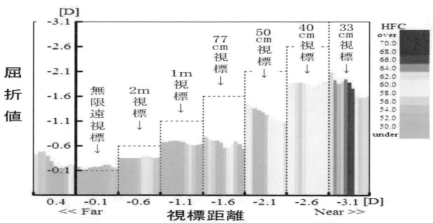

橫軸表示視標距離位置，縱軸表示屈光值，柱的高度爲受試眼的他覺的屈光值，可以從與虛線所示的目標位置的差中讀取調節反應量。列的高度是受試者的自覺屈光值，列的顏色濃淡表示HFC值的大小。睫狀肌受到負擔時，則HFC值變高。在正常者中，在注視高達33 cm的負荷下，HFC值不會升高太多。

即使當人眼聚焦一定距離時，屈光值也不是穩定的，並且會不斷晃動。這稱爲調節微動，有意義的頻率分爲0.6 Hz以下的低頻率和1.0～2.3 Hz的高頻率。低頻成分歸因於調節運動本身，而高頻成分反映了睫狀肌的震顫（緊張）。Fk-map在圖上顯示高頻率成分（HFC）的出現頻率。橫軸表示視標距離位置，縱軸表示調節反應量。HFC將顏色條標記爲紅色，黃色和綠色。當調節微動的頻率顯示較高的值時，當睫狀肌負荷時，會在Fk-map中以紅色顯示。當HFC接近適當值時顯示爲綠色，而當HFC高於適當值時以黃色至紅色顯示（圖7）。在健康眼睛中，視標顯示從無限遠到中間距離的綠色，但是當視標接近時，卽使是正常人也可能顯示出黃色到淺紅色。通過使用調節機能解析裝置（ARK-1α和AA-2）進行檢查，當患者的眼睛注視著什麼距離時，便可以知道「患者是否處於緊張狀態」。

橫軸是視標距離位置，縱軸是調整反應量，縱軸上的顏色由三維圖所構成，該三維圖示出了調節微動高頻率成分之出現頻率（睫狀肌的緊張程度）的顏色。由於位於同一視標位置的11列表示通過將測量時間劃分爲11個相等的部分而獲得的時間轉換，因此基本上是4維圖。在正常的眼睛中，在無窮遠或中間距離範圍內，幾乎沒有應激作用在睫狀肌上，並且當靠近視力表時，豎線會顯示黃色到紅色，而輕微的壓力施加到睫狀肌上。如果調節正常，眼疲勞的原因被認爲是調節以外的原因。

（日本梶田眼科 調節機能の說明／http://www.kajitaganka.jp/index.html）

圖7 正常調節Fk-map

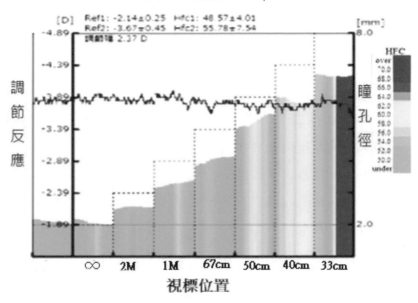

（1）正常眼之Fk-map（34歲男性）

在具有足夠調節力的正常眼睛中，隨著視標位置的接近會發生調節，但HFC值不會增加，並且所有列都變爲綠色。視標位置與色柱頂部的偏差爲調節滯後（圖8）。

圖8 正常眼之Fk-map（34歲男性）

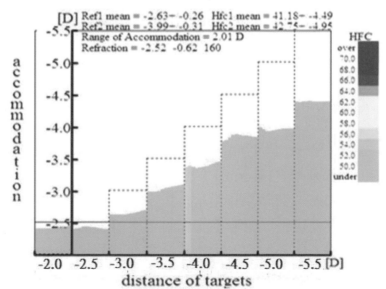

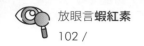
（2）調節緊張症之Fk-map（27歲女性）

雖然調節緊張症的診斷標準尚未明確，但圖9所示的調節狀態是從Fk-map模式推測出來的。也就是說，隨著視標的接近，調節反應的量是正常的，但是對於任何距離的視標，HFC值都很高。有眼睛疲勞和近視短暫增加的抱怨。

許多人的視力突然惡化。即使在看無限遠時，睫狀肌也很緊張，呈現假性近視狀態。許多人通過治療可以恢復其正常的調節功能並改善其裸眼視力。調節緊張症可能會導致眼睛疲勞。儘管調節反應量與正常受試者的量大致相同，但對於所有視標均顯示出較高的HFC值。

圖9 調節緊張症之Fk-map（27歲女性）

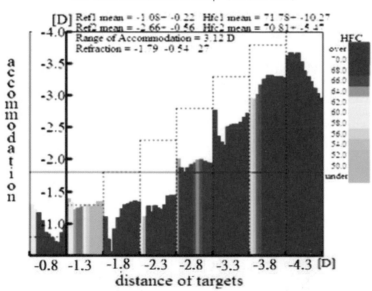

（3）調節痙攣之Fk-map（22歲女性）

調節性痙攣的診斷標準尚不清楚，但Fk-map 模式表明病情如圖10所示。也就是說，調整不能正確響應呈現的視標位置，並且所有視標的HFC值都很高。屈光值急劇而強烈地向近視側移動，並伴有嚴重眼睛疲勞的抱怨。

圖10 調節痙攣之Fk-map（22歲女性）

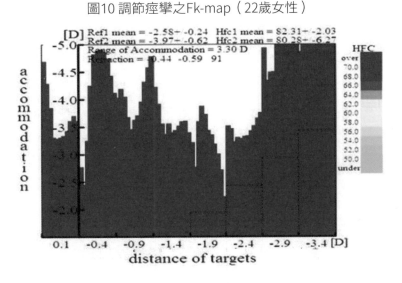

突然發生視力喪失，有時伴有眼後疼痛，頭痛和頭暈。無論是否能看到，視力都會有很多波動。無論待觀察目標的距離如何，睫狀肌都處於局促狀態。通過治療，調節功能恢復正常，肉眼視覺穩定，並且眼後疼痛和頭痛等症狀消失。出現規則性痙攣時，眼睛疲勞的症狀很明顯。

（4）科技壓力（IT）眼症之Fk-map（30歲女性）

高新技術緊張癥（Technostress，因不適應使用電腦等高新技術設備而產生的神經緊張）。隨著個人電腦（PC）的普及，許多作業者抱怨疲勞，作為視覺顯示終端（以下簡稱VDT）徵候群引起了人們的關注。其中，症狀僅限於眼睛的那些被稱為技術壓力性眼病，或者最近稱為 IT 眼病。雖然症狀名稱在前且診斷標準尚未明確，但從Fk-map模式推測病情如圖11所示。也就是說，對超過約1 m的目標表現出與正常受試者相同的調節反應，但對比這更近的視標表現出與調節性緊張症和抽搐相同的調節反應。在日常生活中並沒有感覺到任何異常，但是當試圖對著電腦螢幕工作時，突然感到眼睛後部疼痛和頭痛，並抱怨無法工作。

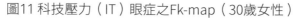
圖11 科技壓力（IT）眼症之Fk-map（30歲女性）

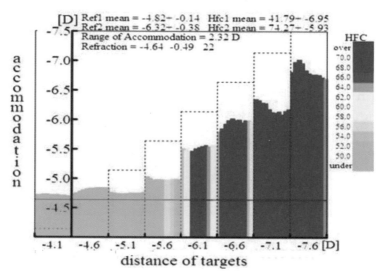

　　VDT（video display terminal）作業者等，在近作業很多的人可能發生症狀。往遠處看時，沒有自覺症狀，但往近處看，睫狀肌會產生強烈的緊張，並且會出現頭痛，頭暈和嘔吐等症狀，使繼續作業變得困難。經過適當的治療和作業用眼鏡後已治愈。由於眼睛疲勞，可能難以進行VDT等近距離作業。雖然在遠視中HFC值與正常人相同，但在近方視中，存在調節緊張症的模式。即使日常視很好，但是在近方作業時會出現疼痛所說的是一致。

（5）調節恐慌之Fk-map（25歲女性）

　　在主訴眼部問題的創傷性頭頸部綜合徵病例中有一個奇妙的Fk-map 模式的例子（圖12）。許多在外傷性頸部症候群（Barré-Liéou syndrome）發生症狀。當試圖靠近時，會出現頭痛、頸部疼痛、頭暈、嘔吐等，並且還會抱怨諸如無法進距離作業或閱讀。由於諸如頸部震顫症之類的頸椎損傷，而使頸椎交感神受損，經並且由自主神經控制的聚焦機制無法正常運行。當目標接近並嘗試聚焦時，焦點出乎意料地遠離，並且人處於恐慌狀態。通過適當的治療，調節功能恢復正常，許多不確定的症狀消失。似乎即使經過很

長一段時間也很少能治癒 眼睛有明顯的疲勞症狀，可能伴有慢性
疲勞症候群。

圖12 調節恐慌之Fk-map（25歲女性）

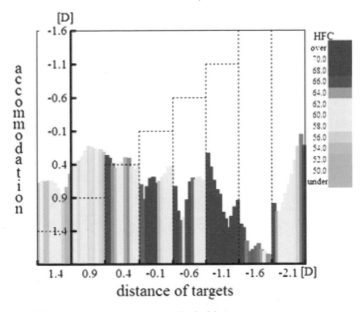

（6）老花眼之Fk-map（58歲女性）

隨著年齡的增長，調節力下降的眼睛根本無法跟隨附近的視
標。沒有發生調節應答，但HFC值也很低（圖 13）。

圖 13老花眼之Fk-map（58歲女性）

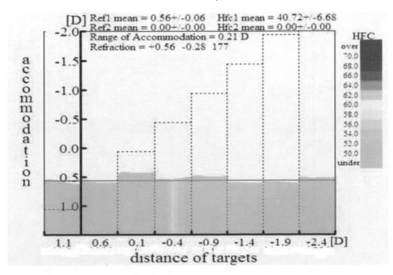

在具有正常調節機能的老花眼中，調節反應量幾乎不變並且HFC值為低值。雖在具有調節緊張症所伴隨的老花眼中，雖然調節反應量沒有明顯變化，但是取得HFC值為高值。即使在白內障手術後插入人工晶狀體（IOL）的眼睛中，如出現調節緊張，也可以認為IOL來回振動，但可以觀察到高HFC值。

30年代末至40年代初，許多人在近距離觀察時開始略微移動。睫狀肌沒有受到應激，近距離沒有聚焦。在老花眼中，幾乎不會發生調節反應，並且HFC值也不會增加。希望配戴漸進屈光力鏡片眼鏡和雙焦點隱形眼鏡。在眼前沒有聚焦，但不會使眼睛疲勞。

（7）老花眼之痙攣（63歲女性）

根據目前的眼科常識，老花眼不會發生調節，但在老花一代抱怨眼睛疲勞的病例中，有一些病例顯示出特徵性的Fk-map模式。調節反應類似於老花眼，但所有呈現的視標都顯示出高HFC值（圖14）。當試圖看東西時，會感到一陣劇烈的疼痛，就像針扎在眼睛裡一樣。常伴有頭痛和肩膀僵硬。症狀消失，治療類似於年輕人的調節痙攣發作。

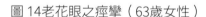

圖14老花眼之痙攣（63歲女性）

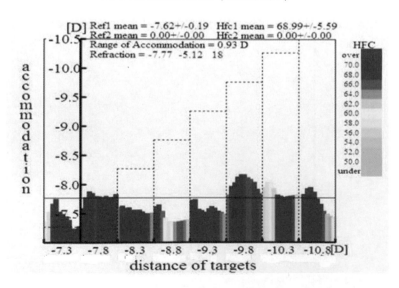

（8）老花眼之調節緊張症之Fk-map

　　許多40歲以上的人抱怨眼睛疲勞和眩光。睫狀肌在任何距離都受到應激，但無法聚焦。配戴漸進屈光眼鏡或雙焦點隱形眼鏡可有效減少近距離觀看時的調節負荷，以及滴眼液以減小調節緊張。通常在裸眼視力良好的老年人中發現。雖然過去認爲老花眼中沒有發生調節緊張，但是通過Fk-map觀察時，雖然調節反應的量少，但是HFC值呈現高值，成爲眼睛疲勞之原因。

圖15 老花眼之調節緊張症之Fk-map

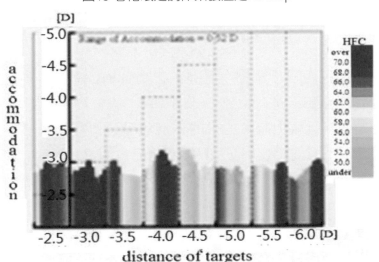

（9）眼內插入人工水晶體（IOL）之調節痙攣（73歲女性）

　　白內障手術後與老花眼調節痙攣完全同樣之症狀的病例。儘管對呈現的視標的調節反應量很小，但屈光值相對於近視標移動很遠，通常表現出類似於調整恐慌的Fk-map。據推測睫狀肌的收縮使秦小帶鬆弛，從而放鬆了水晶體囊緊張並使 IOL向後移動。與老花眼調節痙攣症狀之同樣治療而其症狀消失。此外，可能會遇到表現出前所未有的調節模式的案例。常難以診斷和治療。

圖16 眼內插入人工水晶體（IOL）之調節痙攣（73歲女性）

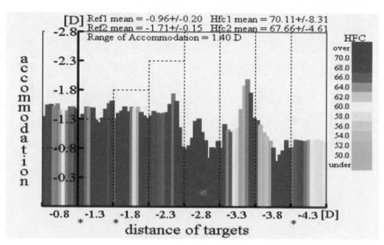

　　在73歲白內障手術後之症例。觀察到約0.50D的屈光率之變
化，並且顯示出高的HFC值（圖16）。儘管發生了折射值的變
化，但是進行近視力時，的目的相反焦點位置移到了遠方。人工
水晶體（以下簡稱IOL）插入眼部之調節痙攣之Fk-map（73歲女
性）（隨著老花眼的發展，近視變得困難，這可能會在近視過程中
增加調節力，從而導致瞳孔縮小。此外，最近一直在增加的技術壓
力性眼病（IT眼病）在日常生活中並未感覺到視覺功能異常，而是
在觀看VDT螢幕或閱讀時出現眼後疼痛或頭痛在抨擊和抱怨自己
不能工作，但HFC值清楚地表現出淋漓盡致。

4.5 日本眼科學會IT研究小組的報告

4.5.1 2003年

　　除了屈光不正以外沒有其他眼病者之付費志願者22歲～28歲
之12名女性及4名男性進行實驗，受試者戴著完全矯正的眼鏡，並
玩30 min的電子遊戲。記錄之前和之後的客觀屈光值，調節反應
量與HFC值的變化。

　　調節機能的測定使用Nidek Co.，Ltd.製AA-1。其結果在比

賽之前和之後，對於屈光值的變化爲近視化7名，對於遠視化爲6名，對於未改變的3名，並且沒有觀察到顯著變化。一般由於疲勞而導致向近視的眼睛與由於遠視而導致的眼睛，衆所周知的在屈光值的變化是無法估計疲勞的程度。在3屈光度的負載下，調節反應量的大小也沒有顯著變化，7名增加，6名減少，3名不變。另外，屈光率的變化方向與調整反應量的變化方向之間沒有相關性。HFC值在調節反應量的0.00～0.75D範圍內變化爲增加12名，減少3名與1名不變，並且證實比賽後有增加的趨勢。在同時進行的問卷調查中，回答眼睛疲倦的受試者的HFC值顯著增加，自覺症狀與HFC值變化之間的相關性很高。

4.5.2 2004年

對於從事大量VDT作業的事務作業者的付費自願者男性11名和女性9名，使用近用加光度數爲+ 1.00D之累進屈光力鏡片眼鏡，以四週同樣的生活，記錄之前和之後的他覺屈光值，調節反應量與HFC值的變化。調節機能的測定使用Nidek Co.，Ltd.製AA-1。其結果他覺折屈光值的近視化爲13名，遠視化10名，於未改變的17名，並且沒有觀察到顯著變化。眼睛疲勞是無法推測屈光值的變化。3屈光度（3D）負荷下調節反應量的變化爲增加17名，減少13名，不變10名，無明顯變化，調節反應的好壞，無法推測眼睛之疲勞。

但是，在調節反應量0.00～0.75D之間的的範圍內，HFC值的變化增加9名，減少23名和8名不變，在累進屈光力鏡片眼鏡之使用後，並且顯著減少。在同時進行的問卷調查中，回答自己能夠舒適地戴上測試眼鏡的受試者顯示HFC值顯著下降，而回答自己感到不舒服的受試者實際HFC值上升。之後，對遠近兩用累進屈光力硬性隱形眼鏡和遠近兩用雙焦點軟性隱形眼鏡都進行同樣的試驗，但遠近兩用隱形眼鏡的使用減輕了睫狀肌的負擔，其眼睛之疲勞變少。

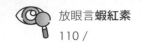
4.6 視力調節障礙
（老花眼，調節痙攣，調節麻痺）

調節是通過移動眼睛的睫狀肌使水晶體（透鏡）增厚或變薄來改變聚焦距離。如果失去此機能，將難以聚焦，並且睫狀肌將過載負荷，從而導致眼睛疲勞。最常見的情況是老花眼。這是每個人都不可避免的衰老現象，儘管通常在40年代中期就可以感覺到，但實際上這是一種生理現象，大約在30歲左右就逐漸開始。此外，即使是那些年齡不大的人，也經常會出現調節病理障礙，例如調節痙攣·調節麻痺。

是由於眼睛，眼鏡或調節不力造成的？重要的是確定是藥物（安眠藥、穩定劑、抗過敏藥），眼瞼痙攣還是乾眼症。使用AA-2等設備，可以在電腦上立即進行分析，可以獲取客觀數據，讓患者可以改善視力。換句話說，調節功能分析裝置是可以測量眼睛是否生病的機器。

4.7 視覺疲勞評估方法

由於電子科技的日新月異，隨著諸如電腦、液晶電視、汽車導航系統與手機之資訊裝置，不論靜態或動態的資訊，皆能透過視覺顯示終端機（VDT）來呈現，因此VDT也愈來愈廣泛的應用於各種不同類型的作業中用來傳遞資訊的主要裝置，因此無論是生活中或辦公室工作場所，VDT愈形重要。由於VDT作業所呈現龐大的動態資訊，作業人員藉由視覺顯示器的介面注視目標物，來執行資料輸入或觀測監控等作業，在VDT的作業環境中人員需非常專注的隨著資訊出現頻率並即時做出適當的移動眼球進行追蹤以獲得訊息。

探討VDT作業時，當視距由遠至近，會使眼壓增加，人員偏好視距介於60 cm～100 cm，連續進行15 min電腦作業，就可能產生視覺疲勞現象，長時間持續性的視覺工作負荷則容易引發視覺疲勞及其他傷害症狀，如眼睛不舒服、眼睛痛癢、眼壓過高、淚

眼、視線模糊或雙重影像等。在動態VDT資訊處理作業環境下，除了視覺負荷及資訊處理的負荷可能會顯著增加外，因長時間作業所造成的視覺疲勞，亦是不容忽視。

由於人們廣泛使用VDT，已經能夠隨時隨地透過視覺感官傳達，且長時間過度使用及近距離的操作VDT，其VDT作業的難易度與資訊變換頻率的速度，就必須控制在人們視覺能力負荷所能感知的極限範圍內，如此，才不會因人為失誤，而造成嚴重意外事故的發生。另一方面，因長時間VDT作業危及了人們的健康，也衍生了各種職業安全衛生的問題，如視覺不適、肌肉骨骼傷害與皮膚發炎等。

伴隨於此，對於使用這些視覺顯示終端機（VDT）進行的視覺工作引起的視覺疲勞的關注正在增加。一般，根據經驗，視覺疲勞除了眼睛疲勞和疼痛等症狀外，還難以感知和識別視覺信息的準確性，從而導致事故並降低了各種視覺作業的效率。因此，有效減少視覺疲勞，以防止在VDT作業者的健康管理與視覺作業中發生事故成為重要的課題。

近年來，據報告含有蝦紅素的保健食品對於減少和改善與VDT作業有關的視覺疲勞是有效的。特別地，有研究報告指出對於改善諸如調節機能，視力和深視力的視覺機能有效果。但是，之前的研究並不一定在實際VDT作業期間基於視覺疲勞評估來檢討蝦紅素的效果。

隨著視覺顯示終端機（VDT）的普及化，導致各種視覺的問題與眼睛疲勞不適等傷害。VDT作業造成眼球壓力與視覺疲勞的主要原因是眼球不斷做重複運動的關係，導致視覺的辨識能力逐漸下降。一般，視覺疲勞是眼部肌肉與調節機能之疲勞，不僅感覺器官的身體疲勞，還包括注意力降低，接著動機降低，知覺與認知錯誤增大之中樞性疲勞。在之前的一些研究中，受試者進行了類似於VDT作業的視覺作業，並且在此之前和之後都進行調節機能等之眼科檢查，但是這些眼科指標中樞性疲勞未包括在評估中，且不一

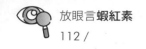
定合適。

此外，在眼科檢查中，有必要讓受試者執行與VDT作業中斷後完全不同的眼科檢查課題，因此應直接檢查VDT作業期間的即時認知負荷‧壓力無法直接檢討。換句話說，VDT作業的中斷可以減輕認知負荷‧壓力，最終結果可以減輕視覺疲勞之可能性。基於上述，可以說有有必要使用一種指標，該指標可以在類似於實際VDT作業場面的情況下定量評估視覺疲勞，以便檢討攝取含蝦紅素的保健食品對視覺疲勞的影響。

探討人體在疲勞時，其各項生理及生化機能的差異，並界定疲勞判定之標準。其生理心理機能變動過程之測定如：感覺、知覺、肌肉機能、呼吸循環、肌電圖、眼球運動、腦波電位及反應時間（自主神經機能）等。而眼睛的疲勞程度則利用閃光閾值、視覺近點調節能力、視覺遠點調節能力等指標的變化及眼睛疲勞徵兆的主觀評比來衡量。辦公室VDT作業人員視覺疲勞與職業壓力，研究結果顯示45%作業人員表示有視覺疲勞情形。

視覺能力主要包括：視銳度、對比敏感度、知覺速率、辨色能力、暗與亮的適應力等。視覺是最主要的感覺，視覺系統提供身體之外的環境空間的確定資訊，經由視覺系統讓人能感知外在世界的五光十色與動態變化，不僅可以協助了解處境、位置，以指引自身的行動，還可以加強與外界人的溝通。視覺疲勞同屬於生理現象，當眼睛掃視的複雜度高時，代表眼睛處於正常功能；反之，隨著工作時間的增長或照明情況不佳而疲勞時，眼睛掃視的複雜度應該也會隨著降低，藉此希望能驗證複雜度對於檢測視覺疲勞之可行性。

在本章節中，最近使用反應時間課題對視覺疲勞進行定量的評估，並通過行動科學的、認知科學的方法對攝取含蝦紅素的保健食品的視覺疲勞降低效果進行研究，解說蝦紅素對視覺疲勞的影響。顯示視覺疲勞程度的指標包括視力、深視力，顯示眼睛調節機能的近點法（可以清楚看到視覺對象的最短視距離）以及閃爍臨界頻率（CFF，定義為每單位時間被視為閃爍的極限頻率）。

在視覺疲勞的衡量指標方面，Saito等探討水晶體調節能力與視覺疲勞主觀評比的關係，發現兩者存在高度相關。因此，認為水晶體調節能力可以作為VDT作業視覺壓力的衡量指標。Saito與Iwasaki等的研究顯示，閃光融合閾值可以用來衡量視覺疲勞的程度。Dainoff和Cranel對VDT作業者的研究中顯示有超過45%都有視覺疲勞的現象。

Chi與Lin研究三種電腦作業（監視、閱讀與追蹤）對視覺疲勞的影響，並比較衡量水晶體調節力、視覺敏銳度、瞳孔直徑、閃光融合閾值、眼球移動速度、視覺疲勞主觀評比等視覺疲勞的方法，其研究結果顯示，不論是測量不同類型的電腦作業或不同程度的視覺負荷所造成的視覺疲勞，視覺疲勞主觀評比皆具有極高的敏感度，隨著作業時間的增長，水晶體調節能力、視力與閃光融合閾值的敏感度（sensitivity）也跟著增加；三種作業均會導致視力顯著衰退，但作業間視力衰退程度無顯著差異。Godnig和Hacunda研究顯示，當VDT作業時造成眼球負荷與視覺疲勞的主因是因為眼球不斷作重複運動的關係，導致視覺的辨識能力下降與感到疲勞。

在目前對視覺疲勞評估方法可分為近物點法、水晶體調節力、視覺敏銳度、瞳孔直徑、眼睛移動速度、視覺疲勞主觀評量、閃光融合閾值（Critical Fusion Frequency，CFF）、視覺工作績效等，其中視覺疲勞主觀評量是利用受試者主觀意志判斷是否產生疲勞之狀況為主觀評估方法，其餘方式之量測的指標是根據受試者眼睛內部構造微變化所得之客觀數據，為客觀之評估方法。

4.7.1近點法（睫狀肌調節力）

眼睛在自然狀態時，眼球的睫狀肌（ciliary muscle）是鬆弛的，如果將物體拉近，則睫狀肌必須拉緊，使水晶體的曲率半徑縮小，才能使物體在網膜上形成清晰的影像。眼睛能看清楚物體的最小距離，即為最小的明視距離，又稱為近點（Near point）。當

睫狀肌疲勞時，近點會變的較遠。相反的，眼睛最遠能看清楚物體的最大距離，稱爲遠點（Far point）。近點是依水晶體調節能力而定，通常近物點隨著年齡增長而逐漸增加。莊俊輝（1994）利用視覺近物點變化，探討視覺疲勞反應，研究結果顯示：在較亮的環境照度下工作後，視覺近點有變遠的趨勢；觀看細明體中文字的視覺績效優於觀看楷書體，但觀看細明體中文字的視覺近點有顯著變遠的趨勢，觀看楷書體字中文字則無此現象。

　　A.近點計方法：一般使用石原式近點計（視力測定器）。

　　重複測量方法：重複測量近地點10～20次，觀察變化，若延長，則爲調節衰弱。除了明顯的變化外，作者使用基於計算機的方法作爲衡量是否爲延長的方法，此方法作爲一種簡單的方法。在某些情況下，僅重複測量近點的出現閾值或消失閾值。

　　B.負載測量法：給定一定量的調節負載刺激，比較其前後之近點反復測量值的變動。

　　C.凝視法：一種檢查調節持續力的方法，卽凝視放置在近點的視標，用秒錶測量可以清晰看到的時間。若視標失焦，將視標收回到可以清楚看到的值，看看在短時間內後退了多少。這方法跟眨眼有關係，影響準確性。這是一種嘗試的方法，例如在最近的工作注視時抱怨視覺感受情況。異常的眼睛在大約2分鐘內變得難以凝視。

4.7.2水晶體調節力（accommodation power）

　　調節力爲水晶體可以隨視距遠近調節曲率的能力，其量測單位爲屈光度（Diopter, D）。當產生眼球疲勞現象時，水晶體周圍的睫狀肌可以調節的近端距離會增長，卽屈光度會降低，並造成眼球調節力暫時性的衰退，因此調節力雖適合應用在近距離的作業上，但需要長時間刺激以提高敏感度。Saito等研究顯示視覺上的作業導致視覺疲勞的起因是因調節力暫時性的變化而導致的。Charman和Heron研究顯示睫狀肌有產生微動現象，因此其調節

力可作爲評估是否有視覺疲勞情況產生。Jaschinski-Kruza研究顯示水晶體調節力與產生視覺疲勞有關聯性。

4.7.3視覺敏銳度（visual acuity）

視力衰退的原因可能是水晶體調節力的改變和視覺處理過程的敏感度降低、或是激活的程度降低。由此可知視力衰退與否是適合作爲總體視覺機能評估。當持續近VDT作業後會短暫性的近視情況發生，因此可用視力的衰退作爲評估視覺是否產生疲勞。Haider等利用蘭氏環（Landholt rings）或亦可使用視力檢查儀（Optec 2000 Vision Tester Stereo Optical Co.）進行量測，量測13名受試者在連續使用電腦作業3小時後視力的變化，發現受測者平均視力從1.08下降至0.82，表示隨著時間增加，視力下滑幅度越大。

在非電腦作業的視覺工作也會引起視力的變化，只是衰減幅度較電腦作業小，一般是降低0.14。視力的高低與眼球調節力是有關係的，因此在電腦作業後作業員經常發生暫時性的近視現象，所以視力衰減也可以用來測量電腦作業的視覺疲勞度。

4.7.4瞳孔直徑（pupil diameter）

瞳孔是眼球血管膜的前部虹膜中心的圓孔。沿瞳孔環形排列的平滑肌叫瞳孔括約肌，收縮時使瞳孔縮小，沿瞳孔放射狀排列的平滑肌叫瞳孔放大肌，鬆弛時使瞳孔放大，以調節進入眼球的光線量。當進行近距離之電腦作業時，螢幕亮度會使眼睛中的虹膜產生變化而進行擴張或緊縮，使得瞳孔內的括約肌產生頻繁開合的動作。當瞳孔直徑擴大時會使視覺景深變短，此時會影響眼球調節的能力，不利眼球的調節反應而造成眼睛疲勞。Ishihara和Saito研究顯示，當進行電腦作業時以亮底暗字的方式，此呈現方式之瞳孔直徑較小，而且其主觀的視覺疲勞也會較低。

Murata等研究結果認爲瞳孔直徑大小變化適合作爲視覺疲勞

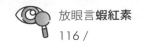

評估的一項指標。瞳孔直徑在動態資訊進入人眼後才有高度的敏感性，但容易受到外在的因素干擾。瞳孔直徑易受外在因素產生變化，如亮度、受測者情緒、資料處理的難易等影響，必須將各項變因加以控制方可使用。

4.7.5 眼球移動速度（eye movement velocity）

由於視網膜上的感光細胞在中央小窩的密度最高，使得眼睛凝視位置能看得最清楚（即視覺敏銳度最好），離眼睛凝視位置越遠就看得越不清楚，在閱讀過程中的眼球運動並非連續掃視，而是短而快速眼跳和相對靜止凝視交替組成。眼球移動時所傳遞的訊號，必須要包括眼球在每個時間點眼睛的位置與速度，眼跳的時間約在10 ms到30 ms之間。凝視時間平均為250 ms，但隨著文字特性和難易度會有變異，在凝視期間眼睛會有些微的移動，主要的原因是若眼睛固定不動，視網膜上的感光細胞會反應疲乏而看不見東西。通常可藉由移動的速率來界定凝視期間的些微移動和真正的眼跳。

受試者閱讀文字或圖時的眼球運動，事後算出多項眼動指標，依照詞彙特性或當下的眼動狀態分析這些變項對眼動指標是否有影響及影響的時間點。唐大崙利用視線軌跡探討圖文在受試者進行閱讀時，視線在圖片和文字上的軌跡是否有顯著差異，其結果顯示圖片在空間配置方式不同會對視線產生影響，閱讀文字時未受影響。而利用眼球移動速度來評估視覺疲勞。Saito等研究顯示VDT作業人員於工作後，其眼球移動的視角和移動的頻率相對比工作前高。Abel等研究顯示眼球移動是可以作為視覺疲勞評估，因此利用眼球移動速度是一種作為視覺疲勞評估可行且有效的指標。

4.7.6 視覺疲勞主觀評量（subjective rating of visual fatigue）

視覺疲勞之評量除了上述客觀評量之外，亦可使用受試者的視覺疲勞主觀評量以作為輔助。利用受試者主觀評量量測人員的視覺

疲勞及作業績效，此優點爲容易實施，表面效度與時效性也較高。可以快速的處理複雜的變數，且成本較低，但此方法較易受人的主觀因素所影響。因此主觀評量較難以判斷實際造成視覺疲勞的原因、缺乏診斷性以及使用上也需較多的樣本或次數，且使用主觀評量評比時僅能在作業前或作業後進行量測，不可在作業過程中同步進行。Heuer等提出視覺疲勞主觀評量表，包含下面六個題目，受試者對各題目採十點量表（10-point scale）評量，1代表『一點也不』（not at all），10代表『非常嚴重』（very much）：

（1）看東西有困難
（2）覺得眼睛週遭有奇怪的感覺
（3）覺得眼睛疲勞
（4）感到麻木
（5）覺得暈眩
（6）注視螢幕時，感覺暈眩

　　Weber研究結果顯示進行CFF量測時的客觀評量和視覺疲勞的主觀評量表間具有高度相關性。Yoshitake等探討受試者的主觀視覺疲勞程度與實際出現疲勞症狀的相關性，其結果兩者之相關係數0.8以上，證明其兩者之間具有高的相關性。

4.7.7 閃光融合閾值（Critical Flicker Frequency）

　　閃光融合閾值是量測視覺疲勞的一項指標，依據閃爍光源頻率之變化來量測受試者之視覺敏銳度是否已產生視覺疲勞現象。因爲閃光融合閾值會隨著視覺疲勞程度而產生變化，故利用閃光融合閾值作爲視覺疲勞之指標是簡單又方便的評估方法。閃光融合閾值的量測方式可分爲頻率漸增和漸減模式，量測時受試者眼睛直視光源且保持視距約40 cm～50 cm。然後漸增模式爲眼睛注視一閃爍光源，然後慢慢提高閃爍光源頻率，直到感覺閃爍光源已不再閃爍，即爲能引起融合感覺的最小頻率。

　　反之，漸減模式則是由連續光，逐漸降低光源的頻率，直到出現閃爍感覺的最大頻率，該最小與最大頻率臨界點稱之爲閃光融合閾值。通常會將這兩種方式得到的閃光融合閾值計算平均數來代表CFF值。Weber等研究顯示CFF值的量測與視覺疲勞主觀評量間具有相關性。Thackray和Touchstone研究顯示在進行較高負荷的視覺作業後，量測受試者的CFF值有明顯下降。

　　Iwasai研究不同顏色之閃光融合閾值反應程度，顏色辨別和光源亮暗分別由視網膜上之錐狀細胞和桿狀細胞控制，所以當眼睛疲勞時視覺處理過程的敏感度會變差以致閃光融合閾值發生下降的情形，在高亮度對比或者時間較短的實驗中，敏感度較不顯著。而紀佳芬和林房儧在研究指出測試時間在60分鐘以上時，在調節力、視力及閃光融合閾值上將會大幅提高的判別視覺疲勞程度的靈敏度，因此在採用調節力、視力及閃光融合閾值作爲視覺疲勞量測指標時應拉長視覺觀察時間，否則則無法提高敏感度。

　　視覺頻閃器是用來衡量受試者視覺疲勞的簡便儀器，透過視覺閃光融合閾值的下降，來判斷眼睛是否已經有疲勞的現象。藉由視覺頻閃器（Handy Flicker HF-II, Japan）控制光源的閃光頻率，如圖17所示。右邊爲閃光控制器，可調整閃光頻率範圍爲1～79 Hz，左邊爲光源顯示器，共有紅、綠、黃三種光源供切換選擇。

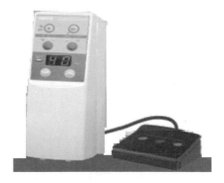

圖17 視覺頻閃器（Handy Flicker HF-II，株式会社ナイツ製）

　　通常從事心智工作一段時間後，CFF值會下降約0.5～6 Hz。Iwasaki等研究電腦作業對不同顏色閃光融合閾值反應的程度，結果顯示如果使用紅色閃爍光源來量測CFF值，在作業15 min後卽可測出CFF值有顯著下降，但如果選擇綠色或是黃色閃爍光源，則需等作業30 min後，CFF值才會有比較顯著的下降。Nishiyama

更進一步指出VDT的作業者會隨著工作時間的增加，閃光融合閾值會有降低的現象，尤其是在VDT作業90 min以後，才開始有顯著降低的現象。

此閃光融合閾值之視覺疲勞評估方法對於低亮度對比的作業有較高之靈敏度，並具有操作簡單及易於攜帶之優勢，但缺點是需要長時間持續刺激後其靈敏度才會大幅提高，雖然閃光融合閾值在量測時帶有心智活動及中樞疲勞之影響，但此評估方法為一種簡單易操作之量測視覺疲勞的客觀指標。

綜上所述方法，在使用上都有其缺點，以調節力、視力和閃光融合閾的方式，需長時間的量測，才具有顯著差異性。以瞳孔直徑和閉眼時間長短等方法檢測視覺疲勞時，則容易受周遭環境影響。以受測者主觀評比則會受到主觀影響而缺少客觀性，且上述方法有些必須中斷實驗過程才能執行量測。若能利用眼睛掃視、移動速度及閉眼時間等眼睛移動的訊息發展評估視覺疲勞的方法，將能在不中斷實驗以及不受到外在環境與個人主觀因素的影響下，進行視覺疲勞的量測。

但是，如前所述，考慮到視覺疲勞不僅是感覺器官之身體的疲勞，包括知覺‧認知錯誤，注意力與動機之下降等中樞性的疲勞，視力、深視力等的測量，包括中樞性疲勞的視覺疲勞近距離使得難以評估。儘管通常將CFF視為包括中樞性疲勞在內的視覺疲勞指標，但在測量CFF時必須使用與誘導視覺疲勞的視覺作業完全不同的課題。因此，CFF視覺作業期間視覺疲勞隨著時間的連續方面與時間特性之評估不一定適合。

作為視覺疲勞的程度行動的指標之一是對視覺刺激的反應時間。當重複執行反應時間課題時，在課題開始之後立即反應時間很快，並且由於疲勞的蓄積等，在課題之後立即反應時間延遲。認為這種反應時間的變化不僅反映感覺器官之疲勞，還反映中樞性疲勞。因此，通過測量反應時間，可以評估由於視覺疲勞引起的感覺器官與中樞疲勞之兩者相結合。這種反應時間的測量使受試者能夠

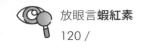

執行類似於VDT作業的任務，例如檢測和判斷顯示器上呈現的視覺刺激，可以客觀並隨著時間連續進行評估視覺疲勞的變化。

視覺疲勞可以分為視覺疾病綜合症和感情上、心理上的疲勞，會產生這種徵狀是因為眼睛長時間使用不當導致，例如:近距離目視、高度緊張等，之後出現眼睛不適的情形像是視模糊、乾澀等情形，甚至後來有全身不適應的狀況，例如: 頭痛、暈眩等的一種綜合症。當出現視覺疲勞的時候就要去醫治，而且大部分的病患只要注意休息及搭配眼藥水就能稍稍緩解，病徵也會很快就消失。卻也因為如此，大部分的患者就未重視，視覺疲勞不是獨立的疾病，而是由各類原因引起的疲勞綜合症，雖然是主因是眼睛本身，但用眼環境不好也會有所影響。此外，神經衰弱、身體過度勞累或更年期婦女，也容易出現。

4.8 一種檢測立體視覺疲勞度的系統及方法 (CN104185020A)

一種檢測三維立體視覺疲勞度的系統，主要有主觀檢測和客觀測量兩種。其特徵在於包括: 顯示裝置、紅外攝像機、紅外光源、視覺反應時測量儀、調節最大點測量儀等。攝像機用於錄製觀看三維內容過程中使用者的眼部視頻；視覺反應時測量儀，用於在觀看三維內容過程中穿插測量使用者的視覺反應時間；通過儀器設備來記錄其多項客觀指標用於估算視疲勞，同時通過主觀量表來記錄視疲勞的參考值用於對比驗證。資訊處理裝置，用於根據調節最大點、視覺反應時和從眼部視頻中提取閉眼時長的變化量資料，以及它們與主觀資料之間的相關性，建立視疲勞的最佳預測模型，進而根據該最佳預測模型得到視疲勞的估計值。

視覺反應時（VRT）測量儀，用於在觀看三維內容過程中穿插測量使用者的視覺反應時間；調節最大點（PMA）測量儀，用於在觀看過程中穿插測量使用者的視覺調節最大點；視疲勞主觀打分裝置，用於在觀看過程中採集用戶對視疲勞的主觀評分；資訊處理

裝置，用於根據調節最大點PMA、視覺反應時VRT和從眼部視頻
中提取閉眼時長PERCLOS的變化量資料，以及它們與主觀資料之
間的相關性，建立視疲勞的最佳預測模型，進而根據該最佳預測模
型得到視疲勞的估計值。

　　用於檢測人們在觀看三維立體顯示內容時所產生的視疲勞，
能夠採集使用者在觀看三維內容時的一些客觀指標，通過特定的數
學模型來推算使用者的視疲勞；同時，系統也能夠採集使用者觀看
過程中的主觀評價，作爲參考值與上述推算得到的結果進行驗證分
析。

4.9 特開平10-024017
眼疲勞測定方法和眼疲勞測定裝置

　　一種用於客觀、定量地測量長期使用電腦顯示器、電視機、立
體顯示器等在觀察這些顯示器時引起的眼睛疲勞（視覺負擔）的測
定方法和測定裝置。在觀察這些顯示器時測定人類視覺系統的時間
頻率特性。通過測定時間頻率響應的閾值變動（感度變化），可以
在短時間內準確測定以視覺系統爲中心的負擔狀態（眼睛疲勞）。

　　作爲過去已經使用的用於測量眼睛疲勞的典型方法，例如，
大山・今井・和氣編：《新版感官知覺心理學手冊》（誠心書房，
1994，pp.904-pp.906）。如上所述，檢測閃爍光的臨界融合頻率
變化的方法（臨界融合頻率法）、測定可見調節近點距離的方法、
檢測焦點調節的時間應答能力的方法以及眼球運動變化等。卽，當
向受試者呈現具有平均亮度的閃爍光的目標，並且閃爍光的頻率從
低頻變爲高頻時，不感知閃爍並且設置感知爲恆定光的臨界頻率，
此時的頻率稱爲臨界融合頻率（CFF）。

　　這種測定方法稱爲上升系列測量。相反，首先視標應該在高頻
下操作，感知爲恆定光，然後頻率逐漸由高頻變爲低頻，第一次感
知到閃爍的臨界頻率爲測量的。這稱爲下降測量。通常，將上升序
列或下降序列的測量重複幾次並獲得平均值。但是，由於升序和降

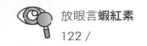

序測得的臨界融合頻率不相同，因此可以將升序和降序測得的頻率的平均值作爲臨界融合頻率（CFF）。

臨界融合頻率（CFF）在平時顯示爲35 Hz～40 Hz的值，但如果發生5%以上的波動，則估計比平時有更多的負擔和緊張。但是，這種臨界融合頻率（CFF）的方法，波動很小，而且存在年齡差異和個體差異，因此需要準確獲取受試者在平常時的CFF值。

4.10 特開2013-102952眼疲勞測定裝置、電子設備、眼疲勞測定方法和程序

CFF（Critical Flicker Frequency）方法交替呈現兩種亮度的圖像，當呈現的交替頻率增加時，可以區分兩種亮度的圖像的頻率是衡量眼睛疲勞的指標。交替顯示具有亮度α的白色圖案的圖像和具有亮度β的黑色圖案的圖像（交替顯示）。當交變頻率較低時，對象可以將白色圖案和黑色圖案感知爲交替。然而，當交替頻率高時，受試者無法感知這些圖像是交替顯示的，並且感知到灰色，即白色和黑色圖案的混合。因此，白色圖案和黑色圖案的交替頻率逐漸增加，並且受試者能夠識別交替頻率的程度作爲眼睛疲勞的量度。

近年來，執行三維（3D）顯示的電子設備的數量已經增加。3D顯示器利用右眼圖像和左眼圖像之間的視差，觀看此3D顯示器可能會導致眼睛疲勞。由於上述CFF方法包含視差以外的視差因素，這是3D眼睛疲勞的主要原因，視差量是3D眼睛疲勞的主要因素，基於測量值暫時調整CFF但是，這不是針對主要原因的適當調整。此外，在上述專利文獻中，呼吸、重心、心跳等被用作用於確定3D疾病的生體信號。然而，由於這些變化取決於3D內容的內容給予對象的情緒（例如興奮、緊張），因此不可能準確地測量3D眼睛疲勞。

参考文献

1. 梶田 雅義，屈光矯正における調節機能の役割−臨床から学んだ眼精疲労の正体−，視覺の科学 第33巻第 4 号，138-146（2012）
2. 吉川敏一、内藤裕二[監修]， アスタキサンチンの機能と応用，シーエムシー出版

5章　眼科疾病

　　年齡增長不僅會給皮膚、身體機能帶來各種變化，對眼睛也同樣有著不可忽視的影響。伴隨著加齡，水晶體會變黃變硬，玻璃體也會變形縮小。嚴重時還會出現玻璃體液化、玻璃體後脫落等病症。此外，視力以及淚液的分泌量等指標也會隨加齡而發生變化。根據台灣衛生福利部統計，近10年來40歲至50歲白內障就診人數成長增50%；近年來中年白內障患者也有增加的趨勢。如發生視力模糊、怕光、複視、近視度數突然遽增等，都可能是白內障的徵兆；若已有老花，突然覺得老花狀況改善，這也可能是罹患白內障的影響。白內障拖到晚期使水晶體含水量增高、膨脹，誘發青光眼等併發症，恐造成失明，提醒讀者若疑似罹患白內障，應盡快就醫檢查與治療，避免影響視力；或是導致後續手術併發症風險提高。

　　各種眼疾會影響眼睛不同部分的結構或功能。當眼疾到了末期，均會損害視力，甚至致盲。然而，不少眼疾均可醫治，並可預防視力受損，但必須及早診斷和處理，以免眼睛再度受創，無法治療。角膜容易受到沙眼等眼疾感染，或缺乏維他命A等營養而受損，而使角膜不再透明，光線也就無從進入眼睛，削弱視力。

　　白內障（Cataract）的產生的確與年紀有密切關係。眼睛水晶體大部分由水分與蛋白質組成，可保持水晶體透明並讓光線通過。這些細胞位於水晶體囊內，會受到壓迫，當人體年老退化時，水晶體會產生蛋白質，水晶體由清澈變得渾濁，且逐漸硬化的過程稱為白內障，病發時可以只影響一隻眼，或同時損害兩隻眼睛。除了年老退化之外，眼部損傷、遺傳缺陷、或一些藥物影響，亦會造成白內障。水晶體在眼睛的屈光系統中，使光線聚焦在視網膜上，白內障會減弱水晶體的透明度，妨礙光線進入眼睛，造成眩光、對比靈敏度弱化，視覺就會變模糊，甚至視力受損等問題。

　　隨著年齡增長，水晶體會發生變化，形成白內障。白內障發生有關的因素，除年齡增長外，白內障的危險因素也包括：來自太陽光和其他來源的紫外線輻射、糖尿病、高血壓、肥胖、抽菸、大量飲酒、高度近視、家族史，由藥物如長期使用皮質類固醇藥物、用於降低膽固醇的他汀類藥物、荷爾蒙替代療法、眼疾（如葡萄膜炎）、糖尿病等，亦會造成併發性白內障。先前 眼睛受傷 或眼睛發炎、先前眼睛手術、撞擊、穿刺、熱、輻射線、化學灼傷、或電擊等外傷性白內障。另外，白內障最主要的症狀是視力減退，也就是在不知不覺地的情況下，呈現出一些症狀，包括畏光、流淚、近距離閱讀困難、雙重或多重影像、對明暗顏色以及深淺的辨別能力降低、眼球疲勞等。

加齡伴隨之眼疾病

　　在世界上，白內障是導致失明的主要原因。白內障是典型的與年齡相關的眼部疾病之一，其中，隨著年齡的增長，水晶體變得渾濁，視力下降。在現代的日本，通過手術恢復視覺機能的機會已變得司空見慣，但是通常情況下，由於全身狀態或社會環境而無法手術患者，而很多成為盲人。而且，目前的世界現狀是，在某些發達國家之外，沒有足夠的機會進行白內障手術。

　　在日本，失明的前幾位原因是青光眼、糖尿病視網膜症、視網膜色素變性症、高度近視、白內障、黃斑變性症，所有這些都會隨著年齡的增長而惡化（圖1）。自40年代以來，青光眼發病迅速增加，可以認為是眼科領域與年齡有關的疾病之代表。糖尿病與加齡相關，並且糖尿病視網膜症也是與加齡相關的疾病，因為隨著糖尿病之病情期間常而發症。

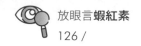

圖1 日本中途失明的原因

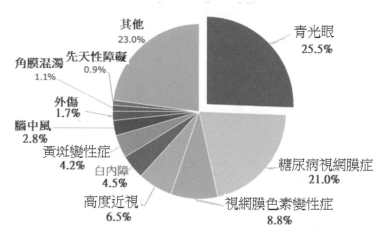

失明原因比例

參考：厚生劳働省科学研究費補助金　難治性疾患克服研究事業 網膜脈絡膜 視神経萎縮症に関する研究より作図；2019年10月

　　色素性網膜炎是一種遺傳性疾病，但年輕時通常不會表現出異常，並且隨著年齡的增長會出現症狀並惡化。儘管治療基因並不容易，但可以通過干預加齡來延遲發病或抑制疾病進行。顧名思義，與加齡黃斑變性是與加齡直接相關的疾病。已經是美國失明原因的第一位，並且由於生活的歐美化與高齡化，預計日本將來還會增加失明。高度近視引起的視網膜脈絡萎縮也會隨著年齡的增長而惡化。儘管很少引起失明，但乾眼會使眼睛乾燥，在角膜的結膜組織侵入翼狀片，垂下眼瞼之眼瞼下垂等也與加齡有關，降低生活品質（quality of life, QOL）。

5.1 氧化應激與眼疾病

　　美國內布拉斯加州大學（University of Nebraska）的赫爾曼（Herman），1956年，放射線障礙主要是由粒線體產生的活性氧引起的組織障礙之主要原因，而正常老化也由粒線體（mitochondrion）和細胞質產生的活性氧對蛋白質和核酸的障

礙所引起提出的理論。實際上，粒線體內過氧化氫去除酶半胱天冬酶（Caspase）過剩發現的小鼠的壽命會延長，甚至蒼蠅也有過氧化物歧化酶（superoxide dismutase，SOD）也會過剩發現的壽命會延長，SOD是一種活性除氧酶。因此，認為活性氧與個體壽命有關是被認為具有影響力。此外，大氣中的活性氧和吸煙之外界的氧化應激是老化的惡化因子。吸煙是動脈硬化和惡性腫瘤與與加齡相關的疾病有密切關係，即使在眼科學領域加齡黃斑變性的危險因子。在乾燥眼睛之乾眼中，主動吸煙或被動吸煙也是一個危險因子。

5.2 光老化

除了從粒線體的氧化應激外，對眼睛而言，光老化與皮膚同樣重要。可見光和紫外線會導致進行老化，特別是紫外線對人體的危害。在眼睛疾病中，與加齡黃斑變性、白內障、翼狀片等是與光老化相關的典型疾病。雖然視網脈自誕生以來，將繼續獲得生命之光，但是角膜吸收300 nm以下的紫外線。該水晶體還具有紫外線濾鏡功能，幾乎可以完全吸收320 nm為止的UVB和320 nm～400 nm的UVA。傳統上，可見光被認為對人體無害。現在已知，短波長之可見光也會引起視網膜障礙。短波長之可見光，即藍光由葉黃素和玉米黃質吸收，它們是視網膜中存在的黃色色素。在生物體內，這些三重濾鏡機能可保護視網膜免受有害光線的傷害（圖2）。

圖2 三重濾鏡機能[124，Page140]

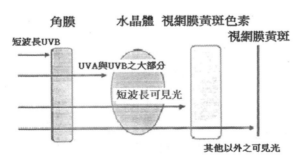

眼睛終生仍會暴露在光線下。特別是，有害的紫外線之短波長UV被角膜吸收，其餘的被水晶體吸收。雖然可見光到達視網膜，但是有害的藍光被視網膜黃斑之色素吸收。因此，視網膜受到三重過濾器的保護。然而，在長時間內由於紫外線B的影響而逐漸水晶體上皮細胞障礙，並且水晶體的混濁而使白內障發症。基於這些事實，混濁水晶體之代替品為白內障手術後要插入眼內人工水晶體，吸收紫外線和藍光的水晶體已成為當今的主流。

台灣進入高齡化社會，人口老化導致白內障患者越來越多，加上民眾普遍使用3C產品，白內障有年輕化趨勢，發生年齡約提早10年。估計台灣目前白內障患者已破百萬人，2017年全台更有20萬人進行白內障手術，較前年增加4萬。年齡增長、眼睛老化是造成白內障的主要因素。年老後可能會有高度近視、糖尿病、紫外線、3C產品藍光、服用類固醇等因素也都容易提升白內障的風險。根據統計，台灣50歲以上的人60%患有白內障，60歲以上80%，70歲以上更是高達90%。白內障發生的主要原因是「老化」，眼睛內的水晶體，因為可溶性蛋白變性轉變成不可溶性蛋白而形成混濁，導致視力模糊。在近期的臨床病人中發現，白內障已不再是專屬老年人的疾病，年輕型早發型白內障的案例，發生率有增加的趨勢。

5.3 藍光對眼睛的影響
及其與老年性黃斑部病變（AMD）的關係

近幾年針對藍光傷害眼睛的研究是醫學界非常熱門的研究課題。藍光的來源包括太陽光、LED燈、電腦、手機、PAD等3C產品。隨著電子產品的盛行，為生活所需使用3C產品而讓眼睛長時間接觸藍光，所謂的藍光泛指可見光譜中波長範圍落在380 nm～500 nm的光波，具有波長短能量高的特性。而3C產品的使用時間、亮度（螢幕光源強度）、距離（螢幕小、距離近，睫狀肌易疲麻僵硬）、所處的使用環境（暗處瞳孔放大，藍光進光量大增）與

影響眼睛健康關聯密切。平板業者為增加螢幕亮度，大量使用平板及背光元件，以取代傳統映像管，使螢幕所發出的藍光比例增高，約為傳統映像管螢幕的4倍。藍光是電子產品傷眼的重要因素之一，容易感到疲勞、乾澀、紅痛或視力不集中等症狀。眼睛中主要的吸收藍光的組織是黃斑色素，是位於眼睛中央的黃色組織薄層，稱為黃斑。

　　藍光累積性的自由基氧化損傷，恐引起細胞受損造成眼睛病變，例如乾眼症（Dry eye syndrome, DES）、黃斑部病變（Macular Degeneration）、嚴重甚至失明（No Light Perception, NLP）等。由於腦部是人體精神性器官，而黃斑部是「眼底的精神性組織」（Spiritual Tissue of the Eye），因此大腦的想法會藉由視神經傳至黃斑部，當眼睛有狀況時也會透過視神經傳給大腦，所以當眼睛過度疲累時也影響大腦，使人的精神不好，而產生失眠、記憶減退，甚至影響性格。

　　藍光會穿透水晶體到達視網膜，若長時間暴露於此環境，初期會產生眼睛刺痛、畏光等症狀，長期就可能會導致視網膜黃斑部病變，嚴重的話看東西會變得模糊扭曲。 目前顯示眼睛開始出現問題的人越來越多，因藍光、輻射有視力下降、白內障、失明等不同程度的眼疾。不管是動物實驗，人眼細胞的體外實驗，指出的藍光傷眼方向是非常明確的。

　　雖然有不少人依舊認為藍光傷眼證據不足，從而提出反對的意見，人眼的視網膜細胞不具有再生能力，目前需要降低對電子產品的依賴，或者對電子產品採取防護，才能好好保護靈魂之窗。美國能源署針對所有家庭用有光源的儀器、設備進行檢驗，結果發現，3C產品一旦使用時間長，積聚性的曝光也會造成眼睛裡面自由基的產生，形成光毒性作用，特別是針對3C產品中的藍光是否會傷害視網膜黃斑部的議題。

　　視網膜是接受光能、產生視覺的重要組織結構，但視網膜也是眼組織中最易受光損害的部位。當光強度或光照時間等超過了視網

膜的防禦能力，就會造成視網膜損傷。過多的光照射在AMD的形成和發展中起著非常重要的作用。實驗研究發現不同的光損傷動物模型表現出視網膜不同的形態改變，損傷程度與多因素相關，如光照強度、照射時間、模型物種等。視網膜光損傷致病及其防禦機制的研究是目前眼科領域的一個重要研究課題。

氧化應激是多種AMD的危險因素中可能的共同作用機制。AMD是與年齡相伴隨的疾病，隨著年齡增長，衰老細胞中產生過多的活性氧產物，造成機體氧化系統與抗氧化系統之間的不平衡，從而造成組織損傷和功能缺失。研究證實氧化應激誘導視網膜色素上皮細胞（retinal pigment epithelium, RPE）細胞紊亂及功能失調，參與AMD的發生與發展。

藍光造成RPE視網膜光毒性作用最強的光譜作用範圍是415 nm～455 nm，而非視覺光效應最佳的藍光作用光譜484 nm。手機和電腦LED螢幕藍光對眼睛的加速影響，高能量藍光穿透眼睛的角膜和水晶體，到達視網膜，加速對黃斑區造成傷害，而主要對視網膜色素上皮細胞以及感光細胞造成的損傷的是470 nm的藍光照射，發現藍光損傷視網膜跡象。藍光不僅傷害視網膜，還可能導致黃斑變性高發病率。AMD是一種隨著年齡增長發病率逐漸升高的眼部退行性病變。另一方面，AMD的年輕化的擴大化，且造成進行性的、不可逆的中心視力喪失。此為人類進入老齡化社會後，日益凸顯的一種嚴重性眼部疾病。

世界衛生組織的研究報告顯示，AMD已經成為老齡人口視力喪失的主要原因，近10年來，AMD影響全球大約30%的老年人，多發生於50歲以上人群，偶發於40歲～50歲人群。流行病學調查顯示，43歲以上人群中AMD的患病率為1.7%～15.6%。全世界大約有3,000萬AMD患者，每年大約有50萬人因老年性黃斑部病變（AMD）而致盲，AMD致盲者約占全球盲人的8.7%為AMD導致的不可逆盲。因其不可忽視的嚴重視力損傷，黃斑變性與白內障、青光眼，被世界衛生組織認定為三大致盲性眼病。

　　據《美國眼科學會》統計，全球每年新增濕性黃斑變性患者
人數超過100萬人，在2010年全球有2,300萬的人有老年性黃斑部
病變。在2013年中度到重度的病患有1,340萬人，到2020年歐美國
家AMD患者達到2,500萬人，成為老年人失明的主要罪魁禍首。
超過50歲的人較容易出現老年性黃斑部病變，在美國AMD為造成
此年齡族群失去視力的主要因素。年齡50歲～60歲的人約有0.4%
有此疾病；而60歲～70歲的人約有0.7%；年齡70歲～80歲的人
約2.3%，在超過80歲的人中則有將近12%的人有老年性黃斑部病
變。

　　老年性黃斑部病變是上了年紀的人視網膜之黃斑部退化而引起
的視覺障礙，通常是60歲～65歲開始發生，也是60歲以上長者失
明最主要的原因。老年性黃斑部病變可以分為乾性（dry）及濕性
（wet）二種。大多數的患者都是乾性的老年黃斑部病變，美國約
有800萬到1,000萬人受乾性老年黃斑病變所苦。乾性老年性黃斑
部病變對視力的影響比較小，惡化過程也比較緩慢，病程可能長達
20年以上，但是有可能惡化為濕性老年性黃斑部病變，若不積極
處理視力退化很快。

　　在美國約年齡為40歲或以上的人患有新生血管性AMD和地圖
樣萎縮有175萬人，在一眼或雙眼患有大的玻璃膜疣（≥125 μm）
有730萬人。在美國AMD大約是46%的年齡40歲以上的嚴重視力
喪失（視力為0.1或以下）者的原因。雖然估計80%的AMD患者為
非新生血管性的，但是在視力嚴重喪失（視力低於0.1或以下）的
AMD中，90%是由於新生血管性的類型引起的。隨著年齡增長，
AMD的患病率、發病率、病情進展程度以及大多數相關特徵（如
大的玻璃膜疣）也會明顯增加。

　　在Beaver Dam Eye Study中，研究的人群主要是由白人男女
組成，在年齡為43歲～54歲的患者中AMD（也稱為年齡相關性黃
斑病變）患病率小於10%，但是在年齡為75歲～85歲患者中患病
率則增加3倍以上。Beaver Dam Eye Study顯示在10年期間進展

到任何類型AMD的發生率，在43歲～54歲人群中為4.2%，在年齡75歲及以上的人群中增加到46.2%。Beaver Dam Eye Study還確定邊界模糊的軟性玻璃膜疣和色素異常也隨著年齡的增長而增加，提示是晚期AMD的前兆。

在洛杉磯拉丁美洲人眼病研究中，晚期AMD的患病率從40歲～49歲的0%增加到80歲及以上人中的8.5%。受試者為西班牙人的亞利桑那州Proyecto視覺評估和研究發現晚期AMD的患病率從50～59歲人中的0.1%增加到80歲及以上人中的4.3%。AMD的患病率有種族差異。Barbados Eye Study、Baltimore Eye Study和Macular Photocoagulation Study, MPS等提示白人中晚期AMD比在黑人中更為常見。新生血管性AMD在白人中比在黑人中更為常見。在這一研究中還有一個驚人的發現是華裔美國人中新生血管AMD比西班牙裔、黑人或白人美國人中更為常見，這需要其它的研究進一步證實。黃斑部病變為導致美國老年人口失明的主因，美國有超過1100萬人罹患黃斑部病變，其中的90%為乾性黃斑部病變患者，迄今無藥可醫。

在中國大陸由於高齡化進程加快，患病率和致盲率隨年齡增長而增加。因此AMD患者也逐年增多，在部分地區數據顯示，50歲以上人群中的AMD患病率為1.89%～15.5%，患者總數超過4,000萬，而城市中腦力勞動者發生率較高；70歲的老年人發生率為11.19%，50歲以上人群早期AMD的患病率在1.7%～9.5%之間，晚期AMD的患病率在0.2%～1.0%之間。隨著人口老齡化的加劇，AMD患病率也將隨之增高。研究表明女性患病的傾向是男性的2倍。隨著年齡增加，患病的危險顯著增加，在中國大陸每年新發病例中約30萬例為濕性老年性黃斑變性，但是AMD作為一種不可逆的致盲性眼病，其發病率逐年上升，已經成為一個嚴重的公共衛生問題。

在台灣，現在人們對3C用品的依賴50歲～64歲的盛行率不到2%，65歲以上約10%，上了年紀的人視網膜之黃斑部退化而引起

的視覺障礙，通常是60歲到65歲開始發生，也是60歲以上長者失明最主要的原因。藍光對眼睛的累積傷害，不可逆的老年性黃斑部病變，黃斑部病變患者剛開始會感覺影像中心模糊，周圍則看起來還算清楚，後來逐漸惡化，可能把直線也看成歪曲的線條。到了末期，幾乎完全無法 看清外界事物，達到失明的程度。

5.4 藍光誘導人視網膜色素上皮細胞損傷及其粒線體機制的體外研究[104]

背景與目的：

　　黃斑病變如年齡相關性黃斑變性等，是引起視力下降甚至致盲的最主要原因之一，而且越來越多的國內外研究表明:長時間暴露于高強度的藍光下可導致人視網膜的光損傷，尤其是黃斑部視網膜的損傷，其中影響最大的是視網膜色素上皮（retinal pigment epithelium, RPE）細胞。目前藍光對RPE細胞的光損傷尤其光化學損傷的具體機制尚不十分明確，有研究發現粒線體途徑在藍光損傷RPE細胞的過程中具有重要作用。粒線體如何參與藍光誘導的人RPE細胞損傷及其作用機制和動態變化仍不清楚。此研究旨在通過建立藍光損傷人RPE細胞的體外模型，探討藍光誘導體外培養的人RPE細胞損傷和凋亡的粒線體機制，以及粒線體參與RPE細胞損傷與藍光光照時間的動態關係。

研究結論：

　　1.藍光照射RPE細胞1h後，細胞活性氧（Reactive oxygen species，ROS）生成量顯著升高，提示RPE細胞在光照1h後出現氧化應激反應及細胞功能障礙；粒線體基因CO1 mRNA和NADPH mRNA分別在RPE細胞光照2h和3h後表達量顯著增加，表明粒線體不同基因表達異常活躍，粒線體在細胞光照時間延長後出現功能障礙。

　　2.光照3h後RPE細胞粒線體調控的抑凋亡蛋白Bcl-2表達減少，促凋亡蛋白Bax和凋亡蛋白Caspase-3表達增加。提示在細胞

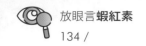
發生氧化應激反應後，粒線體調控的凋亡系統被啟動，從而誘導RPE細胞的凋亡。

綜上所述，通過自製藍光損傷RPE細胞模型發現，藍光照射RPE細胞1h後，細胞即產生氧化應激反應和功能障礙，待光照2h至3h後出現粒線體基因功能的異常及障礙，隨後啟動粒線體介導的凋亡信號通路，導致RPE細胞形態和超微結構的變化及細胞凋亡甚至壞死。

蔡善君等發現藍光照射可引起體外培養的人RPE細胞損傷，其形式主要是細胞凋亡，損傷程度呈光照強度和光照時間的依賴性。為研究藍光照射對大鼠視網膜功能的影響。金婉卿等採用寬譜藍光（波長400 nm～500 nm，峰值450 nm）照射大鼠一側眼睛，另一眼以鍍膜鏡片過濾藍光照射作為對照。在藍光照射後ERGa、b波幅顯著下降，說明藍光影響視網膜功能。研究證實藍光所造成的視網膜損害除了作用於視網膜光感受器細胞，更可能損傷了視網膜的各層，特別是顆粒細胞層，從而造成ERGb波的急劇下降。照射後2日和7日之ERGb波並沒有恢復，提示停止藍光照射後，視網膜功能的損害並沒有繼續而且也沒有恢復的跡象。

使用小鼠視網膜感光細胞（661W細胞）進行測試。通過在黑暗中培養細胞並用藍光（藍色LED：約430 nm的波長）照射培養物中的視網膜感光細胞，其結果顯示藍光照射視網膜感光細胞所引起的細胞損傷導致感光細胞中存在的光受容蛋白異常凝集，並誘發細胞的蛋白質合成工廠之小胞體的應激，引起細胞損傷。

林成輝等人將30μM的脂褐素注入大鼠的眼睛，然後暴露於藍光照射，發現ERG（視網膜電圖：測量視網膜光反應的電訊號）a、b波峰下降的幅度比單獨的脂褐素、藍光照射更大，這樣做會加速視網膜感光細胞、視網膜色素上皮細胞以及雙極細胞的損傷。金婉卿等人對大鼠的左右眼進行藍光照射實驗，左眼戴上鍍膜藍光鏡片，右眼不採取防護措施直接暴露於寬譜藍光下，照射24 h後右眼ERG a、b波峰值下降之後沒有恢復，左眼波峰值沒有改變。

寬譜藍光照射大鼠的視網膜，在持續照射超過24 h、2 d、7 d會引起不可恢復的損傷，而防藍光眼鏡減弱藍光可以保護視網膜上的細胞。不同的防藍光眼鏡，藍光遮罩率會不一樣，究竟多少才是合適的，也曾有人探知過。

上海同濟大學醫學院附屬眼科聯合貴州省人民醫院眼科劉欣等人研究藍光遮罩率40%、60%、80%對大鼠視網膜的影響，結果發現只要遮罩藍光大於或等於60%，原本白光LED造成的ERG a、b波波峰下降，在14天的修復期波峰值可以回到最初，視網膜的光損傷可以完全修復。Putting等用400 nm～500 nm之藍光和510 nm～740 nm之黃光照射兔子的眼睛，結果發現對兔子視網膜造成同程度的傷害，藍光只需要黃光強度的1/30。Essilor-Institut de la Vision尋找對眼睛最有害的可見光波段。將可見光分成10 nm的多個波段，然後每個波段聚焦於豬視網膜色素上皮（RPE）細胞持續幾個小時。因此，使用這種方法，可以確定對視網膜和RPE細胞最有害的藍光特定波段為415 nm～455 nm。

在這項研究中發現的藍紫色光是可見光的40 nm波段，其感光細胞由光觸發，引發一系列光電和光化學反應，在視網膜中，視網膜色素上皮（RPE）色素沉著改變和脂褐素積聚。這種累積和持續的藍紫色曝光將逐漸累積，並有可能對視網膜細胞造成損害，這將慢慢導致視網膜細胞死亡，進而導致黃斑變性AMD。

利用獼猴進行藍光的光安全實驗發現，經過兩個月每天12小時1,000 lux以上的白光LED照明和等效輻照度的藍光LED照射後，獼猴視網膜的明暗視覺，特別是視桿細胞的活性開始降低。蔡善君等人用不同強度的藍光利用獼猴進行藍光的光安全實驗發現，經過兩個月每天12小時1,000 lux以上，照射體外培養人視網膜色素上皮細胞（RPE）不同的時間，發現人視網膜色素上皮細胞出現凋亡、凋亡繼發壞死及直接壞死，藍光強度越強，照射時間越長，RPE細胞損傷得更嚴重。傅敏等人的研究發現藍光能以時間依賴性方式誘導RPE細胞內活性氧生成增加並導致RPE細胞DNA氧化損

傷。藍光刺激視網膜啟動光氧化機制，形成嚴重的氧化反應，破壞機體正常的氧化還原動態平衡，啟動細胞凋亡機制，從而導致細胞的死亡和損傷。

馬映雪等人在藍光誘導人視網膜色素上皮細胞分泌的外泌體與NLRP3炎性體的相關性研究時，使用波長為448 nm ± 24 nm的藍光LED燈，距離細胞35 cm連續照射6 h製成藍光誘導視網膜色素上皮細胞模型，光鏡下觀察發現正常視網膜色素上皮細胞單層生長，細胞呈梭形或多角形，成簇生長，如融合可呈典型的鋪路石樣。藍光誘導的視網膜色素上皮細胞受到光氧化損傷且增殖活力明顯減弱，光鏡下可見細胞腫脹，胞體失去多角形態，部分細胞胞體變長，呈現纖維細胞形態，失去正常細胞形態，可見450 nm以上的藍光對視網膜色素上皮細胞造成的明顯損傷。周勁等人在探究手機光照刺激對視網膜色素上皮細胞的影響時，真實模擬一般人使用手機的習慣，將手機螢幕開到亮度（200±20 lx），持續靜音情況下迴圈播放彩色圖片，設定體外人視網膜色素上皮細胞的照射時間為3 h、6 h、12 h，發現在持續不間斷光照時間超過12 h後，細胞出現明顯的損傷現象。

2018年7月5日美國托萊多大學（University of Toledo）的Kasun Ratnayake等人的研究發現手機與電腦的藍光會觸發感知信號並產生視網膜分子中的「毒性」反應，殺死視網膜上的感光細胞，細胞死亡後將無法恢復，導致黃斑變性，在50歲或60歲逐漸開始失明。關於AMD發病的具體機制尚未明確，但隨年齡增長逐漸增強的氧化應激對視網膜色素上皮（RPE）細胞的損害及局部炎症、免疫反應在AMD發病中的作用逐漸受到重視。長期暴露於熱帶地區和海洋洋面的高強度紫外線和藍光輻射，與當地人群視網膜光損傷及黃斑變性的高發病率有密切關係。Beaver Dam Eye Study調查並評估光照暴露與老年性黃斑部病變（AMD）之間的橫向及縱向聯繫，結果表明，長時間戶外暴露於光照者與暴露時間少的人相比其發生早期AMD的危險增加。

　　目前AMD的發病機制具體原因尚不完全清楚，一般認爲可能與遺傳、代謝、環境、炎症、免疫等多種因素交互作用的結果。衰老、代謝減緩以及氧化損傷等導致Bruch膜增厚以及脂褐素沉積，玻璃膜疣形成，並產生慢性炎症刺激進而形成早期AMD。隨著病程發展，炎症等反應不斷放大，可導致中期AMD。早期AMD患者5年內進展至晚期AMD的風險較低，但處於中期AMD階段的患者進展爲晚期的風險則大幅提高，甚至可出現地圖樣萎縮。晚期AMD可表現爲累及黃斑中心的地圖樣萎縮、或以脈絡膜新生血管形成、出血、滲出爲特徵的新生血管性老年性黃斑部病變（nAMD）。

　　老年性黃斑部病變分爲萎縮性或稱乾性AMD或非滲出型，主要爲脈絡膜毛細血管萎縮、玻璃膜增厚和RPE萎縮等引起之黃斑區萎縮變性。以及滲出性或稱濕性AMD或盤狀，主要爲玻璃膜破壞、脈絡膜血管侵入視網膜下構成的新生血管，發生黃斑區視網膜色素上皮下或神經上皮下漿液性或出血性盤狀脫離，最終成爲機化瘢痕。濕性AMD病程發展迅速是嚴重視力損害和失明的禍首，造成視力損害的原因是異常的新生血管在視網膜下生長，引起視網膜出血、水腫及視網膜組織的破壞是引起視力喪失的最主要因素之一。急性進展期可在短短2～3個月內就造成失明的嚴重後果，即便不是急性發作，如果得不到及時的治療，2年內85.1%的患者視力將降至法定盲（視力小於0.1），意味著10人中有8人將失去視力。

　　光子是能量的小單位，太多能量會導致細胞氧化磷酸化解偶聯，從而產生活性氧（ROS），從而破壞感光器外部片段的膜狀結構，從而損壞脆弱的視網膜色素層（RPE）細胞。這種損害會引起RPE中氧化的外部片段的吞噬作用和消化不完全，從而導致廢品脂褐素（所謂的老化色素）在RPE細胞顆粒中積聚。脂褐素由脂質，蛋白質和許多生色團組成，高度易受光化學變化的影響，會產生永久性的細胞損傷。A2E（N-retinylidene-N-

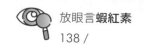
retinylethanolamine，N-視黃叉基-N-視黃基乙醇胺）可延長脂
褐素的光毒性，A2E是一種被藍光激發的關鍵熒光團。

　　A2E的光敏作用導致ROS的形成。過度的氧化應激會導致RPE
細胞功能障礙，並最終導致細胞凋亡。由於對脂褐素的積累和
A2E，因此暴露於藍光被認為是另一個潛在的危險因素。在許多情
況下，對視網膜色素上皮（RPE）細胞的損害以及對這種損害的慢
性異常炎症反應會導致大面積的視網膜萎縮，血管生成細胞因數
（例如VEGF）的表達或兩者兼而有之。在濕性AMD中，脈絡膜
新血管形成（CNV）的發展，伴隨著血管通透性和脆性增加，可
導致視網膜下出血、液體滲出、脂質沉積、RPE從脈絡膜脫離，最
終導致失明。

　　光化學損傷通常具有足夠強的量子能，可導致吸收輻射的分子
改變。光能被暴露組織分子吸收並將其激發為單態分子，這種狀態
的激發分子可進而變為三態並與周圍組織相互作用從而導致損傷。
同樣，激發態的分子可將能量轉移至氧氣形成單態氧或與底物作用
形成自由基如過氧化氫和羥自由基。

　　在對體外培養小鼠活體視網膜的研究顯示，藍光照射後30
min光感受器細胞ROS水準增加。粒線體為產生自由基的主要場
所，由於光感受器細胞內節富含粒線體且需要高濃度的氧，因此在
有氧條件下，藍光刺激視網膜啟動光氧化機制，誘導粒線體產生大
量自由基，破壞機體正常的氧化還原的動態平衡，使機體處於嚴重
的氧化應激狀態。粒線體內的黃素氧化酶、細胞色素C氧化酶可吸
收藍光，繼而抑制細胞色素環氧化酶的功能，通過粒線體中的電子
傳導鏈產生ROS，還原型谷胱甘肽（glutathione，GSH）水準明
顯下降。

　　光氧化反應所產生的自由基可破壞mtRNA及蛋白質。導致感
光細胞、色素上皮細胞凋亡。King等認為粒線體源性的ROS在暴
露於短波長藍光的細胞死亡過程中有重要作用，抑制粒線體電子鏈
或抑制粒線體特異性抗氧化劑，如超氧化物歧化酶可以抑制ROS

誘導的RPE細胞凋亡。而Liang等發現，ROS對RPE細胞內粒線體DNA的損傷是AMD發病的一個基本機制。這些結果均表明粒線體是藍光照射產生氧自由基的主要靶目標，提示可用以粒線體爲靶點的抗氧化劑治療AMD。氧自由基還可破壞溶酶體膜的穩定性，溶酶體內容物進入胞質內，亦可引起細胞變性及凋亡。

　　總之，視網膜疾病與自由基引發的氧化應激密切相關。氧化應激是導致視網膜功能損害的機制之一。據此可推斷，對以上疾病除常規治療外，應用自由基清除劑、抗氧化劑，可能對視網膜有一定程度的保護作用，有助於視功能恢復。長期暴露於藍光可能會引起感光器損傷的機制尚不清楚。多項研究顯示脂褐素（450 nm附近的吸收峰）可能是長期暴露於藍光引起視網膜損傷相關風險的介體。

　　脂褐素以位於RPE溶酶體中的顆粒形式在RPE中積累。脂褐素的形成開始於感光體的外部部分，是棒狀感光體盤降解的副產物。當脂褐素吸收藍光時，會產生ROS，這些自由基是視網膜中發生氧化損傷的原因。脂褐素產生的活性氧的數量與光的光譜組成直接相關，並且從400 nm穩定地減少到490 nm。RPE，特別是黃斑中脂褐素的積累與光感受器的死亡和AMD有關。此外，RPE中脂褐素的含量隨著年齡的增長而增加（即，脂褐素的數量在幼年動物中較低，而在老年動物中較高）；因此，隨著年齡的增長，藍光損害視網膜的可能性增加。據報導，在視網膜變性研究中，長期暴露於藍光可能會加速動物模型中的感光細胞變性。

　　哈佛大學的一項醫學研究指出，「高能可見光（HEV）藍光多年來一直被認爲是視網膜最危險的光。長期暴露後，人們有望看到黃斑變性、青光眼和視網膜退行性疾病」。美國黃斑變性基金會（AMDF）發表的論文：「藍光似乎比光譜中的任何其他射線加速與年齡有關的黃斑變性（AMD）。」美國眼科醫學會和美國黃斑部病變基金會（AMDF， American Macular Degeneration Foundation）葉黃素必須經過長時間的攝取，才能使其積聚在黃

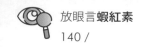

斑部。幼兒的黃斑部尚未成熟，葉黃素量還不足，對3C產品藍光的防禦力更低，因此就容易使黃斑部造成傷害。

　　與年齡有關的黃斑變性在歐美是導致失明的主要原因，但在日本卻是第四大失明者，並且隨著人口的老齡化和食品西化，患者人數在增加。大約1%的成年人患有這種症狀（來自日本眼科學會HP的「老年性黃斑部病變」）。由於與年齡有關的老廢物以及黃斑和視網膜中的氧化應激造成的損害，導致各種眼部疾病。

　　藍光的使用在我們的社會中變得越來越重要，並且現在世界上很大一部分人口在一天中的一個不尋常的時間（夜晚）每天要接受人造光的照射（從幾分鐘到幾小時）。由於光具有累積效應和許多不同的特性（例如，波長、強度、曝光時間、一天中的時間），因此考慮光源的光譜輸出以最大程度地減少與藍光相關的接觸。

　　因此，發光峰在470 nm～480 nm左右的LED比發光峰在450 nm以下的LED更可取。儘管我們確信，在短至中期內（幾天至幾週）暴露於470 nm～480 nm範圍內的LED藍光不會顯著增加發生眼部疾病的風險，但該結論不能推廣到長期接觸（數月至數年）。最後，我們認為需要更多的關於長期暴露於低水準藍光下的安全性的研究，以確定藍光對眼睛的影響。

5.4 老年性黃斑部病變
（age- related macular degeneration, AMD）

　　近年來3C產品盛行，由於長時間使用電腦、滑手機等電子產品，讓眼睛未適當休息，除帶來眼睛疲勞外，亦會增加眼睛病變罹患率。尤其近年來黃斑部病變已經成為視力沈默的殺手。黃斑部退化是最常見的視網膜疾病之一，跟年紀、人種和遺傳有關，在2010年世界衛生組織（WHO）的報告中指出，黃斑部病變，與白內障及青光眼齊名，是造成成年人3大失明的原因。據統計，台灣老人於2018年3月有331.2萬人，超過14%，成為高齡社會。

　　另依據推估至2025年老人人口將超過總人口20%，成為超高

齡社會。台灣65歲以上老人，每10人就有1人罹患老年性黃斑部病變，推測台灣可能約有百萬人有老年性黃斑部病變，已對國人的眼睛健康形成嚴重的威脅。臨床顯示罹患老年性黃斑部病變，兩年內不接受治療，即有失明風險。根據美國的統計，如果不分症狀輕重，全美國共有一千多萬人患有老年性黃斑部病變。50歲～64歲約占人口1.6%，但 65歲～75歲的人就增加至10%，白人比黑人多，可能較深的色素可減少光的傷害。

　　除了年齡之外，其他的因素還包括先天基因、家族史、吸菸、肥胖、高血壓、高血脂、心血管疾病、陽光的傷害、高度近視等因素都是黃斑部病變高危險群，都可能導致視網膜下方產生新生血管，不僅影響視力，也會造成影像扭曲。現今醫學文獻研究，黃斑部病變主要是因為一些促發因子之自由基形成造成氧化傷害，不管老少再加上老化傷害所形成之不可輕忽眼睛疾病威脅。隨著年齡增加，眼部的沉積物會逐漸堆積，血管也會開始增生，罹患黃斑部病變的機率也會逐漸上升。在歐美等已開發國家中，此病是65歲以上長者致盲眼疾中最常見的。

5.4.1認識老年性黃斑部病變

　　老年性黃斑部病變（AMD）亦稱為「老年性黃斑部病變」、「加齡黃斑變性」、「年齡相關性黃斑部病變」，是一種好發於50歲以上的長者之眼睛疾病，亦是老人常見視力退化及失明的原因。顧名思義，老年性黃斑部病變是上了年紀的人視網膜之黃斑部退化所引起的視覺障礙，但是許多50幾歲的人雖然外表年輕行動敏捷但已罹患老年性黃斑部病變而影響視力。AMD會引發視網膜的病變，令眼部中心視力緩慢下降，出現視物變形，最終導致視力喪失。老年黃斑變性的發病機率隨年齡增長而變高，最早的可能在40歲左右就開始出現症狀。在歐美已成為中老年人失明的頭號原因，在日本的發病率也有增加趨勢。

　　對於駕駛、閱讀、辨認別人樣貌及近距離工作，尤為重要，

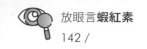
就像一般組織一樣，會有老化傷害議題，但也因其與光線的特殊關係，所以也會有嚴重的氧化傷害。事實上氧化傷害對老年化的傷害會有加成的作用。這就是為什麼老人家有了老化傷害及氧化傷害的促發因子，就容易形成所謂黃斑部病變的原因了，這就是所謂的年齡相關性黃斑部病變。

初期症狀所出現問題的第一個徵兆可能是直線突然看起彎彎的。年齡相關性黃斑部病變通常會先影響單眼，之後第二隻眼睛也很容易受到影響。其他徵兆可能會在譬如閱讀時出現，當患者注視書本時，字母會變模糊，且只看得到模糊的斑點。眼睛的構造如一部照相機，黃斑部位於視網膜中心部位，視網膜是眼睛後方光敏感之神經細胞接受訊息，其作用類似相機裡的底片。當光線透過鏡頭便會聚焦至底片。視網膜黃斑位於眼底視力軸線的投影點上，是人眼的光學中心區。這一區域因含有大量的葉黃素呈黃色，故而稱為「黃斑」。

5.4.2 老年性黃斑部病變的症狀

視網膜黃斑是人眼的光學中心區，與視網膜其他部位的病變相比，這個區域一旦出現病變，給視力帶來的影響更為顯著。黃斑部位於視網膜正中央，主要功能是負責中央視力，使能夠清晰地看到物件的形狀和顏色。決定影像成形的形狀、顏色、亮度，是視覺功能最敏感的地區。黃斑部隨年齡增長逐漸在視網膜中央（視野缺損，以中央視力模糊為主）出現退化，急性視力減退及漸近性視力減退。發病初期時，會有眼部中心的視力模糊變差、開始出現單眼眼睛有黑點或陰影、看物體時物體中心部位會變暗或看線條歪七扭八變形等症狀，亦有明顯的主觀症狀包括看東西時，影像扭曲、視物變形、變大或變小、視力模糊、顏色變淡或暗影和後天性色盲。

尤其是在閱讀和近距離工作會變得困難，書報上的字會變得模糊，直線會被扭曲，嚴重者無法閱讀，或是辨識人的臉孔。其中急性視力減退多為單眼視力突然大幅度下降，看東西會覺得變形。雖

然周邊視力不會受影響，但卻可能因遮蔽位置剛好位在眼睛中央，產生辨識不出人臉或物件的困擾。

　　黃斑部病變通常為兩側性發作，當其中一眼出現病變時，另一眼可能也發生病變。黃斑部病變是常見的眼部疾病之一，也是老年人頭號視力殺手。導致「老年性黃斑部病變」最主要的原因，是隨年紀增長，通常雙眼一起發生視網膜中心部位的退化；老年性黃斑部病變分為乾性（dry type）及濕性（wet type），怎麼區分乾性和濕性？主要是依照是否產生脈絡膜血管新生，呈現的變化可分成兩類。

　　乾性的老年性黃斑部病變主要是並無形成脈絡膜新生血管，隨著年齡的增長而使視網膜細胞產生變化，蓄積數粒黃白色顆粒稱為結節的代謝產物，引起視網膜視覺細胞變性及損壞，使眼睛視網膜黃斑部色素細胞逐漸萎縮、變性、剝離，是最常見的疾病型態，只會緩慢地惡化，因此患者視力受損的程度有限。乾性病變通常對視力影響較小，通常較為穩定，不過要注意的是，乾性黃斑部病變久了仍有惡化為濕性老年性黃斑部病變的可能。反觀乾性的發病期漫長，視力將漸進式退化。臨床上將乾性病變分為4期，從隱結的有無、增多到色素沉積，最後進入地圖狀萎縮，過程恐延續10幾年之久。醫生只能建議病人少抽菸，出門配戴太陽眼鏡以減少光傷害或平常服用葉黃素等健康食品。

　　濕性的老年性斑部病變約只占老年性黃斑部病變的1/10，濕性病變是由於視網膜色素上皮細胞及其彈性纖維層病變並長出不正常血管，因為組織液與血液自病變血管內滲透至黃斑部，因而導致病患的黃斑部常出現新生血管（subretinal neovascularization，SRNV）之增生而造成黃斑部水腫、出血、滲出液及積水之增加，新生血管常會爆裂、形成疤痕，因而破壞黃斑部的組織，視網膜萎縮視力降低，視網膜的神經細胞會逐漸死亡而使視力惡化。濕性之老年性黃斑部病變其病情變化惡化速度很快，視力將會迅速衰退，且可能在短短幾年內喪失中心視力。台灣罹患黃斑部病變患者，大

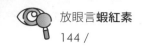
多數屬於滲出性變化。有年齡相關性黃斑部病變案例中約有10%至15%則會造成更為嚴重的視力受限。

老年性黃斑部病變主要為兩種類型：非滲出型（乾式）及滲出型（溼式），前者約占90%，AMD 初期視力不會造成影響，惟乾式黃斑部病變（Dry AMD）隨著老化而有可能惡化成溼式黃斑部病變（Wet AMD），其雖占10%，但卻造成嚴重的視力喪失。在台灣的流行病學研究顯示，乾式與溼式黃斑部病變之盛行率分別為9.2%以及1.9%。初期老年性黃斑部退化的治療，可考慮服用維生素B、C和抗氧化劑，治療原有心血管疾病和促進血管循環，戒菸和戴太陽眼鏡減少光的傷害等。但若有脈絡膜新生血管，則需用雷射來治療。

全身的代謝性疾病如：糖尿病、高血壓等引起的視網膜病變，常引起黃斑部慢性水腫而影響視力。

（1）視網膜分支或中央動脈阻塞所造成的急性缺氧、缺血而導致黃斑部功能喪失。

（2）視網膜分支或中心靜脈阻塞導致出血、缺氧或水腫而使得黃斑部功能受影響。

（3）中心漿液性脈絡膜視網膜病變而致視力減退，中心暗影及視物變小。

（4）老年性黃斑部病變，乃是與年齡有關的退化，黃斑部常因新增血管導致的出血、水腫（濕性）而影響視力。

（5）高度近視眼底病變常見黃斑部退化、出血、新增血管、黃斑裂孔甚或視網剝離而使得視力急速下降。

（6）黃斑部裂孔，短期內可見視力明顯下降及中心視野絕對暗點。

（7）外傷導致的裂孔，水腫、出血會影響視力。

預估2024年全球乾式老年性黃斑部病變市場值為美金25億元，亞洲約6,000萬病人，故亞洲市場潛力估值約是美金7.5億元。老年性黃斑部病變好發於50歲以上的長者，是老人常見視力退化

及失明的原因。而台灣老人人口日益增加，推測台灣可能也有約百萬人有老年性黃斑部病變。老年性黃斑部病變未來將會嚴重威脅國人的眼睛健康，故有必要作一深入了解。老年性黃斑部病變爲眼科難治性眼底病，是導致 50歲以上人群低視力和致盲的首要因素。隨著人口老化的問題越來越嚴重，黃斑部病變已逐漸成爲失明的首要原因，但國人普遍對此尙無預防及治療的概念。

5.5 視網膜的氧化應激損傷

藍光對視網膜的氧化應激損傷

根據許多醫學研究顯示，藍光直接穿入眼球進入視網膜中心時，若感光細胞長時間接受紫外光以及藍光照射，會使眼睛受到傷害，導致乾眼症、白內障、水晶體混濁、黃斑部病變、乾眼症、睫狀肌退化等問題。多數人關心的3C危害如近視度數加深，值得注意的是，的確有科學論文提及不當使用3C可能造成視力不良，譬如在昏暗的環境下看手機等，都相當傷眼。「藍光」是指波長在380 nm～500 nm之間的可見光，是會產生自由基的高能光線。在所謂有害光線中，能夠到達視網膜的就是可見光中的藍光。眼角膜、前房房水及玻璃體對於藍光沒有任何防護力。

雖然水晶體可以吸收部分藍光，視網膜黃斑部有許多類胡蘿蔔素中的黃色色素，主要爲葉黃素和玉米黃素，可以吸收光譜在460 nm左右的光線，也就是說這些色素可以吸收藍光保護重要的感光細胞及色素上皮細胞。但距離、時間、藍光等種種相關的危險因子對眼睛的傷害何者最大呢？而其中藍光對眼睛的傷害又是什麼？可以分爲暴露的光強度、暴露時間長短及暴露的波長。當使用的距離愈遠，意味著暴露的強度愈小。使用時間愈短，則藍光傷害就愈少。藍光對眼睛所產生的影響稱之爲藍光風險。

Putting等分別比較400 nm～500 nm 藍光與510 nm～740 nm黃光照射兔眼，其結果顯示造成同樣程度視網膜功能損害所需藍光的強度僅是黃光的1/30。藍光對眼睛所造成的危害是在視網膜

感光細胞及視網膜色素上皮細胞。高能光線所產生的自由基攻擊感光細胞及色素上皮細胞的小胞器，特別是攻擊粒腺體DNA，進而導致細胞凋亡。

視網膜光損傷的成因至少包括熱損傷、機械損傷和光化學損傷。光化學損傷起著相當重要的作用，而機械損傷作用較小，光的熱效應在自然光環境中多不致引起不可逆的視網膜損傷。認為氧化應激（oxidative stress，OS）是指機體在遭受各種有害刺激時，體內活性分子如活性氧自由基（reactive oxygen species，ROS）和活性氮自由基（reactive nitrogen species，RNS）生成過多，造成體內機體內氧自由基產生與清除失衡，而導致細胞和組織損傷的生理和病理反應。

氧化應激反映了病理條件下機體氧化系統與抗氧化系統之間的不平衡，卽氧化活性分子的系統損害與生物系統解毒活性中間體或修復活性中間體所產生的損傷之間的不平衡錯誤。導致活性氧在體內堆積產生毒性，引起不飽和脂肪酸的反應。ROS是細胞代謝的產物，主要在粒線體中產生，在生理濃度時，ROS可以作爲信號分子調節機體免疫炎症反應和轉錄因子的產生，但是當持續較高濃度時，ROS可導致細胞粒線體、蛋白質、脂質和核酸的嚴重損害。

過量的ROS還會直接攻擊粒線體，造成粒線體功能紊亂。粒線體功能紊亂亦會造成ROS產生增加，進一步損害粒線體的電子轉移，使ROS產生倍增。近年來，研究發現氧化應激機制參與AMD的發生與發展，活性氧（ROS）的累積引發RPE細胞進行性損傷，在細胞衰老過程中誘導其形態與功能異常。此研究採用H_2O_2誘導RPE細胞氧化應激的模型，結果顯示氧化損傷可導致體RPE細胞形態改變，且隨H_2O_2濃度升高而嚴重。

氧化應激是視網膜損傷過程中的重要機制之一。活性氧（ROS）是與氧化應激密切相關的自由基，ROS是指由氧誘發形成，並在分子組成上含有氧的一類化學性質非常活潑物質的總稱。活性氧物質又分爲含氧自由基及非自由基，而自由基（Free radical）定義爲具獨立不成對電子的原子、分子或離子。而含氧自由基則定義爲氧氣在體內代謝過程及自然防禦系統中，所產生具有高度活性的物質、攻擊性強的氧化合物，包括超氧陰離子（superoxideanion，$.O_2^-$）、氫氧自由基（hydroxyl radical，·OH）、過氧化氫（H_2O_2）與單線態氧（Singlet oxygen，$^1O_2$）等。脂質過氧化（LPO）反應是典型的活性氧參與的自由基鏈式反應，是指由氧自由基引發脂質發生過氧化反應從而改變生物膜結構和功能的過程，從而導致組織損傷的過程。

視細胞外節是體內含長鏈不飽和脂肪酸的組織，這些不飽和脂肪酸具有易受自由基攻擊的亞甲基結構，易與·OH發生脂質過氧化（lipid peroxidation, LPO）反應產物MDA含量及SOD（superoxide dismutase, 超氧化物歧化酶）活性的變化。LPO反應的中間產物與最終分解產物是丙二醛（Malondialdehyde, MDA），MDA可以與膜上的酶或受體結合，改變膜的結構，造成膜的運輸過程紊亂，其可見光強度愈大視網膜中自由基含量愈高，MDA含量增高而SOD活性降低，充分證明光照後發生LPO反應，其後果即爲氧化應激，引起細胞水腫，粒線體腫脹，內質網擴張和質膜、細胞器膜及核膜的斷裂，影響血管通透性，促使炎症反應，最後細胞壞死崩解。

慢性氧化應激與許多視網膜病變相關疾病有相關性。氧化應激引起視網膜色素上皮（RPE）胞內蛋白質、脂質、DNA以及細胞器損傷，導致RPE功能紊亂。視網膜光損傷及其損傷防禦機制研究一直是重要課題。光損傷是人體組織吸收光線後發生光化學反應致組織損傷，其取決於吸收的總能量，因此與輻射強度和持續時間密切相關。會造成光損傷的主要波段是可見光中的藍光。

藍光可達視網膜處。光線對眼睛和身體造成視網膜光損傷與光輻射的波長、強度、時間、距離、瞳孔大小、年齡和水晶體情況等有關。在一定的波長範圍內，視網膜光化學損傷的敏感性隨著光波波長的縮短而呈對數關係上升，波長越短，光粒子的能量越大；

波長越長，光線穿透力越強。光對視網膜的損傷能誘發活性氧自由基產生，使視網膜細胞處於氧化應激狀態，從而造成細胞一系列損傷、凋亡、生物膜溶解和細胞壞死，導致感光細胞的凋亡和視網膜變性，引發眼病，甚至導致視力喪失。

　　人體存在視黃醛（Retinal），這種代謝物質是感光細胞的補光體，所以眼睛才會知道有光線進入。也就是說視網膜中的感光細胞需要視黃醛將光轉換成視覺訊息，因此視黃醛是構成視覺不可或缺的物質。當視黃醛持續暴露於藍光，就會製造永久傷害感光細胞的毒性分子，而感光細胞是無法再生修補的。視黃醛能吸收藍光中的光能量，並將此能量轉移到大量存於眼睛內的氧氣，產生活性氧化物質，這些物質會對感光細胞造成傷害。

　　為瞭解藍光對眼睛的影響，將實驗分成兩組，一組是將存在視黃醛的感光細胞暴露在藍光的環境，另一組則是將沒有視黃醛的感光細胞暴露在藍光的環境。實驗結果顯示，感光細胞長時間暴露於受藍光影響的視黃醛會導致死亡，即視黃醛會對感光細胞和非感光細胞產生光敏感性，而此光敏感性會阻斷藍光的重要訊息傳遞過程，導致細胞受損。然而，受藍光影響的視黃醛並不常導致感光細胞死亡，直到50歲～60歲，情況才會惡化，而這正是與老化相關的黃斑部病變開始發生的時候。

　　俞永珍等研究氧化應激反應參與藍光誘導體外培養的人視網膜色素上皮細胞（human retinal pigment epithelium, hRPE）凋亡的作用機制及其與時間的關係。方法用LED藍光光源建立藍光損傷體外培養的hRPE細胞模型，藍光輻射強度為（4.0 ± 0.5）mW·cm^{-2}，並將細胞分為光照時間0 h（對照組）、1 h、2 h、3 h、4 h、5 h、6 h、12 h的細胞凋亡率，由圖3可知與正常對照組比較，光照4 h後細胞凋亡率明顯升高。正常對照組（0 h）、0.5 h、1 h、2 h、3 h、4 h、5 h、6 h組hRPE細胞生成的ROS相對量，由圖4可知光照0.5 h後細胞產生的ROS明顯升高。其結果各光照組細胞均有不同程度的胞漿減少、空泡狀改變、粒線體腫脹、微絨毛

減少或脫落。藍光可通過產生的氧化應激反應啟動細胞凋亡系統導致細胞損傷，光照持續3 h時細胞可能出現了損傷但不明顯，光照5 h~6 h後出現了較爲明顯的細胞凋亡。

圖3 光照時間VS.細胞凋亡率

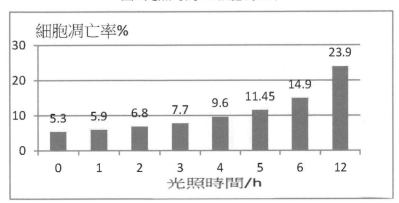

圖4 光照時間VS. hRPE細胞生成的ROS相對量

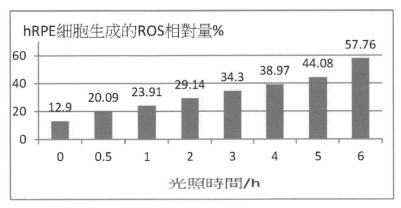

根據研究已證實長期暴露於藍光與老年性黃斑部病變（AMD）的發病率具有統計學意義的相關性，儘管目前廣泛認爲藍光損傷視網膜通過光化學機制，其誘導視網膜細胞凋亡具體的分子機制仍然不很明確。

脂褐素是視網膜色素上皮細胞吞噬，可消化的桿狀細胞和錐狀細胞的殘留物。隨著年齡的增長，視網膜色素上皮的次級酶已顯示出增加。最近，N-泛黃-N-類視黃醇乙醇胺（N-視黃基-N-亞視黃醇乙醇胺，N-retinylidene-N-retinylethanolamine，A2E）是

脂褐素的核心熒光基團。在不可降解的色素中，通過氧化應激介導的視網膜色素上皮細胞凋亡和壞死而顯示出對藍光的強烈吸收。粒線體是與藍光相關的氧自由基的主要靶標。在有氧條件下，藍光會刺激視網膜的啟動和氧化機制，誘導大量自由基，破壞信使核糖核酸（mRNA）和蛋白質，導致感光細胞和色素上皮細胞壞死，並破壞視網膜的動態平衡。人體的正常氧化還原狀態。在嚴重的氧化應激條件下，視網膜神經節細胞（RGCs）在眼內軸突和光感受器中存在大量粒線體。感光體內層的Henle層中的黃斑類胡蘿蔔素吸收短波藍光，該短波藍光發生在400 nm至480 nm之間，因此藍光對RGC的粒線體造成了很大的損害。

脂褐素是視網膜色素上皮細胞吞噬，可消化的棒狀細胞和圓錐形細胞的殘留物。隨著年齡的增長，視網膜色素上皮的次級酶已顯示出增加。最近，N-泛黃-N-類視黃醇乙醇胺（N-視黃基-N-亞視黃醇乙醇胺，A2E）是脂褐素的核心熒光基團。在不可降解的色素中，通過氧化應激介導的視網膜色素上皮細胞凋亡和壞死而顯示出對藍光的強烈吸收。粒線體是與藍光相關的氧自由基的主要靶標。在有氧條件下，藍光會刺激視網膜的啟動和氧化機制，誘導大量自由基，破壞信使核糖核酸（mRNA）和蛋白質，導致感光細胞和色素上皮細胞壞死，並破壞視網膜的動態平衡。

人體的正常氧化還原狀態。在嚴重的氧化應激條件下，視網膜神經節細胞（RGCs）在眼內軸突和光感受器中存在大量粒線體。感光體內層的Henle層中的黃斑類胡蘿蔔素吸收短波藍光，該短波藍光發生在400 nm至480 nm之間，因此藍光對RGC的粒線體造成了很大的損害。Ishii和Rohrer將藍光對視網膜的光損傷機制是由單細胞光氧化應激觸發的，從而在非靶向細胞中誘導生物效應。藍光刺激視網膜色素上皮單個細胞中的局部氧化應激，並引起活性的ROS誘導信號。輻射迅速擴散到外圍，而Ca^{2+}信號則緩慢且不均勻地傳輸到相鄰細胞，從而引起粒線體膜電位的變化。最後，高基線Ca^{2+}水平的代謝特徵導致視網膜色素上皮細胞局部細胞損傷。

5.6 氧化應激誘導視網膜神經節細胞凋亡

凋亡是一種程式性細胞死亡，這種程式性死亡對於維持生物體組織器官的穩定性具有至關重要的作用，可以清除體內有害的、無功能的、突變的或受損的細胞，保證細胞的數量和品質。因此，生理性的凋亡是有益的，可以保證正常的生長發育以及維持內環境的穩定，還可以通過誘導感染的細胞發生凋亡，發揮積極的防禦功能。

但是，一旦出現凋亡異常，細胞群體的穩定性就會受到破壞，凋亡過度會造成細胞數量減少，組織器官功能異常。現在已知，神經細胞凋亡過度會導致阿茲海默症、帕金森氏症等多種神經退行性病變。RGCs凋亡可以在青光眼、糖尿病視網膜病變、視神經炎等多種疾病過程中出現，會導致多種視覺功能的喪失。近年來的研究表明，氧化應激可以誘導體外視網膜神經節細胞casepase依賴性的凋亡，Guo等發現，氧化應激誘導體外視網膜神經節細胞凋亡過程中，有casepase-9，casepase-12參與其中，引發內質網應激，最終造成視網膜神經節細胞凋亡。

在研究氧化應激對視網膜的損傷中發現隨年齡增長視網膜RPE細胞內增加的物質包括：光誘導下產生大量活性氧的脂褐質、損傷的粒線體DNA、羧乙基吡咯（carboxyethyl pyrrole, CEP）蛋白複合物、8-羥基脫氧鳥苷酸 （8-OHdG）、脂質過氧化及糖化終產物、4-羥基壬烯醛（4HNE）和丙二醛（MDA）等。目前已在小鼠模型上明確氧化應激與AMD有密切關係，在超氧化物歧化酶 1 （SOD1）或SOD2缺陷的小鼠體內發現活性氧（ROS）水準升高並出現AMD的臨床表現。在老化視網膜中自由基和氧化脂蛋白被認為是組織損傷的主要原因，且在局部組織中能觸發低度炎症反應。

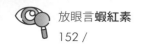

5.7 視網膜色素上皮細胞中的氧化應激反應

5.7.1活性氧的產生

　　氧化應激是活性氧誘導細胞內蛋白異常折疊從而導致細胞功能障礙及損傷的過程，在AMD的發病中占有重要地位。RPE位於感光外節和脈絡膜間，豐富的脈絡膜血供使其長期處於高氧環境中。RPE細胞通過吞噬降解脫落的感光外節來維持細胞的穩定性，在該過程中感光外節記憶體留的不飽和脂肪酸可氧化產生包括脂肪醛自由基在內的大量活性氧，由於內源性活性氧的生成，RPE細胞的吞噬過程本身就是一個氧化應激反應。另外，RPE細胞內含有的豐富光敏劑在持續強光刺激下可誘導產生活性氧。

5.7.2活性氧對細胞的損害

　　粒線體作爲活性氧的重要來源最易受到其直接損傷。粒線體去氧核糖核酸（Mt-DNA）缺乏組蛋白和其他DNA蛋白的保護且直接暴露在產生活性氧的呼吸鏈微環境中，易受到活性氧的直接攻擊。Mt-DNA編碼電子運輸相關蛋白，其損傷可能致粒線體信使核糖核酸（mRNA）及蛋白質合成的下降。活性氧的產生及其對粒線體的損害引起電子轉運障礙，形成氧化損傷的惡性循環。粒線體有氧呼吸鏈是機體產生三磷酸腺苷（ATP）的主要來源，呼吸鏈的破壞可導致細胞供能不足從而引起細胞功能缺陷。隨年齡增長，細胞供能缺陷逐漸嚴重進而導致年齡相關性細胞生理供能下降，引起細胞衰老。由於細胞內含豐富的抗氧化酶及有效的修復系統，這種氧化損傷在年輕時不易顯現，隨年齡增長損傷不斷累積且抗氧化酶活性逐漸降低卽可出現視網膜功能改變和細胞的死亡最終導致視力下降，這種年齡相關的氧化改變被認爲是早期老年性黃斑變性的標誌。

　　脂質過氧化是不飽和脂肪酸與多種氧衍生物相互作用的複雜鏈式反應過程，可產生較多活性親電子醛和自由基。這些物質

損害細胞膜的完整性、流動性及功能，從而對細胞產生毒性作用。體內產生的內源性醛主要有4-羥基-2 -壬烯醛（4-hydroxy-2-nonenal）、丙二醛（Malondialdehyde，MDA）、丙烯醛（Acrolein）、巴豆醛（2-丁烯醛，Crotonaldehyde，2-butenal）、甲基乙二醛（Methylglyoxal，MGO）。RPE由於含豐富的不飽和脂肪酸極易發生脂質過氧化反應。氧化應激反應是引起視網膜光損傷等視網膜疾病的一種重要的病理過程，視網膜色素上皮（RPE）細胞位於視網膜最外層，長期暴露於光線刺激及高氧環境中，更易發生氧化應激反應而受到損傷。人RPE細胞的損傷及丟失是老年性黃斑部病變（AMD）發生和發展的早期事件。藍光極易導致視網膜，尤其是黃斑部的光化學損傷，其粒線體途徑引起的氧化應激反應在藍光誘導的人RPE細胞損傷中發揮重要作用。

　　視網膜由神經視網膜與視網膜色素上皮（RPE）細胞組成，正常的視網膜結構及功能是維持正常視覺功能的必要條件。由於光氧化損傷的存在及自身的高代謝活性使得視網膜長期處於高氧自由基環境中，極易發生視網膜氧化損傷。研究顯示視網膜氧化損傷與老年性黃斑部病變（AMD）等眼科疾病的發生密切相關。RPE細胞是諸多氧化應激相關視網膜病變中氧化應激損傷最先攻擊的部位。為了維持視網膜的正常結構與功能，RPE細胞具有多種重要的生理功能，其中包括清除氧自由基，維持視網膜氧化還原平衡。RPE細胞抗氧化功能缺失所導致的視網膜氧化損傷參與AMD、糖尿病視網膜病變以及早產兒視網膜病變等多種眼病的發病進程。

　　氧化損傷可導致脂褐素在RPE中的積累和積累。RPE中脂褐素的積累會影響RPE向感光器提供營養的能力，從而影響感光器的生存力。此外，當脂褐素吸收藍光時，該材料會變成光毒物質，這可能導致RPE和光感受器進一步受損。暴露於特定波長或強度的光可能會嚴重損害視網膜。這種類型的損壞稱為光致損壞。光可以通過三種機制引起損傷：光機械（photomechanical），光熱（photothermal）和光化學（photochemical）。光機械損壞是

由於RPE捕獲的能量迅速增加而造成的，這可能對RPE造成不可逆的損壞並導致感光器損壞。這種類型的視網膜損傷取決於吸收的能量，而不取決於光的光譜成分。當視網膜和RPE暴露於短暫的（100 ms至10 s）但強烈的光線下會引起這些組織的溫度顯著升高，從而發生光熱損傷。視網膜RPE損傷更常見的類型是光化學損傷，當眼睛暴露於可見光範圍（390 nm～600 nm）的高強度光時，會發生光化學損傷。當前觀點認為光化學損傷有兩種不同的類型。

第一種類型與影響RPE的光線短暫但強烈的曝光有關，第二種類型與較長但強度較小的光線曝光有關，從而影響感光器的外部。短時間（長達12 h）暴露在藍光下可能會引起恒河猴的RPE損傷，並且在損傷程度和氧氣濃度之間發現明確的關係。許多不同的抗氧化劑可以減少損害的事實表明，這種損害與氧化過程有關。實驗數據表明，脂褐素是在暴露於藍光後參與介導光誘導的視網膜損傷的發色團。

第二種光誘導的光化學損傷發生時間較長12 h～48 h，但曝光強度較低。最初在白化病大鼠中觀察到這種類型的損傷，但在其他物種中也觀察到了這種損傷。與視桿相比，視錐似乎更脆弱。正常的視覺功能是人類感知外界最為重要的途徑之一，視覺健康直接影響人類的生活質量和幸福指數。視網膜是視覺系統重要的組成部分，在視覺功能中起著關鍵作用。

視網膜由視網膜色素上皮細胞（RPE）和神經視網膜細胞組成。神經視網膜主要包含視錐、視杆細胞；雙極細胞和神經節細胞三類神經元細胞組成。其中，外顆粒層的視錐和視杆細胞可以將感受到的光轉化為神經信號，隨後通過內顆粒層的雙極細胞傳遞給神經節細胞，最後通過視神經傳遞到大腦枕葉視覺中樞而產生視覺。作為體內唯一直接暴露在光照之下的神經組織，神經視網膜極易受到光氧化損傷。加之視網膜自身的高代謝活性和高耗氧量使得視網膜長期處於一個高氧化應激狀態。

名詞解釋

▲NADPH：還原型輔酶 II ；nicotinamide adenine dinucleotide phosphate

N指煙醯胺，A指腺嘌呤，D是二核苷酸，P是磷酸基團；還原態的菸鹼醯胺腺嘌呤二核苷酸磷酸。

▲CO1：cytochrome c oxidase I

細胞色素c氧化酶I也稱為線粒體編碼的細胞色素c氧化酶I是一種在人類中由MT-CO1基因編碼的蛋白質。在其他真核生物中，該基因被稱為COX1、CO1或COI。

▲視網膜電圖（electroretinogram, ERG）

測量的是視網膜內細胞對光刺激之總的電反應。視網膜電圖是臨床上診斷視網膜變性、營養不良、炎症、血管和中毒性疾病的有用工具。ERG根據刺激方式的不同，可分為閃光ERG（Flicker ERG）、圖形ERG（pattern ERG）和局部ERG（local ERG）。閃光ERG是視網膜受到閃光刺激後從角膜面記錄到的生理電反應，主要反應視網膜第一、第二級神經元的功能。 ERG的a波主要反映視網膜光感受器的電位變化。大量研究和實驗證明，a波來自光感受器而不是內核層及節細胞層，a波是一個向下的負向波，振幅從等電位線到曲線最低點的垂直距離。b波是跟隨a波之後迅速上升的一個高大正向波，起源於內核層之雙極細胞或Muller細胞，振幅從a波最低點到角膜正波波峰的垂直距離。

▲脂褐素（Lipofuscin）

脂褐素的命名由來是具有顆粒狀的褐黃色色素，由含有脂肪的殘存物與溶酶體消化物所組成。認為是一種隨著年紀增長或細胞操勞而增加的色素，可見於肝臟、腎臟、心肌、腎上腺、神經細胞與神經節細胞。主要分布在細胞核週圍，是脂色素的一種。脂褐素是不飽和脂肪酸氧化後的

產物，也可能來自生物膜的降解、或是將運輸至粒線體或溶酶體的物質。

除了有大量的脂肪成分外，脂褐素還有糖類與金屬成分，包括汞、鋁、鐵、銅、鋅。脂褐素的積累是造成老年黃斑變性以及退化性眼球疾病不容忽視的危險因素。異常脂褐素的積累也會造成一系神經退行性疾病，稱爲lipofuscinoses，例如神經元蠟樣脂褐素沉積症（Neuronal Ceroid Lipofuscinosis），也稱爲巴廷疾病（Batten disease）。病理學上脂褐素的累積也與阿茲海默症、帕金森氏病症（PD）、肌萎縮性脊髓側索硬化症（ALS）、特定溶酶體疾病、肢端肥大症（Acromegaly）、慢性阻塞性肺病（COPD）、中央核肌病（centronuclear myopathy, CNM）。若脂褐素的積累在結腸內的狀況的原因是結腸黑變病（melanosiscoli, MC）。

▲視網膜色素層（Retinal Pigment Epidermis, RPE）

又稱視網膜色素上皮層是一層緊貼於視網膜感覺神經之外的色素細胞與其下的脈絡膜和其上視網膜神經細胞緊密相連。視網膜色素上皮由單層六邊形細胞組成，其內含有密集的色素顆粒。色素上皮細胞有多種功能，A. 爲部分的血液－視網膜屏障（blood-retina barrier）；B. 可吸收熱量（light energy）；C. 可從視網膜下腔（subretinal space）傳遞離子、水以及代謝後的產物到血液中；D. 可從血液中攝取養分（葡萄糖、視黃醇、脂肪酸）到感光細胞，提供其營養；E. 可代謝Vitamin A及感光細胞，分泌及免疫調節。

6章 蝦紅素與眼睛健康
（Eye health）

　　蝦紅素（Astaxanthin, $C_{40}H_{52}O_4$）是類胡蘿蔔素一種，色澤爲粉紅色，在生物界廣泛存在各種生物的體表、肌肉和組織中積累。蝦紅素爲具有酮基（C=O），羥基（OH）與多烯（Polyene）的分子結構，脂溶性，不溶於水，易溶於氯仿、丙酮、苯和二硫化碳等有機溶劑。蝦紅素是單線態氧的強大淬滅劑，比角黃素（斑螯黃，canthaxanthin）、ß-胡蘿波素（ß-carotene）和玉米黃素（zeaxanthin）能有效地阻止不飽和脂肪酸甲酯的過氧化，可發揮強的抗氧化能力，捕捉、消除自由基和活性氧。單線態氧的消除能是維生素E的100～550倍，β-胡蘿蔔素的10～40倍，過氧化脂質過氧化抑制活性是有維生素E的100～1000倍效果，被譽爲「超級維生素E」、「超級抗氧化劑」。其抗氧化力：蝦紅素>>葉黃素>β-胡蘿蔔素>>維生素E。蝦紅素可通過血腦屏障並在腦細胞中發揮抗氧化活性。由於這些特性，蝦紅素除了水產養殖魚飼料的增色外，近年來被認爲具有強抗氧化能力，並且也被應用於保健食品，化妝品等。

6.1 蝦紅素

6.1.1蝦紅素性質

　　蝦紅素（アスタキサンチン，astaxanthin）

　　化學名稱：3, 3'-dihydroxy-β,β-carotene-4, 4'-dione；3, 3'-二羥基-4，4'-二酮基-β，β'-胡蘿蔔素

　　別名：蝦青素、3，3'-二羥基-β，β'-胡蘿蔔素-4，4'-二酮

　　IUPAC名：（6S）-6-Hydroxy-3-[（1E, 3E, 5E, 7E, 9E, 11E, 13E, 15E, 17E）-18-[（4S）-4-hydroxy-2, 6, 6-trimethyl-3-oxo-1-cyclohexenyl]-3, 7, 12, 16-tetra- methyloctadeca-

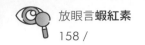

1,3,5,7,9,11,13,15,17-nonaenyl]-2,4,4-trimethyl-1-cyclohex-2-enone；CAS No：472-61-7； 化學式／化學式／分子式：$C_{40}H_{52}O_4$；分子量：596.841 g/mol；熔點：216 °C；沸點：774 °C at 760 mmHg；密度：1.071 g/mL；閃點：95℃～100℃；水溶性：30 g/L in CH_2Cl_2；10 g/L in $CHCl_3$； 0.2 g/L in acetone；外 觀：暗紅色晶體；蒸汽壓1.14E-27 mmHg at 25℃

6.1.2蝦紅素化學結構

蝦紅素（Astaxanthin）為萜烯（terpene）類不飽和化合物，化學分子式為$C_{40}H_{52}O_4$，由其結構式中，分子結構有兩個β-紫羅蘭酮（β-Ionone）環，11個共軛雙鍵。共軛雙鍵的數量是類胡蘿蔔素中最多13個，不難發現蝦紅素、β-胡蘿蔔素、葉黃素結構極為相近，但蝦紅素末端都有一個酮基（C=O）和一個羥基（OH），並且具有非常獨特的結構，大大提升分子的親水性，整體分子親水性：蝦紅素>葉黃素>β-胡蘿蔔素，使得蝦紅素同時兼具親油性與親水性，使其能跨越細胞膜雙層磷脂質結構，故對於細胞內外皆具有抗氧化的作用。

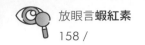

蝦紅素（astaxanthin）是具有與β-胡蘿蔔素類似的結構的類胡蘿蔔素，並且兩端的環己烯環（cyclohexene）部位之3和3'有有一個羥基（Hydroxy group, –OH），在4及4'位有羰基（carbonyl group, >c=o），與葉黃素（Lutein）、玉米黃質（Zeaxanthin）、角黃素（Canthaxanthin）等分類為葉黃素。

蝦紅素有2個手性中心（掌性中心，chiral center），分子中兩端環結構的C-3和C-3'。一個手性中心可以有兩種構像，蝦紅素的兩個手性碳原子C3、C3'都能以R或S的形式存在，蝦紅素的分子構型有三種，天然來源的主要是S型蝦紅素。由於蝦紅素具有對稱的分子結構並且在3，3'位置存在不對稱碳，因此已知三種光學異構體爲左旋（3S，3'S）、消旋（3R，3'S，meso）與右旋（3R，3'R）形式。（3S，3'S）與（3R，3'R）形式有光學活性的，並且無旋光性（3R，3'S，meso）內消旋形式是無光學活性的。蝦紅素在480 nm附近的可見光區吸收光譜中具有局部最大值。

蝦紅素晶體呈現出閃亮的黑紫色，並且該溶液呈現深紅色。由於蝦紅素是脂溶性物質並且具有羥基和羧基，因此極易溶於極性氯仿，丙酮，吡啶等之極性有機溶劑。另一方面，幾乎不溶於非極性有機溶劑如己烷，也不溶於水。

圖1 蝦紅素光學異構體

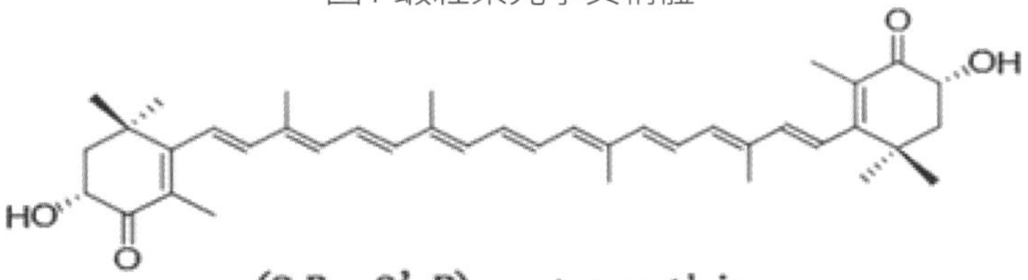

(3*R*, 3' *R*)-astaxanthin

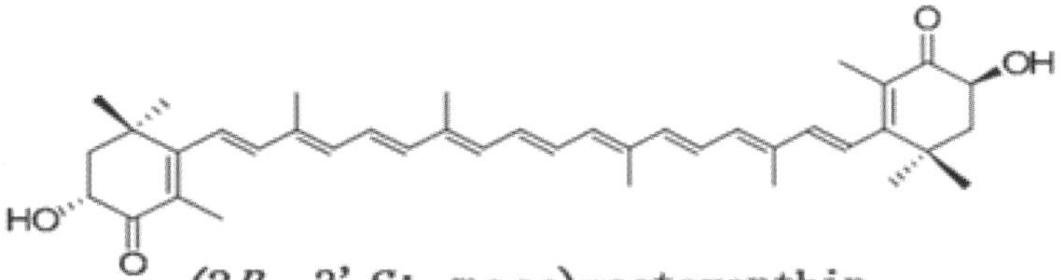

(3*R*, 3' *S*; *meso*)-astaxanthin

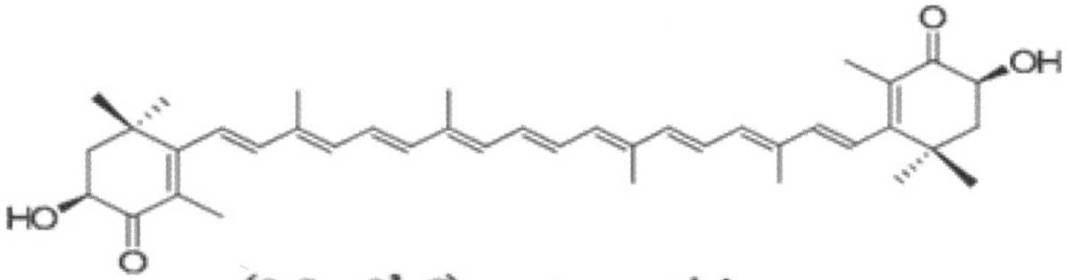

(3*S*, 3' *S*)-astaxanthin

蝦紅素的3種異構型態存在，其中人工合成蝦紅素為3種結構蝦紅素的混合物（左旋占25%、右旋占25%，消旋50%左右），極少抗氧化活性，與鮭魚等養殖生物體內的蝦紅素（以反式結構3S，3'S型為主）截然不同，紅法夫酵母菌源的蝦紅素是100%右旋（3R，3'R），有部分抗氧化活性；上述兩種來源蝦紅素主要用在非食用動物和物資的著色上。雨生紅球藻的蝦紅素是100%左旋（3S，3 'S）結構，具有最強的生物學活性，CYANOTECH、FUJI、YAMAHA、那米亞發酵等企業經過了多年的研究，用來作為人類的保健食品、高檔化妝品、藥品。蝦紅素在其化學結構中含有兩個氧化基團（two oxygenated groups），其負責增強的抗氧化功能。

在許多能產蝦紅素的藻類中，雨生紅球藻（Haematococcus pluvialis）體中蝦紅素含量約0.2%～2%，一般約占類胡蘿波素總量的90%以上。另外，綠球藻（Chlorooccum sp.）具有耐高溫、耐極端pH、較快的生長速率和易在戶外培養等優點，極具大規模生產潛力。從藻類提煉出蝦紅素會受限於結構鏈中有脂類，人體必須要有酵素才能吸收，但是利用酵素生產的蝦紅素是游離狀態，較易為人體吸收。

目前由於生物來源的蝦紅素含量還不夠高，化學合成的蝦紅素仍具有一定的競爭優勢。蝦紅素是類胡蘿波素合成的終點，由ß-胡蘿波素轉變為蝦紅素需加上2個酮基和羥基，得到的大多為順式結構。瑞士F.Hoffmann-latoche已完成了全反式蝦紅素的合成。生理功能方面，人工合成蝦紅素的穩定性和抗氧化活性亦比天然蝦紅素低。由於蝦紅素分子兩端的羥基（-OH）可以被酯化導致其穩定性不一樣，天然蝦紅素90%以上酯化形式存在，因此較穩定。合成蝦紅素以游離態存在，因此穩定性不一樣，合成蝦紅素必須要進行包埋才能穩定。合成蝦紅素由於只有1/4左右的左旋結構，因此其抗氧化性也只有天然的1/4左右。

6.1.3蝦紅素全球生產者概況

　　蝦紅素在全球約有百億之市場，主要在水產養殖上，目前以鮭魚、鱒魚養殖爲消耗大宗，而市場最大之占有率的廠家爲DSM及BASF，兩家廠商均以化學合成法爲之。以合成法所生產之蝦紅素，目前僅北美地區允許使用於人體，其他地區均尚未核准，主要原因是用合成法所生產之蝦紅素，其產出之化學結構爲3R，3'R、3R，3'S、3S，3'S三種型態的混合物，而以生物方式生產只有一種化學結構存在，如藻類3S，3'S或酵母菌的3R3'R，故全球多數地區並不允許使用合成法的蝦紅素應用於人體。但美國FDA對DSM以化學合成生產之蝦紅素（品牌名：AstaSana）是允許使用於膳食補充品（NDI 1173）。

　　因酵母菌發酵（phaffia rhodozyma）只能得到約含0.5%蝦紅素的菌體，其多用於水產養殖，以酵母菌發酵的蝦紅素，其含量低且萃取效率差，故投入量產的廠家較少，如Igene等。

　　目前用於人體保健食品及化妝品上的蝦紅素，主要以藻類萃取所生產之蝦紅素爲主，廠家包括：Cyanotech、Fuji、Algatechnologies、Yunnan Alphy Biotech、BGG、Jingzhou NaturalAstaxanthin、Supreme Biotechnologies、Biogenic及Algalif等。由於藻類生長較爲緩慢，需有光線照射，菌體中蝦紅素雖可累積至1~4%，但易受環境因素所影響，產量穩定度較差。在工業化大量生產上有其侷限性。其中Fuji採用類似密閉之照光反應槽生產，品質與生產穩定性應優於其他廠商。由於其生產方式大都需要大量土地面積及生產批次時間較長，故其生產成本甚高，但由於目前蝦紅素需求遠大於供給且並無較佳之生產方式取代藻類萃取，同時用於人體的蝦紅素銷售單價亦高，故全球投入以藻類生產之廠家較多。

　　除此之外，傳統微生物發酵除上述酵母菌發酵外，採用細菌發酵生產蝦紅素爲另一可行之道，日本JX Nippon Oil & Energy採用傳統突變方式，提升傳統菌種Paracoccus 之生產效率，可達

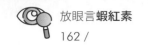
到產率2%之蝦紅素產量，爲目前傳統生產方式中效率最好之生產方式。其缺點爲蝦紅素純度只占其總類胡蘿蔔素之60%。

6.1.4那米亞發酵代謝之蝦紅素優點

由於生物合成學的進步，目前世界上領先採用生物合成方式以微生物發酵生產蝦紅素的廠家，亦不斷增加，採用的菌種包括Escherichia coli、Saccharomyces cerevisiae、Yarrowia lipolytica等，其中那米亞發酵採用的Escherichia coli發酵生產平台生產的蝦紅素於2020年11月取得美國FDA新膳食成分（NDI: New Dietary Ingredient）通知，核准於美國上市。同時於2021年取得台灣衛福部核准之非傳統食品原料，爲台灣30多年來第一個核准之以基因工程生產之食品原物料，爲蝦紅素生產發展的重要里程碑。

以生物合成所生產之蝦紅素，其光學結構與藻類相同，可作爲人用之食品原料；同時其屬於游離形蝦紅素，分子小好吸收。且透過微生物發酵系統，同上述之傳統酵母菌或細菌發酵，相對於藻類生產，生產周期短、可免除環境汙染風險、無需照光且可快速擴充經濟規模之優勢。而與化學合成相較，除了生產成本接近。微生物發酵採用可再生原料爲主，相較於化學合成之石化原物料，在永續的生產觀點上更有競爭優勢。除此之外，其又可透過代謝路徑設計生產多樣之產品，其主要缺點爲涉及基因工程技術，法規嚴苛及具有GMO之議題，下圖及下表爲各種蝦紅素生產方式的優劣比較及那米亞發酵公司所開發之生產平台：

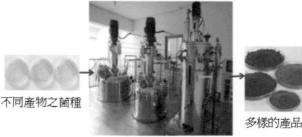

不同產物之菌種

多樣的產品

發酵生產系統

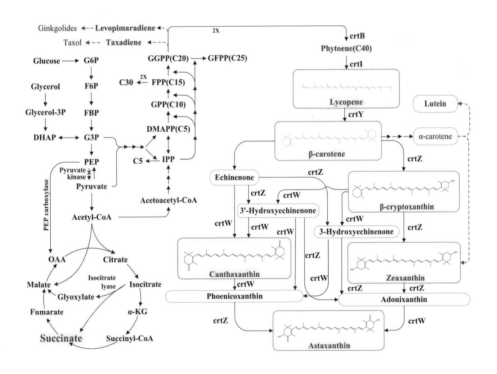

生產方式	製造商	品牌	光學結構	結構	純度(人用)	主要用途	法規核准(人用)	生產成本	產品	擴充性
化學合成	DSM (Roche)	Carophyll ®Pink/AstaSana	3R,3'R 3R,3'S 3S,3'S	free form	高	飼料添加,食品 (USA)	V	低	多樣化	擴充快
	BASF	Lucantin ® Pink	3R,3'R 3R,3'S 3S,3'S	free form	高	飼料添加		低	多樣化	擴充快
藻類培養	Cyanotech	BioAstin	3S,3'S	ester form	低	保健食品	V	高	單一產品	擴充慢
	Fuji Chemical	AstaReal	3S,3'S	ester form	低	保健食品	V	高	單一產品	擴充快
	AlgaTechologies	AstaPure	3S,3'S	ester form	低	保健食品	V	高	單一產品	擴充慢
	湖北荊州天然蝦紅素	艾詩特®	3S,3'S	ester form	低	保健食品	V	高	單一產品	擴充慢
酵母菌發酵	Igene	Aquasta	3R,3'R	free form	低	飼料添加		中	單一產品	擴充快
微生物發酵	JX Nippon oil& nergy	Panaferd-AX	3S,3'S	free form	中	飼料添加	V	低	單一產品	擴充快
微生物發酵(代謝工程)	那米亞發酵	LemnaRed®	3S,3'S	free form	高	保健食品,飼料添加	V	低	多樣化	擴充快

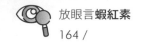
6.2 蝦紅素的作用

究竟什麼是蝦紅素？蝦紅素其實是一種類胡蘿蔔素，人體不能自然合成，藻類、酵母、鮭魚、鱒魚、南極磷蝦、蝦和小龍蝦等都是蝦紅素的天然來源，目前商業上有多種萃取來源之蝦紅素，但建議可挑選以微生物發酵代謝之蝦紅素或雨生紅球藻爲萃取來源的蝦紅素。最初種類豐富的雨生紅球藻，被浮游生物吃掉後，在各種海鮮，魚類和蝦類食物中含量很高。除了鮭魚以外，鮭魚的鱈魚中還積聚著許多貝類，鮭魚卵中有多少貝類含有豐富的蝦紅素，而磷蝦中的蝦紅素含量很高。天然蝦紅素的抗氧化效果比維生素C強6000倍、比輔酶Q10強770倍、比維生素E強100倍、並比β-胡蘿蔔素強5倍。以其高抗氧化潛力而聞名。

蝦紅素具有壓倒性的抗氧化作用，蝦紅素在每個環結構上都含有兩個含氧基團，因此具有強大的抗氧化能力，遠遠超越維他命C、維生素E、葉黃素、茄紅素（Lycopene）。此外，蝦紅素是少數能進入血腦屏障及穿越細胞膜兩側的成分，能由內而外提供最完整的抗氧化效力，無怪乎成爲「抗氧化之王」。

蝦紅素的優越之處在於具有大量共軛雙鍵（Conjugated Double Bond），β-胡蘿蔔素爲11，而蝦紅素爲13，並且具有羰基（Carbonyl Group，>C=O）和羥基（Hydroxyl Group，-OH）。事實上，其獨特的共軛多烯中心鏈以及每個紫羅蘭酮環上的羥基（hydroxyl）和酮基（keto）部分有助於清除單線態氧和自由基。羰基不僅有助於共軛雙鍵的數量，而且還可以通過與蛋白質的分子間結合形成類胡蘿蔔素-蛋白質複合物（類胡蘿蔔素蛋白質）。蝦紅素的結構特殊，中間主鏈爲親油性的結構可鑲嵌在細胞膜磷脂質雙層中，親水性的酚基苯酮環則可貼附在細胞膜內層與外層並吸收自由基未配對的電子，有效減少自由基活性。

現代社會，人們在電腦、手機等3C電子產品的盛行，卻不保護眼睛，長期注視強光螢幕下讓眼睛因爲過度使用，而成爲全身上下最過勞的器官。眼睛是脆弱的，也是最容易受到氧化攻擊的器

官，眼科頓時成了熱門話題，眼睛圍繞水晶體的睫狀肌可調節該厚度使之變平或變粗以聚焦。

如果一直用手機等盯著螢幕看，則睫狀肌會繼續收縮，並且會處於肌肉疲勞之類的狀態。控制眼球活動的6條肌肉與調節水晶體的睫狀體肌如持續緊繃，或長時間對焦在固定距離的焦點上，會使得眼睛肌肉的調節能力變差，中老年人開始有老花眼時，眼睛為了對焦而過度使用，就會造成眼睛過度疲勞。此外，如果年齡在40歲或更高，水晶體會漸漸失去彈性，調節力變弱導致無法調整焦距。並且看近的不清楚，就是老花眼，在這種狀態下強迫自己看近，可能會導致眼睛疲勞、頭痛、紅腫、疼痛、乾澀或乾眼，肩膀僵硬和頭昏眼花等造成眼睛不適。如凝視並減少眨眼，則淚液分泌功能會下降，並且會出現乾眼症，進一步加劇眼睛疲勞。

光保護作用一旦暴露於強光尤其是紫外光下，細胞膜和組織就會產生單線態氧、自由基和光氧化的傷害。光和氧都可以產生自由基，在眼中睫狀肌的肌肉由於活性氧的侵襲威脅而破壞視覺細胞膜中存在的高度不飽和脂質。自然界中類胡蘿蔔素在抵禦紫外光氧化中起著重要作用，經受陽光直射的組織中能夠檢測到類胡蘿蔔素的存在。與β-胡蘿蔔素和葉黃素相比，蝦紅素能更有效地防止脂類的紫外光氧化。

眼睛和皮膚的紫外光傷害已引起廣泛的重視，因此蝦紅素的紫外保護特性對於維護眼睛和皮膚的健康起著重要作用。近年來具有保護、緩解眼睛視網膜黃斑部的保健食品，除了葉黃素與玉米黃素外，蝦紅素成為另一個超夯的眼睛保健成分。另外，眼睛中不受控制地產生自由基被認為最終會導致與年齡有關的黃斑變性、飛蚊症、夜盲症、視網膜剝離病變、老花眼、白內障和青光眼等嚴重眼疾，且有年齡層下降之趨勢，讓人不得不戒慎恐懼。

蝦紅素的另一個顯著作用是對紅血球，紅血球是由血紅素（hemoglobin, Hb）組成的血液成分，其作用是將血紅素吸收的氧氣運送到身體的各個角落。紅血球是在骨髓中製造的，其壽命約為

120天，如果比使用壽命更早損壞，則數量會更少。隨著年齡的增長，紅血球變得更容易受到氧化攻擊，並可能導致向組織的氧氣輸送受損。蝦紅素對細胞膜的作用對於紅血球可能特別重要。蝦紅素與葉黃素及玉米黃素構造類似（同為類胡蘿蔔素家族），蝦紅素比葉黃素和玉米黃質具有優異抗氧化能力，並對於眼部組織有生物累積性（bioaccumulate），因此對於眼部健康有幫助。

蝦紅素對睫狀肌的鬆弛作用可能改善其調節性。蝦紅素調節力的改善作用應與其增加視網膜毛細血管中血流量的作用及其抑制NF-κB是自由基炎症反應中的重要轉錄因子，對改善眼疲勞很有用。因此，有關於其功效的研究報告，例如從眼疲勞中恢復以及從肌肉疲勞中恢復。還可以預防和改善與生活方式有關的疾病，例如[新陳]代謝症候群（Metabolic Syndrome）、高脂血症（Hyperlipidemia）、高血壓和糖尿病。不僅如此，蝦紅素對於其他器官如心臟、心血管系統、免疫系統、生殖系統以及消化系統都有很強的修復、保護作用。蝦紅素到達身體各處，並能在各處發揮抗氧化、抗炎等功效，這一巨大的特性是其他抗氧化劑所沒有的。

蝦紅素對眼睛有益的特性使眼睛健康，在人體臨床研究領域與動物實驗的研究結果，均表明蝦紅素對眼睛具有保護作用，而β-胡蘿蔔素和其他類胡蘿蔔素卻沒有，並且有可靠的證據表明可以幫助預防與年齡有關的黃斑變性和其他退化性疾病。但是由於蝦紅素具有出色的抗氧化劑和抗炎特性，因此有跡象表明在眼和腦健康方面將優於所有其他保健食品。

蝦紅素通過多種不同方式改善眼睛健康，每日12 mg蝦紅素連續四週，有助於增加眼球之脈絡膜（choroidal）的改善毛細血管的血液流量、改善水晶體的調節，具有改善眼部循環的效果促進更清晰的視覺感受等作用。蝦紅素因為其超強抗氧化力功效，目前有多篇文獻報導指出可能具有：保護視網膜、改善眼部疲勞、促進脂肪作為能源使用、提高運動機能、美化皮膚、控制動脈硬化、抗發炎、抑制高血壓狀態、增進長期記憶與短期反應力、更有增加懷孕

機率等。蝦紅素主要支持眼睛的前部，有助於保護視網膜並濾除藍光，但並已顯示出對人類具有抗腫瘤、抗糖尿病、抗炎和活性氧的清除能力。動物模型還顯示蝦紅素對粒線體和視網膜神經節細胞具有保護作用。

6.2.1蝦紅素穿透人體屏障

在人體中有多道屏障，構成嚴密的防禦系統。這些屏障包括血腦屏障、血眼屏障、血睾屏障、氣血屏障、濾過屏障、包膜屏障等等。這些屏障不僅起著保護機體能更好的運轉，維持人體內各物質的平衡，促進人體的生長發育，生理狀態正常的重要作用，還對機體進行保護和防禦，防範「外敵入侵」的重要作用。1940年代，當時法國的研究人員進行理論研究，然後證實蝦紅素可以穿過血液視網膜屏障，並充當強大的視網膜保護劑。Grangaud&Massonet（1948）在一系列論文中發表第一篇論文，報導蝦紅素在眼中的顯著特性（Grangaud, 1951; Massonet, 1958; Capelli and Cysewski, 2014）。蝦紅素具有很高的抗氧化作用，但實際上，另一個吸引注意的特性是「傳遞力」並非所有物質都能通過屏障。

Tso博士（University of Illinois at Chicago，1976～1993）研究實驗室的老鼠，並測試眼睛是否含有蝦紅素，然後給大鼠蝦紅素餵食並重新測試，這次發現視網膜中存在蝦紅素。證明蝦紅素可以首先穿過血腦屏障並進入大腦，然後一旦進入大腦，就可以穿過血視網膜屏障到達視網膜和黃斑。通過一系列的測試，Tso博士繼續證明蝦紅素一旦進入眼睛就具有許多保護作用。蝦紅素對眼睛的好處，並確定蝦紅素在眼內的存在，並證明不僅具有穿越血—腦屏障的能力，而且還具有穿越血—視網膜屏障的能力。眼睛和大腦中有所謂的屏障，稱為「血—視網膜屏障（Blood retinal barrier, BRB）」和「血—腦屏障（Blood-Brain Barrier, BBB）」，人體建立「血—腦屏障」和「血—視網膜屏障」可保護大腦和視網膜免受血液中存在的潛在有害物質如自由基的傷害。

蝦紅素是可以作為抗氧化劑而能穿越「血－視網膜屏障」修復眼睛氧化損傷的物質並不多見。因此，為了對眼睛有用，抗氧化劑類胡蘿蔔素不僅需要能夠跨越「血－腦屏障」，而且還可以跨越「血－視網膜屏障」使得眼睛得以保護。蝦紅素可以輕易做到這一點，並達到眼睛的任何部位，為眼睛帶來了最強的抗氧化機會。

Tso博士發現蝦紅素保護眼睛免受光引起的損害、光感受器細胞損傷、神經節細胞損傷、神經元損傷、炎性傷害的能力，正如蝦紅素的抗炎特性是多種抗炎途徑一樣，蝦紅素的護眼特性也很相似：蝦紅素通過多種途徑保護眼睛，而不僅僅是通過一種途徑（Tso等，1996）。由於光損傷引起的視網膜保護：抑制了大鼠視網膜外核層的變薄和強光輻照引起的視紫質（rhodopsin）濃度的降低（Tso & Lam, 1996）。Tso博士發現光引起的損害，光－受體細胞損害，神經節細胞損害和內視網膜層神經元的損害可以通過使用蝦紅素預防或減輕，包括大鼠中源自缺血、光、炎性和變性損傷的神經元損傷。

Tso博士於專利US 5、527、533延緩和改善中樞神經系統和眼睛損傷的方法，要求保護蝦紅素橫跨寬範圍的眼疾病的用途，所述眼疾病包括老年性黃斑部病變（AMD）、糖尿病性神經病變（diabetic peripheral neuropathy, DPN）、黃斑囊樣水腫（cystoid macular edema, CME）、中心視網膜靜脈阻塞（central retinal vein occulsion, CRVO）、視網膜中央動脈阻塞（central retinal artery occlusion, CRAO）、青光眼（Glaucoma）和眼內炎症（intraocular inflammation）如視網膜炎（retinitis）、葡萄膜炎（uveitis）、虹膜炎（iritis）、角膜炎（keratitis）和鞏膜炎（scleritis）等。所有疾病狀態共同是由氧化性物種如自由基導致的眼損傷，然而該工作從未在人中確認。

蝦紅素的真正特性之一是能夠穿過血腦和血視網膜屏障，以保護大腦和眼睛。這種作用在胡蘿蔔素中極為獨特。眾所周知的胡蘿蔔素，例如β-胡蘿蔔素和番茄紅素，不會穿過任何障礙。蝦紅素的

這種作用表明，對於改善大腦和眼睛的健康，以及保護大腦免受阿茲海默症（Alzheimer's disease），黃斑變性和其他退化性大腦和眼睛疾病的影響特別有用。

蝦紅素作爲天然抗氧化劑，相關研究報告顯示蝦紅素作爲改善眼部睫狀體調節機能的作用，提高水晶體焦距調節能力，增加眼部血液循環，有效防止視網膜氧化、感光細胞損傷以及黃斑變性，其護眼效果甚至超過了葉黃素。同時，蝦紅素是唯一可以暢通無阻地通過血腦屏障，到達大腦和中樞神經系統；穿越血眼屏障，進入眼睛；進入關節、肌腱中，緩解運動員、網球運動員的疼痛；進入皮膚，預防紫外線傷害，修復外觀老化痕跡。並且具有可以穿過血腦屏障和血視網膜屏障能力的類胡蘿蔔素，能很好的保護視神經、腦神經，護眼明目，預防眼底黃斑病變。能減少眼疲勞。可以通過穿過血腦屏障和血視網膜屏障到達內眼部的抗氧化劑是必不可少的，因爲可以保護眼睛免受這些破壞性條件的影響。類胡蘿蔔素葉黃素和玉米黃質通常存在於眼睛中，伊利諾伊大學的 Mark Tso 博士在蝦紅素對眼睛的益處方面做了一些開創性的工作。

6.2.2.抗氧化活性

蝦紅素具有抗氧化活性，並有助於防止氧化損傷，氧化損傷會導致諸如衰老、胰島素抵抗、心血管疾病和神經退行性疾病如阿滋海默症Alzheimer's disease（AD）等疾病。蝦紅素能降低眼部，特別是眼房液（aqueous humor）的氧化應激，或許有助於降低白內障的形成（過高的氧化壓力被認爲是形成白內障的主因）。

蝦紅素作爲抗氧化劑生物體內的正常代謝產生氧分子，卽維持生命的活性氧，具有羥基（Hydroxyl Group, –OH），過氧化物（Peroxides）和單線態氧（單態氧Singlet oxygen）等電子的分子，在其中起著重要作用。但是，這些化合物具有很高的反應活性，可以與蛋白質、脂質、碳水化合物和DNA等細胞成分發生反應，如果在體內過量，則是危險的。由於破壞性鏈反應在體內會導

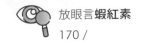

致蛋白質與脂質氧化和DNA損傷，因此這種情況可能會導致氧化損傷。活性氧的不斷侵蝕稱為氧化應激。

隨著年齡的增長，過度暴露於日光和高度氧化的環境中會導致眼睛中產生自由基。某些事情可能會導致人們內部的抗氧化防禦系統出現故障或磨損。身體可能會失去產生高水平抗氧化劑的能力，這些抗氧化劑通常是內部產生的，例如過氧化物歧化酶，過氧化氫酶和穀胱甘肽過氧化物酶（Glutathione peroxidase，GSH-Px或GPx，EC 1.11.1.9）。為了抑制氧化，人體會產生酶，例如過氧化物歧化酶（superoxide dismutase），過氧化氫酶（Catalase）和過氧化酶（Peroxidase），以及其他抗氧化劑分子。但是，在許多情況下，這些化合物不能充分抑制氧化應激。抗氧化劑是可以從體內系統清除活性氧的分子，通過與活性氧發生反應，產生其他無害化合物或破壞氧化反應來完成的。可以從具有抗氧化特性的分子（例如過氧化氫酶和過氧化物酶）中消除。

一種稱為「局部缺血」的病症是一種導致眼睛缺乏營養和氧氣的阻塞，是導致眼睛氧化增加的常見原因。眼部氧化增加的另一個原因發生在缺血性障礙被清除時，會發生眼內氧化增加的另一個原因。阻塞後組織的重新充氧稱為「再灌注」，最終結果是對眼睛正常氧化平衡的另一次攻擊。卽使是正常的酶促過程，也會增加自由基和單線態氧（如過氧化氫、超氧化物和羥基）在眼睛中的生成。自由基和單線態氧會氧化視網膜中的多不飽和脂肪酸，從而導致視網膜細胞膜功能受損，對視網膜細胞造成暫時性和永久性損害。視網膜一旦損壞，就無法修護。

氧化應激不僅導致粒線體功能障礙，而且還是諸如癌症，神經退行性疾病和與生活方式有關的疾病等疾病的重要因素。研究報告顯示蝦紅素可以減少氧化應激並保護自由基產生的細胞。蝦紅素還有助於保持粒線體膜電位高，刺激呼吸並有助於增加細胞能量的產生。在細胞中，蝦紅素主要存在於粒線體膜中，並具有獨特的化學結構，使其具有強大的抗氧化劑和抗炎特性，從而可以完全鋪展並

保護細胞膜。蝦紅素可能有助於保護RPE粒線體，其減少與AMD有關。類胡蘿蔔素還可以抵禦粒線體DNA（mtDNA）損傷的增加和與AMD相關的粒線體DNA修復能力的降低。

　　蝦紅素可增加粒線體內外膜間的相對應物質釋放如細胞色素C（cytochrome c, cyt c），這是細胞色素c的組成部分粒線體電子傳遞鏈（electron transport chain），蝦紅素攝取結果表明可抑制氧化應激的增加，增強參與線粒體能量代謝的PGC-1α基因表達。PGC-1α的中心作用是調控粒線體生物合成和氧化代謝。PGC-1α能促進心肌細胞線粒體增殖、誘導能量代謝相關基因表達增高、並刺激線粒體偶聯呼吸，使ATP合成增加。蝦紅素比玉米黃素、角黃素、葉黃素、β-胡蘿蔔素和α-生育酚（Tocopherol）具有更強的抗氧化劑。這種保護作用包括保護粒線體免受氧化應激、減少UVB引起的氧化應激、促進粒線體的生物發生、促進粒線體能量輸出、保護脂質免於氧化、促進視網膜血流、提供抗炎特性（NF-kB）。蝦紅素可以幫助提高調節速度，調節幅度，近焦點和深度感知。這些都是非常重要的，有助於使眼睛疲勞和重新聚焦，減輕眼睛疲勞並幫助從屏幕時間恢復視覺。

　　研究顯示，以5 mg／天的劑量攝取蝦紅素四週後，眼睛調節幅度增加了21.7%。蝦紅素還促進了眼前，後眼組織的循環和營養，同時減輕了氧化應激。具體而言，蝦紅素可提高睫狀肌的恢復能力和耐力，改善毛細血管血流量和其他流變學參數，並通過NF-kB途徑抑制炎症、乾眼症。蝦紅素在乾眼症中起著獨特的作用，為眼表提供抗氧化劑保護和抗炎作用，以支持流淚，減輕自覺症狀並促進眼部水合水通道蛋白通道的上調。一項研究追蹤22位年齡在45歲至65歲之間的患者，每天攝取蝦紅素6 mg，另一項研究發現，術前三天攝取蝦紅素6 mg／天的白內障患者術前三天的房水耀斑強度顯著低於對照組，顯示術後炎症減少。還觀察到攝取蝦紅素的白內障患者的水體中超氧化物清除活性增加，總氫過氧化物減少。

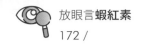
6.2.3抗炎作用

蝦紅素所發現的抗發炎特性也被證明可保護眼睛免受細菌性發炎的侵害。補充蝦紅素可通過多種不同方式改善眼睛健康，包括改善毛細血管的血流量、改善水晶體的調節、促進更清晰的視覺感受等作用。此外，與其他抗氧化劑相比，蝦紅素中和有害活性氧及自由基的方式對身體細胞更溫和。發現蝦紅素對人體內的六種炎症標記具有柔和作用（與其他抗炎藥相比）在單個炎症標記上強烈起作用的炎症。

這種安全而天然的廣效抗炎活性的結果是，蝦紅素可以起到減輕人體無聲炎症（靜默無聲的發炎疾病以及痛苦的慢性炎症）的作用，而不會引起抗炎藥引起的任何嚴重副作用。此外，大多數眼睛疾病是由氧化和炎症引起的。從以上內容得知蝦紅素是保護眼睛的極佳營養素。蝦紅素是非常強的抗氧化劑，並且還具有作為抗炎劑之抗炎特性（Shimidzu等，1996；Nishida等，2007；Ohgami等，2003；Lee等，2003）。在北海道大學醫學研究生院進行的一項研究確定，蝦紅素通過阻斷一氧化氮合酶來抑制眼部炎症（Ohgami等，2003）。還發現蝦紅素在預防大鼠眼睛白內障方面具有強大的抗氧化作用（Wu等，2002）。

有大量證據顯示，大多數與眼睛和大腦有關的疾病是氧化和炎症的結果。無聲炎症，自由基和單線態氧可在眼內表現為多種疾病，包括視網膜動脈阻塞、靜脈阻塞、黃斑變性、青光眼、白內障、糖尿病性視網膜病變等。自由基和單線態氧會氧化視網膜中的多不飽和脂肪酸，從而導致視網膜細胞膜功能受損，對視網膜細胞造成暫時性和永久性損害。視網膜一旦損壞，就無法更換。可以通過血視網膜屏障到達內眼的抗氧化劑和抗炎藥是必不可少的，因為可以保護眼睛免受這些有害條件的侵害（Tso & Lam, 1996）。此外，蝦紅素具有獨特的抗炎作用，有助於防止對大腦和血管細胞的損害。蝦紅素可有效保護粒線體膜系統（細胞能量區），從而促進細胞能量的產生。

Ohgami和Suzuki等也發現在大鼠LPS誘發的葡萄膜炎中，眼房水中浸潤細胞數、蛋白質濃度、NO、TNF-α、PGE2等炎症標誌物與對照藥類固醇（steroid）之腎上腺皮質酮（prednisolone）顯示有同等效果。在虹膜·睫狀體中也觀察到NF-kB的抑制。此外，在臨床實踐中，將植入人工水晶體的白內障手術後的前房蛋白濃度（耀斑值）用作炎症標誌物，並在攝取和未攝取蝦紅素 6 mg的情況下進行比較，蝦紅素是具有抗炎作用。

　　在鹿角菜膠（角叉菜膠，carrageenan）誘導的大鼠足部水腫中具有抑制作用，這是抗炎篩選的標準模型。Lee等評論使用脂多糖（LPS）誘導的炎症系統模型時評估蝦紅素的抗炎作用。該模型是一種炎症介質（mediator），通過阻止NF-κB的激活，可以抑制後續生成之NO和PGE2等，NF-κB是一種前炎症過程。以及抑制TNF-α和IL-1β等炎症細胞因子的產生並調節鏈的炎症過程，這顯示蝦紅素在炎症過程的初期階段起作用。這顯示蝦紅素作用於炎症過程的早期階段。此外，在臨床實踐中，使用人工水晶體植入白內障手術後的前房蛋白濃度（耀斑值）作爲炎症標誌物，比較了口服蝦紅素6 mg和未口服蝦紅素的情況，確認蝦紅素的抗炎效果。

6.2.4改善血液流動性（流變性）

　　動物研究顯示，營養物通過睫狀動脈和短後睫狀動脈被輸送到睫狀體，睫狀動脈和睫狀後短動脈從視網膜中央動脈分支出來，而視網膜中央動脈從眼動脈分支出來。因此，視網膜毛細血管血流量增加可能導致通過睫狀肌的血流量增加。蝦紅素可增加視網膜毛細血管中的血流量，蝦紅素到達睫狀體，可以通過睫狀體內的NF-κB信號通路抑制脂多糖（LPS）誘導的蛋白質、NO、TNF-α和PGE2的增加，減少炎症反應，從而防止睫狀肌功能的喪失，這顯示蝦紅素可提高調節力。顯示這種類胡蘿蔔素可能在葡萄膜炎和青光眼中起重要作用。

　　一項針對49名40歲以上受試者的研究報告稱，他們連續28天

攝取4 mg或 12 mg蝦紅素，遠視力顯著提高，調節時間縮短。同樣，Sawaki等食用蝦紅素的健康成年男性志願者的深度視力和臨界閃爍融合顯著改善。Nagaki等6 mg/day的蝦紅素改善終端工人的視覺疲勞。Nagaki認爲蝦紅素的一種可能作用機制可能是增加健康受試者眼中視網膜毛細血管的血流量。需要對人類進行額外的良好對照研究，但蝦紅素在維持眼睛健康方面的潛在益處是有希望的。因爲蝦紅素位於睫狀體，可以增加房水的抗氧化能力，減少小梁網中的促炎因子並增加眼部血流。在一項人體臨床研究中，證實蝦紅素改善視網膜毛細血管血流量的能力。18名受試者每天攝取攝取6 mg蝦紅素，另外18名受試者攝取安慰劑。四週後，發現與安慰劑組相比，蝦紅素組的視網膜毛細血管血流量從9%增加到11%（Nagaki， 2005）。被認爲使蝦紅素減少或預防眼睛疲勞的作用機制是多種多樣的。

　　另一項研究使用比安慰劑高劑量的12 mg/day蝦紅素。並發現蝦紅素組的黃斑血流速度在一個月內平均增加15%。在2011年進行的一項雙盲臨床試驗中，將32位50歲～69歲的健康受試者（n = 30）分配爲蝦紅素（6 mg或12 mg／天）或安慰劑12週。蝦紅素的兩種劑量水平均降低對紅血球的氧化損傷，但更高劑量的效果更差。這種顯著的改善是顯著的，尤其是與2011年的另一項研究相結合時，以MC-FAN（血液流動性測量儀，Microchannel array flow analyzer）測量收集的血液的流動性，顯示蝦紅素6 mg／天，共10天的健康受試者可以觀察到顯著改善血液流動（流變性）。這些影響之所以重要，是因爲可以通過改善全身的氧氣運輸而帶來無數巨大的好處。

　　近年來，作爲致盲原因的年齡相關性黃斑變性（AMD）和作爲典型的葡萄膜炎疾病的Vogt-Koyanagi- Harada疾病降低眼底的血流速度。因此，接下來，對於健康受試者，使用稱爲雷射散斑流動圖（laser speckle flowgraphy, LSFG）的設備精確測量眼底的血流速度。在攝取前、2週和4週後測量眼底血流，在蝦紅素攝取

組中觀察到整個視網膜脈絡膜的血流速度顯著增加。提示蝦紅素在臨床上可能適用於老年性黃斑變性、糖尿病性視網膜病變等多種眼底疾病，改善青光眼視盤血流。

此外，流向視網膜的血流量肯定會增加。最終但非常重要的機制是提高調節幅度。通過使鏡頭更容易調節，可以提高眼睛的對焦能力。另一項與人類有關天然蝦紅素對眼睛的作用不同的研究也產生積極的結果。這項研究是在日本完成的，對像是二十歲的男性。治療組每天攝取6 mg天然蝦紅素，持續4週。測量不同的視覺參數，在兩個不同的視覺敏銳度參數（查看詳細資訊的能力）方面，統計學上有顯著改善。在深度知覺中看到最大的增強，在補充天然蝦紅素的組中改善46%（Sawaki等，2002）。

6.2.5改善眼球睫狀肌的調節力

當觀察事物時，眼球周圍的睫狀肌會改變水晶體的厚度以調節焦點。長時間近距離過度用眼，睫狀肌持續收縮緊繃，肌肉一直在充血僵硬的狀態，都會造成眼睛調節力變差，則該肌肉會變得疲倦並且調節機能無法正常工作。這是一種眼睛疲勞的狀況，不僅導致諸如眼睛疲勞，眼睛疼痛和發霧等症狀，而且在變得更糟時還會引起肩膀僵硬和頭痛。在日本進行的一項雙盲研究中，在每天攝取蝦紅素四週後，此報告指出眼疲勞受試者的數量減少46%。並發現在使用視覺顯示終端的對象中，在眼睛水晶體上的調節使其可以聚焦較高的調節幅度。其作用機理尚不清楚，但最有可能是由於蝦紅素具有強大的抗氧化特性（Nagaki等，2002）。

在眼疲勞領域還進行臨床研究，由中村（Nakamura, 2004）測試兩種不同的劑量水平的眼疲勞。發現每天4 mg劑量有積極作用，但每天12 mg劑量有更好的效果。另一組日本研究人員在另一項人類臨床研究中發現相似的結果。這項雙盲研究旨在評估蝦紅素對眼睛疲勞和視覺調節的影響。蝦紅素組接受 6 mg攝取4週，40名受試者被分爲安慰劑組和蝦紅素組。試驗結果發現蝦紅素組調節

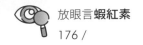
緊張速度變化率達140%（安慰劑組100％），因此補充蝦紅素具有統計學上的顯著益處。該研究將眼疲勞的最佳日劑量確定爲每天6 mg（Nitta等，2005年）。

其他研究證實每天攝取 6 mg蝦紅素4週可以減少眼睛酸痛、乾燥、疲倦和視力模糊（Shiratori等，2005年和Nagaki等，2006年）。與已經建立的治療方法相比，蝦紅素可能對眼睛疲勞起到預防作用。上述的其他研究都集中在使用蝦紅素來治療眼睛疲勞。一項臨床研究是針對眼睛健康、沒有疲勞或緊張跡象的受試者進行的。蝦紅素組和安慰劑組均受到強烈的視覺刺激誘發眼疲勞，發現治療組恢復得更快。這清楚地顯示蝦紅素可能有助於防止健康人發生眼睛疲勞（Takahashi & Kajita，2005年）。此研究中使用的多種膳食補充劑中蝦紅素的含量爲4 mg，低於其他研究中所攝取的蝦紅素，對蝦紅素改善調節能力的作用（9至11 mg）。然而，在這項研究中，多種膳食補充劑的攝取改善調節能力或調節性，這顯示蝦紅素的作用被其他功能性成分增強。

蝦紅素在眼睛保健上的學術研究成果非常多，根據日本藤田保健衛生大學實驗證實，連續攝取蝦紅素4 mg於28天後，裸視視力提升外，也可以改善眼球睫狀肌的調節力，故能改善眼睛疲勞與酸澀感。每日攝取6 mg的蝦紅素，持續一個月，眼睛疲勞感在視覺模擬評分量表有明顯的改善。另外，一個臨床實驗評估蝦紅素對眼睛視覺功能的影響，連續28天攝取12 mg蝦紅素有明顯改善視力效果。而在客觀性眼睛調節幅度實試中顯示，每日攝取蝦紅素6 mg，對於眼睛調節作用有幫助。針對年長者最常見的眼部疾病白內障，臨床實驗發現蝦紅素能降低眼部、特別是房水的氧化應激，推論可能有助於降低白內障的形成。作爲蝦紅素的視覺效果，已經研究了減輕視覺疲勞（例如眼睛疲勞），對經常使用眼睛的視覺顯示終端（VDT）作業者的影響。

攝取蝦紅素膠囊以5 mg/day的劑量，在攝取蝦紅素之前和之後，攝取4週的13名受試者表現出視覺調節力的顯著改善。其中抱

怨眼睛疲勞的健康受試者持續4週攝取蝦紅素6 mg／天，在一項研究中還觀察到自覺的改善效果。對於包括蝦紅素在內的功能性成分進行許多研究以提高調節能力。但是其中大多數是針對年齡在20歲至40歲左右的受試者，然後才發展為老花眼。Kajita等報告蝦紅素對老年人和老年人調節能力的影響。這項研究顯示，使用多種膳食補充劑有可能改善與調節力趨於下降的老年人，與老年受試者的視疲勞相關的調節力和自覺症狀。

　　睫狀功能調節是在VDT作業者（頻繁從事眼睛工作的人）攝取前後，通過眼動圖（調節力試驗）觀察到顯著差異（Nagaki等，2001）。眼肌的疲勞程度可以通過測量調節力來確定。對於每天因大量電腦工作而意識到眼睛疲勞的健康成年人，每天攝取試驗食物4週。分為兩組，對照組（非蝦紅素組）和蝦紅素攝取組（蝦紅素組），採用雙盲法比較眼睛疲勞和調節功能。比較第14天和第28天開始攝取後的準目標調節，蝦紅素組的調節顯著改善，並且隨著攝取天數的增加效果增強。此外，使用自覺視覺模擬量表方法在攝取前後客觀地評估視疲勞。

　　結果，在12項中的8項中觀察到顯著改善，例如「容易眼睛疲勞」、「眼睛模糊」、「眼後部疼痛」和「（眼睛）睜不開、朦朧、惺松」。從這些眼科臨床試驗來看，蝦紅素的攝取量被認為可以有效減輕眼睛疲勞和改善調節功能。在一項研究中，將在電腦終端工作的26位分為兩組。隨機選擇第1組，每天接受蝦紅素治療1個月。第2組未收到任何補充。第1組中的人對眼睛疲勞的抱怨減少54%，並且「調節性」得到改善，「調節性」是指眼睛改變屈光力以聚焦在不同距離的物體上的能力。富山醫科大學眼科進行的一項試驗結果顯示，攝取5 mg蝦紅素1個月後，焦點調節力得到改善。亦有報告說，隨著調節性的改善，僵硬的肩膀和眼睛後方的疼痛得到改善。藤田保健大學眼科的一項研究發現，蝦紅素的攝取量越高，調節所需的時間越短。

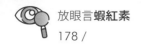
6.2.6自覺症狀的改善

蝦紅素可以深入到眼部營養難以到達的細節,因此有望改善「眼睛疲勞」。眼疲勞是指由於長期使用電腦、手機、閱讀等,眼睛中的睫狀肌變得緊張,變成慢性,嚴重時會引起眼後部疼痛。眼睛疲勞會導致肩膀僵硬、頭痛和身體不適。如今,大多數人在工作中使用電腦,更不用說在家中和閒暇時間使用手機,平板電腦和其他數位設備。但是每天盯著螢幕看這麼多小時可能會對眼睛產生負面影響,使感到疲倦和煩躁。

一項研究調查蝦紅素減輕眼睛疲勞和眼睛疲勞以及視力模糊和近視的能力。研究發現每天攝取6 mg蝦紅素,持續4週,對出現眼疲勞症狀的健康受試者確認調節功能和自覺症狀的改善,顯示蝦紅素對眼疲勞有效。可以緩解中老年人和老花眼的眼疲勞症狀(這種狀況使人們很難集中在近距離物體上)。研究發現49位健康志願者連續28天每天攝取4 mg或12 mg蝦紅素的人的遠距離視力得到改善。

靜態視力(static visual acuity,SVA)、動態視力(kinetic visual acuity, KVA)、臨界閃光融合閾值(Critical Fusion Frequency, CFF;或稱flicker fusion frequency, FFF)、深度,該試驗可以測量疲憊的眼睛,具有視覺和模式視覺誘發電位(Pattern visual evoked potentials, PVEP)的眼睛功能水平。另外,攝取蝦紅素可以改善人的深視力和閃光融合閾值,因此具有視覺敏銳化效果。深度視覺是指示雙眼的立體視覺機能的程度的數值(該功能是理解物體的前後之間的位置關係和距離所必需的機能),並且數值越小,立體視覺機能越好。該值越大,立體視機能越差。閃光融合閾值是表示眼睛疲勞程度的數值,該值越大,視覺中心和視網膜視神經的靈敏度越好。該值越小,視覺系統的疲勞程度越高。

在Sawaki等的雙盲臨床試驗中,訓練18名手球運動員,每天攝取6 mg蝦紅素,持續4週後,運動後的深視力(立體功能指標)

和閃光融合閾值（視覺疲勞程度）與安慰劑組相比（指標）均有改善。蝦紅素對人眼疲勞的臨床試驗顯示，視力和（決定性的）閃光融合閾值顯著改善。此外，視網膜毛細血管血流蝦紅素作爲免疫系統的增強和調節，蝦紅素具有免疫系統的增強和調節的潛力，蝦紅素增加輔助性T細胞的產生，並增加抗體分泌細胞的數量。

　　被認爲在與AMD相關的視力喪失中起關鍵作用的一個因素是對視網膜色素上皮（RPE）細胞及其支持的感光細胞的損害。專家認爲可能是由自由基產生的氧化應激引起的。實驗室測試顯示，蝦紅素可以保護稱爲ARPE-19的人RPE細胞免受氧化應激。這導致研究人員得出結論，蝦紅素可能爲預防和治療AMD以及與氧化應激相關的其他視網膜疾病提供潛在的治療策略。除此之外，意大利一項針對蝦紅素對已經患有AMD的人的影響的研究發現，攝取含10 mg葉黃素，1 mg玉米黃質和4 mg蝦紅素的補充劑2年的人，其視力有所改善-換句話說，結果顯示，葉黃素，玉米黃質和蝦紅素的組合可改善患有AMD的人的視覺功能。

6.3 動物模型檢討

　　雖然大多數實驗研究都涉及囓齒動物模型，但蝦紅素作爲抗氧化劑和抗炎劑的作用支持來自動物研究的數據，顯示蝦紅素可能有助於糖尿病（Diabetes mellitus, DM）的預防與症狀管理。這種效應是否直接轉化爲眼細胞尚不清楚。對動物的研究顯示，蝦紅素能以類似於葉黃素的方式穿過血腦屏障並沉積在哺乳動物的視網膜中。大多數檢查蝦紅素對視力和眼睛疲勞保護作用的研究都是在大鼠身上進行的，然而，確實顯示對人類的有效性。當然，除人體臨床試驗外，尚有關於蝦紅素和眼睛健康的臨床前動物研究和體外實驗。

　　一項此類研究從豬的眼睛中取出水晶體，並測試蝦紅素保護免受誘導氧化損傷的能力。該實驗發現蝦紅素能夠保護水晶體蛋白免受氧化損傷。事實上，蝦紅素的表現優於豬自身產生的抗氧化劑麩胱甘肽（Glutathione）。在大鼠中進行的一項研究非常有用，因

為量測蝦紅素對葡萄膜（包括虹膜在內的眼睛中間層）中三個重要炎症標誌物的影響。誘發葡萄膜炎症，然後測量一氧化氮、腫瘤壞死因子α和前列腺素E-2。注射蝦紅素的大鼠所有三種炎症標誌物的水平都較低。

研究顯示蝦紅素可有效減少眼部炎症（Suzuki等，2005）。先前對大鼠眼睛炎症進行的研究產生類似的結果，但亦顯示蝦紅素的作用以劑量依賴性方式起作用。此外，這項研究在體外證明這些抗炎機制（Ohgami等，2003）。目前的研究結論為蝦紅素對眼睛健康有很大的好處，事實上，蝦紅素可能是最好的選擇所有營養產品中的眼睛健康。此外，蝦紅素不是視網膜中天然存在的成分。因此，大鼠視網膜中生理學上大量的蝦紅素的存在可以說明蝦紅素易於跨過血液-視網膜腦屏障進入人視網膜的能力。

蝦紅素在眼睛中發揮強大的抗氧化／抗炎作用。在內毒素（Endotoxin）誘導的葡萄膜炎模型中，蝦紅素導致前房水中炎症細胞的數量、前房中的蛋白質濃度、前列腺素E2〔prostaglandin（PG）E2〕、一氧化氮（NO）和腫瘤壞死因子（Tumor necrosis factor，TNF）-α濃度也顯著降低，睫狀體中核因子活化B細胞κ輕鏈增強子NF-κB（nuclear factor kappa-light-chain-enhancer of activated B cells）陽性細胞的數量也顯著減少。在雷射引導的脈絡膜新生血管模型中，這是與年齡相關的黃斑變性的終末病理，蝦紅素的攝取也抑制脈絡膜新生血管的形成。

蝦紅素被認為通過抑制NF-κB表現出抗炎作用，NF-κB是免疫和炎症反應的中心轉錄因子。接下來，使用小鼠紫外線誘導角膜炎模型。當將蝦紅素滴入一隻眼睛，然後將紫外線B應用於雙眼時，蝦紅素滴注組的角膜上皮病變明顯較輕。減少的TUNEL陽性細胞數量、氧化應激和NF-κBp65的核內移行也減少。在使用角膜上皮培養細胞的實驗中，紫外線引起的細胞死亡也得到抑制。蝦紅素和葉黃素（Lutein）的配比組合可抑制脈絡膜新生血管生成（choroidal neovascularisation, CNV）的重要生成因數血管內

皮生長因子（VEGF, Vascular endothelial growth factor）的生成，抑制CNV的生成，對於治療由於CNV生成引起的黃斑變性，視網膜脈絡膜炎症等具有良好的療效。

　　雖然蝦紅素通常不會存在於眼睛內，但是馬克‧曹（Mark Tso）博士卻以老鼠飼餵蝦紅素並在眼睛裡發現蝦紅素，第一次證明蝦紅素能穿越血腦和血視網膜屏障。又證實蝦紅素可以防止眼睛遭受光損傷、光感受器細胞損傷、神經節細胞損傷、神經細胞損傷和炎症損傷。雖然研究人員剛剛開始發現這一點，但蝦紅素無疑是保護眼睛的最好補充劑。已經在囓齒動物研究和其他動物中進行廣泛的研究，證明天然蝦紅素對眼睛健康具有積極作用，有助於證實上述人體臨床研究的有效性。實際上，基於對蝦紅素用於眼和腦疾病的囓齒類動物的廣泛研究，早在1990年代美國伊利諾伊大學的科學家就獲得美國專利。這項研究再次證明蝦紅素可以穿越血腦和血視網膜屏障。然後，通過一系列廣泛的實驗證明蝦紅素在眼和腦健康領域具有許多潛在的預防和治療益處（Tso & Lam, 1996）。

6.4 蝦紅素對眼睛疲勞的臨床試驗

　　自Tso博士進行了前所未有的研究之後，其他科學家們進一步發現使用蝦紅素對眼睛的更多益處。眼疲勞是目前社會很多在視覺顯示終端（VDT）上，長時間工作之職員都有的一個嚴重問題。凝視電腦螢幕太長時間或在昏暗的光線下看得很緊，過度使用眼睛而導致各類視覺問題，如眼疲勞、眼睛疲勞，視力模糊和複視（由於眼部肌肉的不均衡作用導致的一個物體兩個顯像的視覺紊亂）。眼睛疲勞或以眼疲勞命名為「眼疲勞」是一種常見情況。蝦紅素能夠保護鮭魚的皮膚免受紫外光氧化。體外實驗也證明蝦紅素的抗光氧化能力較β-胡蘿蔔素和葉黃素強。這些研究結果顯示，蝦紅素作為食用的光保護劑具有很大的潛力。在強光下會發生灼傷、氧化、發炎、免疫抑制甚至細胞癌變。臨床前研究顯示，從食物中攝取充足的抗氧化劑如β-胡蘿蔔素以及α-生育酚和抗壞血酸均能降低這些

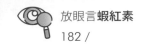
傷害。蝦紅素重要的機制是改善眼睛調節幅度，眼睛的聚焦能力得到改善。

在日本進行一個雙盲研究試驗，每天補充5 mg的蝦紅素，持續一段時間後，研究結論得出46%的受試者眼疲勞都有所減輕。由中村（Nakamura, 2004）博士領導的小組對眼疲勞領域的蝦紅素應用進行兩個不同劑量的試驗，發現每天補充4 mg蝦紅素就有很好的效果，但是每天補充12 mg會得到更佳的效果。還有一組日本的研究人員進行的人體臨床研究也發現相似的結果。雙盲試驗主要研究蝦紅素對眼疲勞和視覺調節的功效作用。試驗共有40位受試者，分為兩組，蝦紅素攝取劑量為每天6 mg，連續攝取一段時間。試驗結果發現，蝦紅素試驗組的3個單獨的視覺參量數值都出現顯著的改善。此次研究試驗為眼疲勞者制定每天的最佳用量為6 mg。 其它的研究試驗也驗證這項工作，說明每天補充6 mg的蝦紅素，持續補充一段時間，就可以緩解眼睛酸痛、乾澀、眼疲勞和眼模糊等症狀。

從結構上來看，蝦紅素的極性可以通過血視網膜屏障BRB（Blood Retina Barrier），對黃斑部的確具有抗氧化的作用。但蝦紅素比較特別的是，對於現代人高度依賴3C產品造成的眼睛疲勞，有額外的幫助。目前人體研究發現，每天攝取4 mg～6 mg蝦紅素，持續2週～4週，能明顯改善眼睛的疲勞感。此外，在當今社會中，由於視覺顯示終端（VDT）的工作需要長時間觀察電腦等的顯示，以及諸如手機和平板電腦的發展和普及，因此壓力很大。在日常生活中具有眼睛的調節能力。

同樣，緩慢或困難的調節性反應也可能導致弱視及其相關症狀，例如眼疲勞，肩膀僵硬和頭痛。這是調節能力的喪失，並且難以集中在附近的物體上。這種調節力的降低據認為是由水晶體彈性的喪失和控制水晶體厚度的睫狀肌的喪失引起的。人們可能會在45歲左右逐漸開始意識到。弱視的發展不僅會降低視覺功能，而且會降低其相關的生活質量。因此，由於調節力降低導致的眼疲勞

下降有助於提高患有此類症狀的人的生活質量。

　　但是，調節力降低的藥物治療僅限於某些眼藥水，並且尚未建立預防這種藥物的藥物治療。在這種情況下，最近的一些研究顯示，食品或食品成分和添加劑（葉黃素、蝦紅素、越橘提取物和黑豆殼提取物或提取物中發現的花青素以及omega-3脂肪酸）可改善弱視和眼功能。

6.5 延緩與老年性黃斑部病變（AMD）和白內障的發作

　　與衰老相關的眼部疾病包括老花眼、白內障、青光眼與年齡有關的黃斑變性。其中，老花眼是一種隨著年齡增長而影響所有人的疾病。蝦紅素除抗氧化外，可能藉由改善眼睛的調節力、抑制眼睛發炎、增加視網膜微細血管血流量，達到眼睛保健的效果。近年來也發現蝦紅素對於假性近視、老花眼疲勞、白內障、黃斑部病變、青光眼也有幫助。引起視覺傷害甚至失明的主要疾病為年齡相關視黃斑退化（AMD）和老年白內障，這兩種疾病都與眼睛內部光氧化過程有關。流行病學的研究顯示，氧化作用增加AMD的危險性。

　　蝦紅素在結構上與葉黃素和玉米黃質相似，但蝦紅素具有更強的抗氧化和紫外保護效應。蝦紅素至今還沒有從人類的眼睛中分離出來，但動物實驗已證明能夠通過血—腦屏障，和葉黃素一樣沉積在動物的視網膜上。飼餵蝦紅素的小鼠與對照組相比視網膜的傷害程度要小得多，而且恢復較快。因此可以推斷蝦紅素對眼睛有光保護作用並防止視網膜組織氧化，從而維護眼睛的健康。在檢查有關眼保健領域的所有已發表文獻之後，建議每天補充6 mg至8 mg天然蝦紅素作爲預防和潛在的治療措施，以保持最佳的眼睛健康。這項研究是在日本進行的，受試者由20歲的男性組成。治療組每天攝取 6 mg天然蝦紅素，持續4週。測量不同的視覺參數，在兩個不同的視力參數（查看細節的能力）中發現統計學上的顯著改善。在補充天然蝦紅素的組中，深度感知提高了46%（Sawaki等，

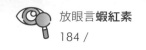
2002）。

　　蝦紅素對49位40歲以上，49位眼睛的健康個體視覺機能的影響。將所有患者分爲年齡和性別相似的4組，每組每天一次給予0 mg、2 mg、4 mg和12 mg的蝦紅素，共28天。4 mg和12 mg組的遠視裸眼視力明顯改善。4 mg和12 mg組的調節緊張時間顯著縮短。折射值、閃爍融合頻率或瞳孔反應均無變化。美國哈佛大學眼睛疾病個案管理小組對視網膜色素變性的研究發現，給予視網膜色素變性的患者每天攝取補充蝦紅素6 mg～12 mg，140天可以提高86%的治療率。可見補充蝦紅素可以增加視網膜色素密度，提高視網膜色素變性患者的視力，提高其治療率。

　　另一方面，對於那些攝取大量類胡蘿蔔素的人，則有必要降低嚴重的與衰老相關的疾病風險和抗紫外線。在過去30年中，針對眼睛不適、遠處物體模糊、眼睛疲勞的原因進行許多研究。主要是客觀的，尚未建立可準確監測變化的科學參數。但近年來，尚未建立通過VDT相關工作的眼功能，在建立參數方面已取得重大進展。

6.6 蝦紅素潛力作用

　　視神經是中樞神經系統的一部分。視網膜所得到的視覺資訊，經視神經傳送到大腦。視網膜疾病包括視網膜光損傷，缺血性損傷，老年性黃斑部病變和其他眼部疾病。Tso & Lam（1996）在 U.S. Patent No. 5, 527, 533專利中指出，視網膜是人體不飽和脂肪酸濃度最高的組織，補充蝦紅素抗氧化劑，對清除單重態氧、過氧化氫、超氧化物和自由基物質有所幫助，且減少感光細胞的傷害。蝦紅素其特殊結構已被證實可以通過血腦屏障、視網膜，多篇的動物及人體測試，證實蝦紅素對氧化應激及光損傷造成的眼部傷害具有優異的保護功效。

　　蝦紅素可以顯著提高血管的抵抗力，恢復血管內、外滲透壓失去的平衡，降低血管的滲透性，抑制血管中物質的滲出，保證血管的完整性，讓眼睛得到充分的血液供應。同時，可以防止自由基

和眼睛膠原蛋白的結合而造成損害，加強視網膜膠原結構，從而提高各種視網膜病變的治療率，恢復因此導致的視力喪失。 Otsuka等（2013）以強光誘發小鼠視網膜損傷，評估視網膜電流（ERG, electroretinogram）振幅及外核層（outer nuclear layer）厚度，實驗結果證實蝦紅素，對遭受光損傷的眼睛具有保護作用。Piermarocchi等（2012）在145位老年性黃斑部病變（AMD）患者，進行24個月的分組對照試驗，證實膳食補充蝦紅素有助於改善視力（visual acuity）、增加視覺對比敏感度（contrast sensitivity）等視覺效果。

　　這些臨床研究提供的證據顯示，蝦紅素是一種獨特的抗氧化劑，主要是由於其結構，並且在效力和功能方面都優於其他抗氧化劑。食用蝦紅素對人類有多種健康益處。表1提供了從2000年至今的研究摘要。潛在的健康益處與心血管健康、糖尿病、運動、大腦、皮膚和眼睛健康有關，它們與蝦紅素的抗氧化能力和相關抗炎作用直接相關。需要額外的隨機對照研究，特別是在尋求健康益處和疾病預防的健康亞臨床受試者中。預防老年性黃斑部病變，緩解眼睛疲勞，提高視覺靈敏度，提高視網膜內血液流動，預防白內障，保護眼睛免受氧化性、炎症損傷。蝦紅素能為眼睛提供如此多的益處。因此，任何一個關心自己眼睛健康的人都可以選擇蝦紅素作為營養補充劑。使用蝦紅素可以進一步改善眼睛。

表1 從2000年到現在補充藻類蝦紅素對各種健康益處的人類研究

作者	蝦紅素劑量	試驗對象	期間	效果
Akira., et al. 2004	4, 12 mg/day	49位40歲以上	28天	↑遠位敏銳度 ↓ 調節時間
Sawaki., et al. 2002	6 mg/day	20歲的男人	4週	↑深度視覺 ↑閃光融合閾值
Nagaki., et al. 2006	6 mg/day	40位健康的人	4週	↓眼睛疲勞
Nagaki., et al. 2005	6 mg/day	18 位	4週	↑視網膜 毛細血管血流

*表示顯著結果 p<.05

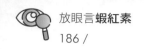
　　此外，未來對蝦紅素的研究將有助於尋求健康益處和疾病預防，蝦紅素具有以下潛力：

　　1.蝦紅素可以穿越血—腦屏障和血視網膜屏障，並增加流向視網膜和眼組織的血液，提高眼睛的血流速度，有助眼睛脈絡膜循環。比葉黃素較易集中在黃斑部中央處的中心小窩（決定視覺清晰）和錐狀細胞（負責日間視覺），蝦紅素能保存視覺功能並減少視網膜神經節細胞的死亡，蝦紅素的日常飲食補充對於缺血性視神經病變是有益的。

　　2.穿越血—腦屏障並對大腦和中樞神經系統之眼睛視神經能發揮保護作用起到抗氧化及抗炎的保護作用。

　　3.增強眼睛前部睫狀肌調節力，精準調整水晶體機能，保持視力敏銳，防止眼睛疲勞，改善視力和深度知覺，改善視覺清晰度，減少視力模糊，提高視覺敏銳度（能夠看清細節），治療或預防視疲勞，預防複視，緩解眼睛氧化壓力，減輕眼痛，快速消除視疲勞，恢復清晰視覺。

　　4.可吸收 UVB中波長紫外線，防止紫外線對水晶體的傷害，白內障與眼睛抗氧化力不足有關，35位兩眼開過白內障手術患者6 mg/day食用兩週，眼睛的自由基清除能力提升、降低房水的自由基濃度（過氧化氫），預防白內障、黃斑變性和失明。

　　5.具有超強抗氧化作用，迅速清除自由基、消除單線態氧。眼睛全方位保護：減少光誘發性傷害、光受體細胞損傷、神經節細胞損傷、發炎性損傷。

　　6.蝦紅素對其他動物之研究：

　　（1）白內障研究已在三種非常不同的動物物種中進行：大鼠，鮭魚和雞胚：

　　a.蝦紅素成功地阻止了大鼠白內障的形成（Liao等，2009）。

　　b.在挪威國家營養與海鮮研究所的一項引人入勝的研究中，蝦紅素和維生素C和E阻止了鮭魚中白內障的形成，而鐵，銅和錳等

促氧化劑則增加了白內障的發生率Waagbo等人，2003年）。

　　c.蝦紅素還可以防止雞胚白內障的形成（Ishikawa等，2015）。

　　（2）蝦紅素保護小鼠的眼睛血管層，並且可能是與年齡有關的黃斑變性的潛在療法（Izumi-Nagai等，2008）。

　　（3）蝦紅素可預防高眼壓大鼠的視網膜損傷（Cort等，2010）。

　　（4）蝦紅素可以抑制氧化應激，可以作爲抗氧化劑治療糖尿病性視網膜病（Dong等，2013）。

　　（5）蝦紅素在小鼠中和體外保護視網膜細胞免受氧化應激（Nakajima等，2008）。

　　（6）蝦紅素可防止大鼠的眼睛發炎（Suzuki等，2006）。

　　（7）蝦紅素可防止由於大鼠視網膜細胞中各種壓力導致的神經節細胞死亡（Yamagishi和Aihara，2014年）。

　　（8）蝦紅素可防止光誘導的小鼠視網膜損傷（大塚等，2013）。

　　（9）蝦紅素體外保護豬水晶體細胞中的氧化應激和蛋白質降解（Wu等，2006）。

　　（10）在眼睛的局部使用研究中，用蝦紅素滴眼液治療的小鼠提高其對紫外線誘發的眼損傷的抵抗力（Lennikov等，2012）。

有關天然藻類來源蝦紅素對人類健康益處的研究

　　這導致氧化應激和相關炎症的減少，這已被確定爲許多疾病的關鍵因素。因此，由於其作爲抗氧化劑的效力，探索蝦紅素相對於其抗氧化和抗炎作用對維持健康的作用是合理的。對2000年至今的出版物進行全面審查的目的是檢查有關天然藻類來源蝦紅素對人類健康益處的研究（表1）。使用搜索引擎Pub Med 和Google Scholar，排除了動物研究、使用合成蝦紅素或多成分補充劑的研

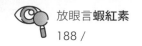

究以及控制不佳的研究。

縮寫（Abbreviation）

FDA：The United States Food and Drug Administration；美國食品和藥物管理局；

GRAS：Generally Recognized as Safe；普遍認為是安全的

ROS： Reactive Oxygen Sub-Species；活性氧亞種

Nrf-2：Nuclear Factor Erythroid2-Related Factor 2；核因子類紅血球相關因子 2

HO-1：Heme Oxygenase-1；血紅素加氧酶-1

MDA：Malondialdehyde；丙二醛

ISP：Isoprostane；異前列腺素

SOD：Superoxide Dismutase；過氧化物歧化酶

TAC：Total Antioxidant Capacity；總抗氧化能力

CVD：Cardiovascular Disease；心血管疾病

TG：Triglycerides；三酸甘油酯

NK：Natural Killer Cell；自然殺手細胞

DTH：Delayed-Type Hypersensitivity；延遲性過敏反應

TNFα：Tumor Necrosis Factor Alpha；腫瘤壞死因子α

IL-2：Interleukin-2；介白素-2

IFN-γ：Interferon-Gamma；伽瑪干擾素

DOMS：Delayed Onset Muscle Soreness；延遲性肌肉痠痛

CPT1：Carnitine Palmitoyl Transferase；肉鹼棕櫚醯轉移酶

SIgA：Secretory Immunoglobulin A；分泌性A型免疫球蛋白

CK：Creatine Kinase；肌胺酸激酶

AeT：Aerobic Threshold；有氧閾值

AT：Anaerobic Threshold；無氧閾值

AD：Alzheimer's Disease；阿茲海默氏症

PD：Parkinson's Disease；帕金森氏病症

HD：Huntington's Disease；杭丁頓氏舞蹈症

ALS：Amyotrophic Lateral Sclerosis；肌肉萎縮性脊髓側索硬化症、漸凍人

PLOOH：Phospholipid Hydroperoxides；磷脂氫過氧化物

RSSC：Residual Skin Surface Components；殘留皮膚表面成分

AMD：Age-Related Macular Degeneration；老年黃斑部病變

DM：Diabetes Mellitus；糖尿病

名詞解釋

NF-κB：核轉錄因子-κ B（nuclear transcription factor kappa B，NF-κB 是由成熟的B淋巴細胞中提取出來的蛋白，爲眞核細胞轉錄調節因數，存在於幾乎所有的動物細胞當中。NF-κB具有廣泛的生物學活性，與炎症、代謝、免疫及腫瘤等方面緊密相關）

SOD：氧化物歧化酶（superoxide dismutase, SOD）是一種能夠催化超氧化物通過歧化反應轉化爲氧氣和過氧化氫的酶。過氧化氫酶是一種廣泛存在於各類生物體中的酶，它是一類抗氧化劑，其作用是催化過氧化氫轉化爲水和氧氣的反應。過氧化氫酶也是具有最高轉換數（與底物反應速率）的酶之一；在酶達飽和的狀態下，一個過氧化氫酶分子每秒能將四千萬個過氧化氫分子轉化爲水和氧氣。

過氧化酶：過氧化酶（EC編號 1.11.1.x）是很大的一族酶，它們通常催化一個下面形式的反應：

ROOR' + 電子給體（2 e⁻）+ 2H⁺ → ROH + R'OH

這一類酶當中有很多酶的最理想底物爲過氧化氫，還有一些則有機的氫過氧化物如過氧化脂類。過氧化物酶有時會在其活化位置上包含一個血紅素輔因子。

　　粒線體：粒線體的作用是將碳水化合物轉換成ATP以提供細胞能量，同時包含氧化磷酸化、電子傳遞等功能，其最重要的作用在於傳遞細胞訊息，控制細胞凋亡、老化等狀態。粒線體爲存在於細胞內的胞器，會在細胞中自由移動與改變形狀，提供細胞所需的能量。粒線體主要是由外膜、內膜與基質組成。人體中每個細胞都可能含有上百至上千個粒腺體，提供細胞能量的方式是透過合成ATP（即所謂三磷酸腺苷）維持人體正常的生理活動。

　　PGC-1α誘導蛋白：氧化物酶體增殖物啟動受體γ輔啟動子1α（peroxisome proliferator-activated receptorγcoactivator-1α，PGC-1α）作爲核激素受體過氧化物酶體增殖物啟動受體γ的轉錄輔啟動因數由Puigserver等在小鼠體內發現，起初科學家發現其在耐力運動和感染等條件下在棕色組織和骨骼肌等部位表達上調，進而認識到其影響生物氧化即ATP作用的事實。心臟具有向外周持續泵血的功能特點，因此較其他器官需要更多的ATP，但獲得ATP的機制十分複雜。

　　近年來研究發現，PGC-1α蛋白是調控ATP合成最強大的轉錄輔活化因子，對細胞內和細胞外信號做出正確的調控作用。近年來發現PGC-1α通過與多種核激素受體及其他轉錄因數的相互作用，介導目的基因的轉錄啟動，從而參與糖代謝、脂代謝和能量代謝，因此其在心血管疾病如心肌肥厚、心力衰竭、糖尿病性心肌病及冠狀動脈粥樣硬化的發生中發揮的作用成爲近年來的研究熱點。

　　細胞色素c：細胞色素c（cytochrome c, cyt c）或稱細胞色素複合體（cytochrome complex），是一種血紅素蛋白，屬於cytochrome c family（cytochrome c family）。細胞色素c會與粒線體內膜輕微連接，結構鬆散而微小的它和其他細胞色素不同，是一種高度可溶性蛋白，在水中的可溶性達100 g/L。細胞色素c是電子傳遞鏈不可或缺的元件，負責攜帶一粒電子，在複合物III和複合物IV之間傳遞。此外，能夠接受氧化和還原反應，但不與氧結合。

在人體中，細胞色素c已經由CYCS基因完成編碼。蝦紅素增強參與線粒體能量代謝的基因表達。這些結果顯示，蝦紅素通過一些不依賴於抗氧化活性的作用表現出改善線粒體代謝的作用。由於添加誘導的 PGC-1α同種型的基因表達誘導降低，因此明確了通過激活作爲蝦紅素靶點的AMPK介導的途徑來增強線粒體代謝。在正常飲食的小鼠中，隨著線粒體相關基因表達的增加，骨骼肌血管生成和慢肌纖維的基因表達也增加，顯示骨骼肌變慢，更適合肥胖期間的脂質代謝。

　　蝦紅素攝入的併用抑制了與不活動相關的氧化應激的增加和PGC-1α 表達的增加。結果，認爲促進VEGF表達的增加和血管生成。此外，PGC-1α參與線粒體功能，促進向慢肌纖維轉變，從而維持骨骼肌代謝和I型肌纖維比例。從這些結果顯示，Ax攝入量與負荷運動的結合使用不僅抑制了肌肉萎縮，而且維持骨骼肌代謝並進一步預防微血管病。

　　房水耀斑：水溶液耀斑意味著當一束光線穿過時，漂浮在水溶液中的粒子變得可見。此外，視力受損的程度取決於耀斑的強度。 這是前房炎症的準確跡象，被稱爲房水耀斑。換句話說，水溶液耀斑意味著當一束光線穿過時，漂浮在水溶液中的粒子變得可見。此外，視力受損的程度取決於耀斑的強度。與疾病和衰老有關的活性氧在背景中處於活動狀態。

　　爲什麼蝦紅素現在引起注意？存在性氧，並且通過擴展，衰老，發生諸如癡呆，慢性病，生活方式疾病之類的各種疾病。（矢澤一吉教授）（衆所周知，活性氧參與其中。能量是由糖和脂肪晝夜產生的，但在體內，「細菌和病毒是從體外侵入的。每次都會產生活性氧。當消除壓力，紫外線和其他異物時。當然，人體也會產生活性氧，已知會增加體內的活性氧，具有消除活性氧的功能，被稱爲抵抗活性氧的防禦系統。」）SOD體內產生的抗氧化酶的量隨年齡增長而增加，但是可以產生的抗氧化酶的量是相同的。（矢澤一吉教授）活性氧是生存所必需的氧氣，但是如果長時間暴露

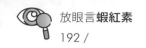
在空氣中，鐵會生鏽，因此具有很強的氧化能力，活性氧會損害人體，或者油會氧化。具有抗氧化作用，可迅速消除體內產生的活性氧，因此突出了食品來源的抗氧化劑。

蝦紅素的抗炎效果（特集 眼と機能性食品）

動態視力（dynamic vision）是人眼對與其存在相對運動目標物體的視覺分辨能力。動態視力的檢測包括兩大類：一類為評估受檢者對橫向平面內左右、上下移動目標的辨識能力，稱為DVA（dynamic visual acuity）；另一類為評估受檢者對縱向空間內相對于觀察者向前、向後移動目標的辨識能力，稱為KVA（kinetic visual acuity）。日常應用通常採用的視力檢測方法是靜態視力（static visual acuity, SVA）檢測。SVA是在目標靜止的條件下人眼對於目標物體的視覺分辨能力。實際上靜止條件下檢測的SVA並不能代表運動狀態下的動態視力。SVA與動態視力的實際檢測結果並不相同且無規律可循，因此，在實際應用中SVA無法反映運動狀態下的視覺敏銳度，僅用SVA並不能反映全面的視覺分辨力。

血管內皮生長因子抑制劑（VEGF inhibitor, Vascular endothelial growth factor inhibitor）：脈絡膜新生血管生成（choroidal neovascularisation, CNV），其特性乃脈 絡膜形成不正常的血管增生，此種異常增生的血管容易破裂出血，造成活動性的病變，經由不斷地惡化導致視力減退。

TUNEL檢測：末端脫氧核苷酸轉移酶脫氧尿苷三磷酸切口末端標記（Terminal deoxynucleotidyl transferase dUTP nick end labeling, TUNEL檢測）是一種通過標記核酸末端從而檢測DNA片段的方法。TUNEL是檢測因凋亡信號級聯所產生DNA片段的一種常用方法。此試驗的基本原理是：存在於DNA上的切口可被末端脫氧核苷酸轉移酶（TdT）識別，這種酶將催化dUTP添加到切口上，dUTP繼而可被其它標誌物所標記。此法亦可用於標記遭到嚴重DNA損傷的細胞。

7章　蝦紅素的應用與展望

7.1 蝦紅素的應用現狀及經濟價值

1933年從蝦、蟹等水產品中萃取出一種呈紅褐色結晶，確定是一種與蝦紅素有密切關係的類胡蘿蔔素，故命名為蝦紅素（Astaxanthin）。其廣泛存在於蝦、蟹、魚、鳥、某些藻類及真菌等生物中。蝦紅素是一種天然存在的類胡蘿蔔素，與β-胡蘿蔔素及維生素E等相比，蝦紅素具有更強的生物活性，可廣泛應用於飼料、食品、醫藥及化妝品等行業。在營養和醫藥中的應用對人體有多種益處。蝦紅素在歐美、日本、東南亞的已開發國家已經廣泛的應用，蝦紅素這種天然類類胡蘿蔔素成分極具潛力成為新型抗氧化／消炎製劑。目前，商品蝦紅素主要為化學合成品，天然蝦紅素從雨生紅球藻、甲殼類水產品加工副產品萃取、紅法夫酵母發酵及發酵生化合成（代謝）生產等。

作為一種非維生素A原的類胡蘿蔔素，蝦紅素在動物體內不能轉變為維生素A，但具有與類胡蘿蔔素相同的抗氧化作用，淬滅單線態氧和捕捉自由基的能力比β-胡蘿蔔素高10餘倍，比維生素E則強100多倍，蝦紅素又稱「超級維生素E」。蝦紅素的抗氧化性、著色性、增強免疫力的特性，已被廣泛認可。美國等國家已允許作為食品添加劑應用於生產，作為天然食品添加劑，有著廣闊的發展前景。

目前蝦紅素主要作為一種功能性色素廣泛應用於水產養殖、食品、化妝品等領域，主要用作魚類、蝦蟹等甲殼類動物以及家禽的飼料添加劑，提高畜禽、魚類的繁殖能力和成活率，改善健康狀況，優化體色肉質。天然蝦紅素已被作為食品添加劑用於食品的著色、保鮮及增強營養。Bjerkeng等 研究顯示蝦紅素有助於鱒魚片的保鮮。

近年隨著蝦紅素生物功能研究和藥理藥效臨床試驗的不斷深入，蝦紅素是類胡蘿蔔素的含氧衍生物，具有極強的抗氧化活性，

能夠有效地清除體內的活性氧，在疾病預防和治療中起著重要作用。蝦紅素因其在心血管疾病、抗癌症、代謝症候群、抗糖尿病、抗炎、抗氧化活性、光保護、增強免疫、延緩衰老等。對皮膚、神經退行性疾病、眼科疾病、皮膚病等均有顯著改善。蝦紅素還可用於預防動脈粥樣硬化及相關疾病，這也要歸因於蝦紅素的抗氧化性能蝦紅素可以降低或抑制血液中低密度脂蛋白（LDL）的氧化，使得血管壁上的沉積物減少，從而減少了動脈粥樣硬化的發生。

另外，蝦紅素還可用於防治眼科疾病，近似於維生素A的特性。亦有研究顯示蝦紅素有促進眼睛健康的作用，應用蝦紅素治療後，糖尿病視網膜病變（DR）、年齡相關性黃斑變性（AMD）、青光眼和白內障等各種眼病均有顯著改善。尤其對糖尿病眼病的發生率有明顯降低的效果，可作為治療糖尿病的輔助藥物。蝦紅素在疾病的預防和治療中具有突出的效果而受到了極大的關注，顯示蝦紅素在醫藥、保健品等領域中具有巨大的潛在應用經濟價值和廣闊開發前景。

7.2 腦內老化與蝦紅素

台灣已於1993年成為高齡化社會，2018年轉為高齡社會，推估將於2025年邁入超高齡社會。老年人口年齡結構快速高齡化，2021年超高齡（85歲以上）人口占老年人口10.5%，2070年增長至27.4%。國際上將65歲以上人口占總人口比率達到7%、14%及20%，分別稱為高齡化社會、高齡社會及超高齡社會。台灣高齡化時程如圖1所示。

為了解決包括超高齡化社會中的醫療保健在內的各種問題，迫切需要預防與老化或癡呆相關的認知障礙。有報告指出作為癡呆症的危險因素是共通之生活習慣疾病的要因，例如糖尿病、脂質代謝異常、吸煙和慢性炎症及脂蛋白E（Apolipoprotein E）和神經營養因子等遺傳子多型之遺傳要因，長期複雜因素被認為是疾病的原因。

圖1 台灣高齡化時程

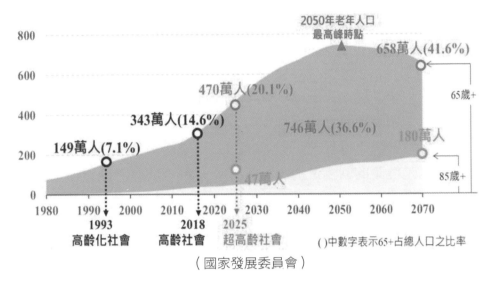

（國家發展委員會）

　　雖然這是一個時間年齡的老化是不可能停止，可以預期，由於環境因素，可能延遲「老化」，年齡增長所伴隨之心理和身體機能的下降。在高齡化社會進一步發展，認知症持續增加的情況下，食品素材之大腦中抗氧化應激效果的意義非常重要。將來，期望驗證包括蝦紅素在內的各種食物對帕金森氏症、認知症等神經變性疾病的效果。

　　蝦紅素是一種預期具有各種效果的物質，例如帕金森氏症、認知症，美容效果及眼睛疲勞之改善效果，因為具有強大的抗氧化活性。目前，蝦紅素作為保健品出售，而不是作為藥物出售，但保健品的安全性及有效性需要以與藥物相同的方式進行驗證。蝦紅素在細胞和動物上對帕金森氏症預防與治療可能性的研究結果。此外，預期改善與正常人之老化所伴隨之認知機能，亦應用於腦變性疾病如帕金森氏症。

　　在日本，過去擁有最多患者的傳染病有所減少，現在惡性腫瘤（癌症），腦血管疾病和心臟病等之生活習慣疾病居於首位。在腦血管疾病中，雖然腦出血減少，但腦梗塞沒有改變，局部缺血性心臟病占心臟病的很大比例，腦梗塞，局部缺血性心臟病和末梢動脈

硬化症等的動脈硬化性疾病與惡性腫瘤成爲重要的死亡原因。在日本和其他先進國家，老齡化社會已經達到「超」一詞的地步。與曾經是最常見的腦血管性癡呆症相比，阿茲海默氏症（Alzheimer's disease, AD）和路易（氏）體失智症（Dementia with Lewy Bodies, DLB）等之患者的增加已成爲一個主要問題。關於護理系統體制，迫切需要建立治療和預防方法。

在這種背景下，目前正在尋求的主要預防措施是預防癡呆的發作，特別是健康的飲食習慣。到現在爲了尋找健康的飲食習慣，已經進行許多流行病學研究，但是很明顯，飲食是重要的預防因素之一。人們對機能性食品的開發給予極大的關注。但是，爲了發展基於證據的機能性食品因子來預防癡呆，一個重要的課題是如何使用生體指標（Biomarker）來評估癡呆的進行和癡呆的預兆。作爲與該疾病密切相關的標記，例如在阿茲海默氏症的情況下包括β澱粉樣蛋白（amyloid-β protein）。

另外，已經提出包括癡呆症在內的許多疾病與氧化應激有關，並且由氧化應激產生的作爲生物標記也被認爲是重要的生體指標。由於大腦具有很高比例的多不飽和脂肪酸（PUFA），易受氧化應激影響的器官。從這點上言之，關於腦脂質的氧化評估是重要。近年來，已經引起對伴隨炎症的組織障礙的關注，並且已經提出了巨噬細胞Macrophage, MΦ（小神經膠質細胞；微膠質細胞Microglia）等吞噬細胞與活性氧之間的關係。

蝦紅素的化學結構的特徵在於兩端存在親水基團。即被認爲具有兩種性質，上脂溶性部位和親水部位的共存使得可以穿過所謂的血-腦屏障（Blood-Brain Barrier, BBB）之性質（脂溶性），在血液和組織中內轉移（水溶性）具有良好的溶解性。腦神經元細胞死亡定義了一個人的死亡。因此，提出了「腦死亡」＝「人的死亡」的概念。腦神經元與其他組織比較，因爲對於氧化應激不僅脆弱、再生能力低，與老化相關的原因不明的神經元細胞死亡幾乎完全歸因於100歲以上老年人的癡呆症或神經變性疾病。

7.2.1蝦紅素對人體的效果

關於蝦紅素對健康因老化所伴隨自覺健忘的中老年人攝取時，其對大腦機能的效果。進行驗證是通過一項針對10名男性的先導試驗和一項針對96名男女的隨機雙盲安慰劑對照比較試驗。雖然這項研究是以健康人作為對象，但老化所伴隨之腦正常老化為帕金森氏症和阿茲海默症（Alzheimer's disease）等神經變性疾病，同樣與氧化應激有密切關係。腦機能之評估是使用認知機能相關的腦波事象關連電位P300，ask-Switing課題的Cog Health及作為一種空間記憶檢查的Groton maze learning test。腦波事象關連電位P300是給予聽覺畸變等課題時，在潛伏時間300 ms出現之腦波的成分，為反映認知機能的指標。

聽覺畸變試驗（auditory oddball task）CogHealth是在電腦顯示器上進行的紙牌遊戲，評估「簡單反應」、「選擇反應」、「工作記憶」、「延遲複製」及「注意力分散」的反應速度和準確性。還有以Groton maze learning test在電腦顯示器上重複相同的迷宮六次反覆執行，評估解決迷宮的時間與錯誤答案的數量。每個檢查方法都是一種能夠高靈敏度地檢測與正常老化與腦變性疾病相關的認知機能變化以及與攝入藥物與健康補品相關的變化的測試方法。

在一項初步試驗中，當10名男性以6～12 mg/day攝取蝦紅素12週時，在攝取前後比較腦波P300時，有增加振幅的趨勢。這顯示資訊處理能力可能已經提高。攝取服用12週後，確認CogHealth還顯示出縮短響應時間並提高準確性。在針對96名男女的隨機雙盲安慰劑對照試驗中，由CogHealth結果顯示，確認當攝取服用12 mg/day 蝦紅素12週時，響應時間縮短，準確度提高。根據Groton maze learning test的結果，攝取服用6 mg/day與12 mg/day蝦紅素的群組在比安慰劑組更早地解決迷宮時顯示出錯誤數量的減少，並且改善了空間記憶。基於以上所述，認為蝦紅素的攝取服用改善中高年男女的腦機能，改善氧化應激導致的認知

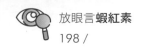
行動能力。這些結果顯示，蝦紅素的攝取服用可能有助於通過抑制腦氧化障礙來預防和治療帕金森氏症。

7.3 預防心血管疾病

脂蛋白有高密度和低密度之分，也是由肝臟所製造，會去和膽固醇結合。低密度脂蛋白（Low-density lipoprotein, LDL）負責運送膽固醇到各組織，高密度脂蛋白（High-density lipoprotein, HDL）負責將膽固醇帶回肝臟處理。人體中低密度脂蛋白（LDL）濃度越高，加之血小板沉積使血管變細阻礙血流速度，LDL的氧化加速動脈粥狀硬化的發生，人體患動脈硬化的風險就越大。 動脈硬化及相關心血管疾病的臨床試驗研究顯示，蝦紅素的抗氧化性能還可用於預防動脈粥樣硬化及相關疾病，通過降低或抑制血液中低密度脂蛋白（LDL）的氧化，使得血管壁上的沉積物減少，從而減少動脈粥樣硬化的發生，蝦紅素在體內還具有升高高密度脂蛋白（HDL），因此將其用做預防動脈硬化、冠心病和缺血性腦損傷的製劑。

補充抗氧化劑能夠降低動脈硬化的危險，流行病學和臨床的資料顯示，膳食中的抗氧化劑能預防心血管疾病。通常LDL以非氧化狀態存在，在人類血液中，蝦紅素由極低密度脂蛋白（VLDL）、LDL、和HDL-膽固醇攜帶，體外和臨床試驗證明每人每天口服3.6 mg蝦紅素，連續2週，能預防LDL-膽固醇的氧化。在動物研究中顯示蝦紅素（又名超級維生素E）具有顯著提高HDL和降低LDL的功效，從而起到預防動脈硬化、冠心病和缺血性腦損傷等心血管疾病的作用。

蝦紅素已經被報導能夠顯著改善動物血脂障礙症候群和代謝障礙，日本東京千葉慈惠大學國際營養和代謝研究所共同研究人類隨機雙盲試驗（蝦紅素和安慰劑）。蝦紅素劑量0、6、12、18 mg／日持續攝取12週，並採用安慰劑對照組，隨機選擇25歲～60歲，無糖尿病或高血壓，空腹血清甘油三酯120～200 mg/dl非肥

胖人群61人。其結果前後對照測試，體質指數（BMI）和LDL低密度脂蛋白在上述劑量下均沒有影響，然而，甘油三酯（三酸甘油脂），triglyceride）減少30～50%，同時高密度酯蛋白（HDL）顯著增高20%～30%，多樣本比較顯示12 mg／日和18 mg／日組甘油三酯顯著減少30%～50%，6～12 mg／日劑量組高密度酯蛋白（HDL）顯著增高20%～30%，12～18mg／日劑量組血清脂聯素增加，並且脂聯素的改變與HDL的改變正相關，與年齡體質指數（BMI）無關。研究結果顯示天然蝦紅素能夠消耗人類的甘油三酯，增加高密度脂蛋白（HDL）和脂聯素。

　　美國國家衛生院（National Institutes of Health, NIH）的Brandon K. Harvey教授最新的一篇研究成果顯示，蝦紅素能有效地降低成年大白鼠中由缺血性腦損傷引起的傷害。在研究中，科學家在人工形成缺血性腦損傷前將蝦紅素注射到實驗鼠體內，兩天後與未注射蝦紅素比較，蝦紅素能顯著增強腦損傷後成年鼠的活動能力及降低腦梗死（cerebral infarction, CI）機率。研究還顯示蝦紅素對抗缺血性腦損傷的機制為阻止腦部的氧化應激反應，減少谷氨酸鹽釋放，抑制細胞凋亡。

　　展望蝦紅素用於缺血性腦損傷臨床上。另外，有動物試驗顯示，蝦紅素在體內具有顯著升高HDL和降LDL的功效，其中HDL可由原來的49.7±3.6 mg/dL增加至66.5±5.1 mg/dL，因此推測蝦紅素能減輕載脂蛋白的氧化，可用來預防動脈硬化、冠心病和缺血性腦損傷。不同於一般降低LDL的藥物，每天服用1.8 mg、3.6 mg、14.4 mg和21.6 mg蝦紅素連續2週後，LDL氧化的時間分別被延長5.0%、26.2%、42.3%和30.7% ；從而可預防動脈粥樣硬化的發生。

7.4 增強免疫力

　　近幾年的研究顯示，蝦紅素在促進抗體的產生、增強宿主的免疫功能方面有重要的生理功能。實驗顯示，類胡蘿蔔素可以減緩

由衰老引起的免疫能力下降，提高機體免疫器官功能，增強對惡劣環境的抵抗力。更重要的是蝦紅素能增強體內T細胞刺激下人體內血細胞免疫球蛋白的產生，增加嗜中性白細胞、自然殺傷細胞的數目，參與機體細胞免疫。單線態氧對動物的免疫系統具有細胞毒作用，催化產生的自由基可加速巨噬細胞（macrophage）細胞膜的降解，導致吞噬效率降低和功能紊亂。由於蝦紅素具有清除單線態氧的功能，因此能顯著影響動物的免疫功能。

蝦紅素能顯著影響動物的免疫功能，在有抗原存在時，能明顯促進脾細胞產生抗體的能力，增強T細胞的作用，刺激體內免疫球蛋白的產生。蝦紅素還可以增加免疫系統中B細胞的活力，消滅外源入侵的病原體，通過協助產生抗體並提高其他免疫組分的活性發揮作用。蝦紅素還能夠部分恢復年老小鼠的體液免疫系統，其中可使小鼠體內的IgM（免疫球蛋白M）、IgA（免疫球蛋白A）和IgG（免疫球蛋白G）分別都增加至10 mol/L，顯示在抗原入侵初期，能增強體液免疫反應能力，提高動物的免疫力。補充蝦紅素還能夠部分恢復年老小鼠的體液免疫系統。因此，蝦紅素具有重要的免疫調節作用，可作爲免疫增強劑使用。

另外，蝦紅素還可以增強小鼠釋放白細胞介素-Iα和腫瘤壞死因子α的能力，其作用比β-胡蘿蔔素和角黃素強得多。由此認爲，蝦紅素有很強的誘導細胞分裂的活性，具有重要的免疫調節作用。蝦紅素能明顯增強機體局部和全身的免疫能力，這種免疫調節特性與抗氧化性相結合，在防止疾病的發生與傳播中發揮重要作用。Jyonouchi等研究蝦紅素與類胡蘿蔔素對小鼠淋巴細胞體外組織培養系統的免疫調節效應，結果顯示類胡蘿蔔素及其衍生物的免疫調節作用與有無維生素A活性無關，蝦紅素表現出更強的作用。

體外實驗顯示，蝦紅素可顯著促進小鼠脾細胞對胸腺依賴抗原（thymus-dependent antigen, TD Ag）反應中抗體的產生，提高依賴於T專一抗原的體液免疫反應。人體血細胞的體外研究中也發現蝦紅素和類胡蘿蔔素均顯著促進TD-Ag刺激時的抗體產生，分

泌IgG（免疫球蛋白G）和IgM（免疫球蛋白M）的細胞數增加。
1991年Jyonouchi等使用來自成年志願者和足月新生嬰兒（臍帶
血）的血液樣品，研究蝦紅素對由外周血液單核細胞在體外產生免
疫球蛋白的影響，該研究結果顯示蝦紅素能提高人體免疫球蛋白的
產生，有利於預防各種類型的流行性感冒。

　　備註：大多數抗原激發的體液免疫（humoral immune），
必須有TH細胞參予才能完成，稱這種抗原爲胸腺依賴抗原
（thymus-dependent antigen，TD Ag）。TD抗原主要是大分
子蛋白質。TD抗原在其分子結構上，既具有載體功能的決定簇，
也具有抗原性決定簇。

7.5 抗炎抗感染特性

　　關節疼痛和關節炎通常是自由基導致的氧化損傷所致。
蝦紅素較強的抗氧化特性有助於抑制自由基，減少其對關節的
氧化損害。1999年Bennedsen的研究發現蝦紅素可預防幽門
螺桿菌（Helicobacter pylorio）的潰瘍症狀並可減輕胃炎。
Bennedsen等人的研究顯示，給小鼠飼餵富含蝦紅素的雨生紅球
藻粉，能夠啟動T淋巴細胞的應答，從而降低幽門螺桿菌對胃的附
著和感染。爲此國外已開發蝦紅素口服劑作爲抗胃病感染製劑。蝦
紅素醋還具有抗感染藥物配合劑的作用，與阿司匹林同時服用可加
強後者的藥效。

　　在炎症發生的情況下，如克隆氏症（Crohn's disease）中，
吞噬細胞（Phagocyte）在發炎部位（腸粘膜和腸腔內）釋放出有
毒的活性氧和噬中性細胞，破壞自由基和抗氧化劑之間原有的平
衡，導致抗氧化劑水準的降低、氧化產物以及脂質過氧化水準的
增加。研究顯示，氧化劑與血管內皮細胞（vascular endothelial
cell）的炎症基因刺激有直接關係。活性氧也能加重哮喘伴隨炎症
和訓練引起的肌肉損傷炎症。Kurashige研究顯示蝦紅素能減輕小
鼠足部的腫脹現象，而維生素E沒有此功效。

蝦紅素產品對人類健康的影響，並與其它26種著名的抗炎藥物進行比較，結果顯示服用蝦紅素患者的健康狀況提高85%，蝦紅素與92%的抗炎藥物有同等的效果或效果更佳。研究顯示4 mg／天蝦紅素所抑制的炎症因子（如前列腺素E，prostaglandin E等）效果與4 mg可體松（Cortisone）相當，但卻沒有可體松之副作用，因此又被譽為沒有副作用的激素。62種包括阿司匹靈（Aspirin）在內的非處方（OTC）抗炎藥相比，蝦紅素與其中76%的藥物具有同等的效力或更好。這些結果均說明蝦紅素的抗炎作用使其可作為一種營養和保健功能食品，用於治療和預防由炎症引起的疾病。

7.6 抗癌作用

許多研究天然類胡蘿蔔素的生理生化功能，發現蝦紅素具有很強的抗癌作用。對膳食類胡蘿蔔素攝取量和癌症發病率或死亡率間關係的調查發現，癌症總發病率或死亡率與類胡蘿蔔素的攝取量呈顯著負相關。比較各種類胡蘿蔔素抗腫瘤活性，以蝦紅素的作用效果最強。蝦紅素的抗癌機制，認為與細胞膜的穩定性和蛋白質基因表達有關，通過改變膜穩定性和基因表達數量來調節細胞間通訊，從而提高細胞間的平衡能力，維持細胞的正常功能。

Tanaka等的研究顯示，給實驗大鼠和小鼠飼餵蝦紅素100～500 mg/kg，能顯著抑制化學物誘導的初期癌變，對暴露於致癌物質中的上皮細胞具有抗增殖作用和強化免疫功能的作用，而且這種效應存在劑量-效應關係。與對照組相比，高劑量組（500 mg/kg）的腫瘤發生率和腫瘤大小明顯低於對照組和低劑量組。因此推測蝦紅素具有顯著的抗癌特性。蝦紅素還能誘導肝臟中的轉移酶，顯著抑制小鼠膀胱癌、大鼠口腔癌和結腸癌、胃癌，其作用效果要比β-胡蘿蔔素更為明顯。另外，蝦紅素還能預防黃麴毒素（aflatoxin）的致癌性，對減少黃麴毒素誘導的肝腫瘤細胞的數量和體積效果良好。

蝦紅素的抗腫瘤活性可能與在細胞間的信號傳導，與異型物質代謝酶的誘導生成，與腫瘤細胞相關的免疫反應調節有關。研究顯示，蝦紅素具有抑制黃麴毒素（aflatoxin）、苯丙芘（Benzo [α] pyrene, BaP）、二乙基亞硝胺（Diethylnitrosamine, DEN）、亞硝胺（Nitrosamine）和環磷醯胺（Cyclophosphamide）等引起的致突變作用，蝦紅素預防腫瘤的作用可以在腫瘤生成的不同階段起作用。如通過抑制腐胺（putrescine）產生，並降低精胺（Spermine）和亞精胺（Spermidine）等游離多胺濃度，減少腫瘤誘發物形成；通過抗氧化作用保護皮膚免受紫外線的損害，阻止皮膚的光老化和防止誘發皮膚癌；通過加強正常細胞間的連接能力，把致癌物誘發的細胞放在一個擴展的通訊網路中，使其中的正常細胞占據優勢，孤立癌細胞，減少癌細胞間的聯繫，控制其生長，防止腫瘤轉化；蝦紅素還對癌細胞增殖有較強的抑制作用，高濃度的蝦紅素能殺傷腫瘤細胞。因此，蝦紅素能有效地預防多種癌症，如肝癌、口腔癌、大腸癌、膀胱癌和乳腺癌。利用蝦紅素可開發出治療和預防腫瘤的藥物。

　　Nishino通過對天然類胡蘿蔔素及其衍生物抗癌作用的研究，發現蝦紅素具有較強的抗癌作用。Cradelet等人研究了蝦紅素等類胡蘿蔔素對黃麴毒素B1（AFB1）引發的肝致癌作用的影響：給大鼠飼餵β-胡蘿蔔素、番茄紅素（300 mg/kg）以及過量的維生素A，腹腔注射AFB1，同時也注射3-甲基膽蒽（Methylcholanthrene）6 ×20 mg/kg bw，結果發現蝦紅素、β-胡蘿蔔素及3-甲基膽蒽在降低肝癌病灶的數目和大小方面效果顯著，而番茄紅素（Lycopene）和過量的維生素A則無效。這是因為蝦紅素等對體內的AFB誘導的DNA的單鏈斷裂有降低的作用，減少黃曲霉毒素B1（AFB1）和肝DNA及血漿白蛋白的結合，同時促進體外AFB1代謝為另一種毒性較弱的黃麴毒素M1。給由二乙基亞硝胺（DEN）或1-硝基丙烷（1-nitropropane）引發肺腫瘤的大鼠飼餵3週到4週的蝦紅素，可顯著降低肺腫瘤病灶的大小與數

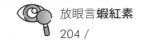

目。

　　用蝦紅素飼餵實驗大鼠和小鼠，能夠顯著抑制化學物誘導的初期癌變，對暴露於致癌物質中的上皮細胞具有抗癌細胞增殖和強化免疫功能的作用，而且存在著劑量效應。給小鼠飼餵致癌劑同時補充蝦紅素較對照組的各種口腔癌的發生率要低得多，蝦紅素組的結腸癌的發生率也顯著降低（p < 0.01）。膳食中補充蝦紅素能抑制乳房瘤的增長，其抑制率超過50%，從而極大地降低了乳房癌的發病率，這種功能較β-胡蘿蔔素和角黃素都要強。前列腺增大主要是由5-α- 還原酶（5-alpha reductase）引起的，蝦紅素能夠有效地抑制該酶的活性，因此補充蝦紅素被視爲防止前列腺增生和前列腺癌的有效途徑。蝦紅素的抗癌活性與其誘導細胞間隙連接通訊（Cell gap junction communication）密切相關，細胞間隙連接通訊對細胞的正常增殖分化及組織自身穩定起著重要調節作用。目前，細胞間隙連接通訊功能的抑制或破壞被認爲是促癌變階段的重要機制。

7.7 抑制糖尿病

　　近年來，由於生活方式的改變，糖尿病正在增加。糖尿病通常是在非常狹窄的範圍內精確調節的血中之糖濃度，是指由於某種原因變得無法控制並成爲慢性的病變得嚴重的代謝性疾病。糖尿病人70%會在5年內發展爲腎病損害，蝦紅素是迄今爲止發現的唯一可以有效阻止糖尿病腎病損的物質，蝦紅素主要是通過直接保護腎小球基底膜、阻止因高血糖產生的自由基來破壞基底膜；此外，還可以對抗腎小管上皮細胞的自由基，保護葡萄糖及磷的在腎小管細胞的正常轉運，從而保存ATP及鈉─鉀ATP酶這些重要物質，確保腎臟血流不受影響，減少蛋白尿的產生。糖尿病患者爲了避免尿泡泡事件的發生，臨床試驗證實8 mg蝦紅素，8週時間可顯著減少尿蛋白70%。

　　雖然血糖濃度受多種荷爾蒙（激素，hormone）調節，胰島

素是眾所周知的作為降血糖激素。胰島素是體內調控血液中葡萄糖濃度最重要的荷爾蒙，能將葡萄糖帶進細胞，使血糖濃度降低、為身體提供能量。胰島素是一種從胰臟之胰島β細胞分泌的激素，對於參與各種臟器中葡萄糖攝取與葡萄糖代謝的代謝非常重要之荷爾蒙。因此，當胰島的胰島素分泌極度減少或缺乏時或胰島素無法發揮作用，其結果則會陷入嚴重的血糖調節機能不全。患者的血糖濃度就會高於正常人，導致糖尿病。當人體無法正常分泌胰島素，就會出現糖尿病症狀。因此，罹患第一型糖尿病、妊娠糖尿病，或是口服藥物無法控制第二型糖尿病時，就必須施打胰島素。此外，酮酸血症、高血糖高滲透壓的患者，也有施打胰島素的必要。作為其成因包括遺傳的起因，自身免疫性疾病，粒線體異常、妊娠等多樣性。

　　嘗試提取2型糖尿病，由於生活習慣的增加傾向，也與內臟脂肪肥胖（代謝症候群，Metabolic syndrome）密切相關。在這種情況下，眾所周知胰島素之標的組織中的胰島素作用降低，胰島素抵抗性是病態發展的非常重要的因素。由於胰島素作用的降低，代償的胰島之慢性的胰島素的分泌增加結果，由於胰島細胞的衰竭，使得胰島素的分泌減少。在這種狀態下，產生胰島素之相對的不足，並且慢性的高血糖狀態持續。當這種情況持續存在時，微血管障礙就會在腎臟，視網膜和神經中產生，從而導致糖尿病的各種併發症。此外，慢性的高血糖會亢進為動脈硬化症。現在之許多死因如腦・心血管疾病等重大疾病的主要原因。因此，上游部分的胰島素抵抗改善與預防，認為建立治療方法是一個非常重要的課題。肥胖與胰島素抵抗性被認為可以通過飲食生活習慣和運動等得到改善，但這在繁忙的現代社會中也是一個現實問題。

　　將患有糖尿病的大鼠分為兩組，將蝦紅素僅給予一組並飼養4個月結果，與對照組相比，投予蝦紅素可抑制大鼠的血糖值上升。另外，觀察到肝臟中抗氧化活性氧（SOD）活性的降低抑制，肝臟中過氧化脂質量抑制以及白內障的進行抑制等。將蝦紅素摻入糖

尿病飲食中可以非常有效地預防糖尿病及其併發症。已知糖尿病會增加體內活性氧的產生，從而引起併發症之原因。當體內活性氧增加時，分泌胰島素的脾臟之細胞（β細胞）可能會受到障礙，但是蝦紅素的抗氧化能力可以有效地預防這種情況。此外，卽使在已經患有糖尿病的情況下，每天攝取蝦紅素也可以有效預防由活性氧引起的併發症（腎臟疾病，神經系統疾病，白內障）。

7.7.1脂聯素分泌與蝦紅素

脂肪組織是占總體重的10%～20%的巨大器官，對於調節作爲新陳代謝和內分泌器官的能量平衡是不可缺少。但是，過剩的脂肪蓄積成爲心血管疾病、動脈硬化、高血壓、糖尿病等出現生病症狀的基礎，心血管疾病與動脈硬化是在發達國家和一些發展中國家主要的死因。另外，近年來由於內臟脂肪的蓄積而發生高血糖症，脂質代謝異常與高血壓的代謝症候群（Metabolic Syndrome），已經成爲醫療社會上的主要問題。脂肪細胞不僅在脂質存儲中起著核心作用，發現分泌許多生理活性物質作爲脂肪細胞因子（adipocytokine）。脂肪細胞因子（adipocytokine）是脂聯素（adiponectin），含血纖維蛋白溶酶原激活物抑制劑-1（Plasminogen activator inhibitor-1, PAI-1），瘦蛋白／瘦素（leptin），抗阻素（resistin）等。脂聯素（adiponectin）具有抗動脈硬化、胰島素增感作用、抗炎作用，對血管具有很強的保護效果，作爲心血管疾病和與動脈硬化的新治療標的，而引起關注。

換句話說，脂聯素（adiponectin）在動脈硬化發症過程中，由於接著分子血管細胞粘附分子-1（VCAM-1, vascular cell adhesion molecule-1），細胞間粘附分子-1（ICAM-1, intercellular adhesion molecule-1）與E-分泌素之發現抑制對單球細胞之血管內皮細胞的粘附阻礙，血管平滑筋細胞的增殖·游離之抑制，由於清道夫受體（scavenger receptors class

A type 1: SRA1）A型1之發現抑制對微噬菌體（Macrophage, MΦ）泡沫抑制等具有抗動脈硬化作用，同樣經胰島素受體基質1（insulin receptor substrate-1, IRS-1）信號之磷脂酰肌醇3-激酶（phosphatidylinositol 3-kinase, PI3-K）活性與糖輸送的上昇，經脂肪酸輸送蛋白1型（fatty acid transport protein 1：FATP-1）之發現增強的脂肪酸氧化及經促進清除（clearance）而胰島素感受性上昇，經胰島素抵抗性有關的腫瘤壞死因子-α（tumor necrosis factor-α，TNF-α）之產生作用的抑制等已知抗糖尿病作用。因此，焦點聚集在經脂肪細胞之內因性脂聯素的產生增加。據報告，一些藥物如四氫噻唑（Thiazolidine）衍生物，血管緊縮素轉化酶（angiotensin-converting enzyme）阻礙劑與斯他汀類（Statin）或fibrates類藥物具有增加血液中脂聯素的效果。但是，根本原因其內臟脂肪堆積必需消除，為此，重要的是要重新修正飲食與生活方式。

　　以口服的蝦紅素也有望作為增加脂聯素的補充劑（supplement）。富山縣國際傳統醫學中心的渡邊雄二博士使用動物模型研究並報告蝦紅素對脂聯素分泌的效果。換句話說，對高血壓自然發症大鼠投予蝦紅素每天以50 mg/kg體重的劑量，持續22週投予，蝦紅素的給予顯著抑制在該大鼠自然過程中觀察到的血壓、血糖值的升高，並改善胰島素抵抗性。此外，與沒有蝦紅素的大鼠相比，血漿中性脂肪值（三酸甘油酯）、游離脂肪酸值降低，並且血液中脂聯素濃度在8週時增加約40%。另一方面，據說蝦紅素在體重方面對大鼠沒有特別的影響。在人體研究中，東京慈惠會醫科大學（The Jikei University School of Medicine）的吉田博博士等人發現，高血壓患者服用蝦紅素可增加血液中脂聯素值的上昇。每天服用12 mg蝦紅素，血清脂聯素濃度增加約25%。還已經報告口服蝦紅素增加血清HDL膽固醇值，降低中性脂肪值（三酸甘油酯），並改善脂質代謝。

　　據報告，肥胖時所伴隨之內臟脂肪蓄積，則脂肪組織中的氧化

應激增加,而氧化應激增加則脂聯素分泌減少。即,有報告在肥胖的模型小鼠中,氧化應激中不是在肌肉、肝臟或大動脈組織中,而是在白色脂肪細胞觀察到,並且為了抑制全身性氧化應激其對於脂肪細胞中的氧化應激之抑制很重要。也就是說,給予蝦紅素10或100 mg/kg的大鼠的NF-κB陽性細胞數比較結果明顯少於未給組。因此,蝦紅素可能通過抑制NF-κB恢復脂聯素發現,而NF-κB的動作是降低脂聯素發現。

7.8 治療異位性皮膚炎的有效性

少有醫學論文討論蝦紅素對過敏的影響,當在pubMed上搜索蝦紅素對過敏的反應時,出人意料的是,只有幾件。然而,關於蝦紅素對免疫系統的影響有許多報告,據推測對蝦紅素有一定的過敏反應影響。如果在網路上詢問有關蝦紅素對過敏的影響的網站,則有一些描述顯示蝦紅素強調有抗組織胺作用,並且對過敏和瘙癢有效果。另外,迄今為止進行的基礎實驗顯示,蝦紅素對轉錄因子NF-κB具有作用,其在炎症發生過程中控制基因發現中起著重要作用。NF-κB是控制環氧合酶-2(Cyclooxygenase-2, COX-2)和誘導型一氧化氮合酶(Inducible Nitric Oxide Synthase,iNOS)的發現,這些炎症介質(Mediator)參與前列腺素(prostaglandin)和NO的生產。

蝦紅素抑制IκB激酶(IKK)活性並抑制NF-κB活性,從而抑制COX-2和iNOS的發現以及PGE2和NO的產生。從使用培養的巨噬細胞和小鼠進行的實驗中可以清楚地看出,認為是蝦紅素的抗氧化作用與這種作用有關。除COX-2和iNOS的發現抑制外,蝦紅素是炎症介質之一,還顯示出可以抑制參與白三烯(leukotriene)生合成的5-脂氧合酶(5-lipoxygenase,5-LOX)的活性。在不存在活性氧的體外系統中,該機制的活性受到抑制,這顯示蝦紅素不使用活性氧而直接發揮作用的可能性。此外,體內基礎實驗數據顯示,異位性皮膚炎(atopic dermatitis)的模型小鼠,向NC/Nga

小鼠耳廓皮膚反復投予蟎抗原可誘發過敏反應，觀察比較蝦紅素攝取組和對照組在症狀和耳廓水腫之程度。

　　根據該報告，蝦紅素攝取組與非攝取組比較，其結果顯示耳廓炎性症狀較輕，耳廓厚度顯著降低。因此，該結果顯示蝦紅素卽使在體內也可以有效地對抗過敏性與異位性皮膚炎的炎症。但是，對過敏性皮炎患者的臨床試驗和口服蝦紅素的治療效果還不夠。此外，還沒有報告顯示蝦紅素對過敏性疾病有效。2007年，在濱松醫科大學皮膚科學教室，與Yamaha Motor Co., Ltd.的生命科學系合作，對31例異位性皮膚炎患者進行治療，其中含有一種源自雨生紅球藻的蝦紅素和安慰劑，進行雙重盲檢比較實驗。

　　在此，蝦紅素對過敏的效果，爲了簡要說明異位性皮膚炎，這種疾病重複惡化，緩解瘙癢之濕疹，這是一種以濕疹爲主要病變的疾病，許多患者易患異位性皮膚炎傾向。過敏性病易感者是否有家族病史或支氣管哮喘，過敏性鼻炎／結膜炎，異位性皮膚等病史？定義爲容易產生IgE抗體的誘因。瘙癢本身就成爲一種強大的壓力，相反，搔破行動伴隨著一種愉悅，可能是壓力的出口。因此，由於該疾病與精神壓力密切相關，異位性皮膚炎與精神之間的關係已被廣泛討論。近年來，聚絲蛋白（Filaggrin）基因的突變之皮膚屏障機能的異常，認爲與病理學密切相關。他人可見的強烈瘙癢和其他皮膚狀況會對患者的生活質量（quality of life, QOL）產生重大影響。以此方式，由於稱爲異位性皮膚炎的疾病具有多個方面，因此將從諸如疾病之重症度、瘙癢感，免疫過敏，壓力和患者QOL的各個方面評估嘗試蝦紅素的作用。

　　在該臨床研究中，使用含有蝦紅素12 mg（游離當量）作爲測試物質的雨生紅球藻色素（PURESTA，Yamaha Motor Co., Ltd.），並使用玉米油作爲安慰劑。受試者在早餐後4週內每天口服一次包含其中任何一種的軟膠囊，異位性皮膚炎的嚴重程度，瘙癢程度，壓力程度，血液和尿液分析結果，生活質量等進行比較檢討。該研究以雙重盲檢法進行，可防止安慰劑和觀察者偏倚

的影響。爲了評估異位性皮膚炎的嚴重程度，使用國際通用的SCORAD（scoring atopic dermatitis）評分。該分數可以全面衡量異位性皮膚炎的嚴重程度，包括異位性皮膚炎的皮疹範圍、強度、瘙癢感、睡眠障礙等。使用VAS（visual analogue scale）評估瘙癢程度。VAS是一個10 cm的線段上，其中最左側的「小癢」爲0，最右側的「最嚴重的癢」爲100，並且根據就診時的瘙癢程度在線段上標記一個點。在這種方法中，從左端到標記的長度mm數用作癢的尺度值。此次，內服蝦紅素和安慰劑4週後，將口服前的SCORAD和VAS的值作爲100%，比較內服後的%值。

其結果，不幸的是就SCORAD和VAS的變化而言，蝦紅素組和安慰劑組之間幾乎沒有差異。換句話說，蝦紅素12 mg口服4週，異位性皮膚炎之皮疹和瘙癢感沒有明顯改善。從免疫·過敏的角度進行檢討，比較內服前後兩組的免疫機能。首先，將TFN-γ產生CD4陽性細胞定義爲Th1細胞，將Il-4產生CD4陽性細胞定義爲Th2細胞。在口服前後，從患者中採集血液，分離淋巴球細胞，並通過流式細胞術分析（Flow Cytometry, FC）比較Th1/Th2比率的變化。在蝦紅素組中，Th1/Th2比率增加約34%，與安慰劑組的變化率相比顯示出顯著增加。這意味著通過蝦紅素可以改善Th1·Th2失衡，通常是異位性皮膚炎引起的Th2失衡。到目前爲止，使用人末梢血在其他之檢討，已確認蝦紅素可IL-4釋放出阻礙活性，結合這項研究的結果，蝦紅素在生體內具有向Th1轉移的作用的可能性很高，對於其他Th2占主導地位的所謂過敏性疾病，可能會有某種效果。

然而，在基於評估階段標準的比較中，蝦紅素組的狀態焦慮狀態階段評估得到改善的患者人數在統計學上顯著高於安慰劑組。因此，蝦紅素可能對某些壓力和焦慮有作用。作爲生化學的手法之壓力評估，評估血液中的兒茶酚胺（catecholamine, CA）值。當比較服用蝦紅素和安慰劑之前後的血液中腎上腺素（adrenaline）、去甲腎上腺素（Norepinephrine、 nor-epinephrine，也稱Noradrenaline、NE或NA, nor-adrenaline）、多巴胺（dopamine）的濃度時，兩組間的變化率沒有統計學上的顯著差異，服用蝦紅素後，所有兒茶酚胺組分均趨下降。

　　作爲氧化應激的指標，在口服之前和之後測量尿中的8-OHdG和異戊烷濃度，並進行比較，安慰劑組在口服後顯示較高的值，而蝦紅素組則顯示輕微的呈下降趨勢。蝦紅素可用於評估異位性皮膚炎患者的壓力，由於壓力本身受多種因素的影響，雖然很難直接用蝦紅素本身來大大減輕患者的壓力，表現出一定抗壓力作用的可能性是不可否認。總結本臨床試驗的結果，不幸的是，蝦紅素12 mg持續4週不能有效改善異位性皮膚炎的皮膚症狀。然而，如上所述，異位性皮膚炎是具有許多方面的疾病，並且有趣的是蝦紅素的部分的使用在某些方面已經部分改善。目前，許多過敏性疾病的治療方法是對症治療，並對異位性皮膚炎適用於健康保險的範圍內。甚至抗過敏藥和抗組胺藥的效果也沒有達到許多患者滿意的水平。因此，認爲這次獲得的蝦紅素的有效性可能是與其他藥物聯合治療過敏性疾病的一種選擇。

7.9 肥胖與代謝症候群

　　肥胖是「脂肪組織過度蓄積的狀態」，肥胖症定義爲「是否有肥胖引起或與之相關的健康疾病？」當預測合併時，指需要醫療減肥並被視爲疾病的醫療狀況。換句話說，認爲當合併與肥胖有關的疾病時通過減輕體重來改善病理狀態是合乎需要的。近年來，由於飲食西化，缺乏運動和壓力的影響，與肥胖，血脂代謝異常症，糖尿病、高血壓等與生活方式有關的疾病的患者數量正在增加。特別地，內臟脂肪的過度蓄積與代謝症候群的發症進展有很大關係。由於內臟脂肪的蓄積，游離脂肪酸（free fatty acid, FFA）與甘油通過門靜脈溢入肝臟。攝入肝臟中的FFA是中性脂肪合成促進、脂蛋白分泌亢進而引起血脂異常症，而甘油通過葡萄

糖合成促進而引起胰島素抵抗性。最近，已經報告由內臟脂肪細胞分泌各種生理活性物質（adipocytokine，脂肪細胞因子），例如脂聯素（adiponectin）、瘦素（leptin）、TNF-α、PAI-1與血管緊縮素原（angiotensinogen）。已經發現內臟脂肪的過度蓄積破壞脂肪細胞因子的分泌平衡並引起代謝症候群（Metabolic syndrome）。換句話說，內臟脂肪的蓄積引起各種疾病，並且這些疾病因合併發作而造成生活習慣疾病發症，其結果，導致動脈硬化性疾病之心肌梗塞與腦梗塞的發症增加風險。因此，預防代謝症候群（Metabolic syndrome）與生活習慣疾病之預防是防止動脈硬化性疾病之進展非常重要。

　　增加生活習慣病的主要因素是由於在飲食和社會環境不平衡的情況下肥胖人數的增加，改善肥胖病非常困難。因此，一種易於實施的改善措施是針對一種預防性醫學飲食，該飲食將健康食品摻入正常飲食中以防止肥胖並防止進一步的肥胖惡化。這是基於「預防醫學」的想法，延遲疾病的發生時期，而不是治癒已惡化之疾病的「治療醫學」。保健食品在維持和改善未來醫療（預防醫學）和生活質量（QOL）中起著重要作用。保健食品不僅是簡單的保健食品，而是滿足以下條件的食品。已知蝦紅素具有在活性氧中特別毒性強「單一氧」的氧化反應，對人體內細胞連鎖的障礙，已知其具有抑制「脂質過氧化物」產生的強大能力。體內產生的活性氧不僅是低密度脂蛋白膽固醇（LDL），血管壁也會攻擊，這也會引起動脈硬化原因。隨著血管老化（動脈硬化）的進行，則血液循環惡化並且可能發生各種疾病。蝦紅素的抗氧化能力在保護血管壁免受活性氧攻擊方面也有效。蝦紅素的生理活性首先源於其強力的抗氧化活性。

　　另外，近年來被稱為疲勞物質的乳酸顯示出通過碳水化合物代謝進行運動的結果，而不是疲勞物質，並且已知其身體是引起細胞障礙（肌肉細胞障礙）的活性氧。蝦紅素是活性氧的清除劑，具有改善肌肉疲勞的機制，具有增強耐力‧抗疲勞的作用。這些結果顯

示蝦紅素在運動過程中促進脂質代謝而不是葡萄糖代謝，並且是改善耐力・抗疲勞的能量來源。可以預期，由於其抑制肌肉疲勞等，最近已成爲問題的運動障礙症候群（locomotive syndrome，運動器機能障礙症候群）方面之是預防與對策的效果。

　　將蝦紅素樣品溶解在橄欖油中，進行60天的強制經口投予餵食。其結果，與高脂肪飲食組相比，蝦紅素6 mg/kg與30 mg/kg攝取組的體重增加有顯著抑制。60天高脂飲食組的攝取量沒有差異。脂肪組織重量其高脂肪飲食組與標準飲食組相比有顯著增加，而蝦紅素攝取組的用量依存性增加而抑制。蝦紅素攝取組的肝臟重量也被顯著抑制。卽使肉眼的可以看出，高脂肪飲食組表現出脂肪肝，而蝦紅素投予組則抑制脂肪肝。當實際測量肝臟中的TG時，在6 mg/kg與30 mg/kg的攝取組中，其增加被顯著抑制。

　　之前的研究中，蝦紅素的攝取顯示出運動過程中游離脂肪酸的增加，推測通過運動有可能增加脂肪燃燒嗎？將ddY小鼠4週齡雌性，預備飼育1週後分爲運動組和非運動組，如上述實驗中一樣，標準飲食組，高脂肪飲食（飲食脂肪含量爲40%）組，高脂肪飲食+蝦紅素1.2 mg/kg，6 mg/kg，30 mg/kg之共分爲10組。將蝦紅素樣品溶解在橄欖油中，進行60天強制經口攝取餵食。運動組使用跑步機（treadmill）施加運動負荷。爲了適應跑步機，運動時間從15分鐘開始，每天增加5分鐘，最後運動40分鐘。其結果，當向蝦紅素攝取組中增加運動負荷時，從較早階段觀察到體重增加抑制，並且在1.2 mg/kg攝取組中也顯著觀察到體重增加抑制。

　　根據這些結果，蝦紅素通過增加運動負荷而進一步增加體重增加抑制作用，並且卽使在低劑量下也證實該效果，亦證實有相乘效果。另一項研究顯示，蝦紅素是脂質代謝（脂肪酸β-氧化）之活性化與成爲能量產生之律速的檸檬酸循環活性化機制的一部分。這些結果顯示蝦紅素不僅有效地內臟脂肪的蓄積增加爲起點的代謝症候群之預防與改善（節食），而且還有效地改善抗疲勞和運動機能提升。這導致改善和預防最近的運動障礙症候群（locomotive

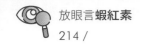
syndrome，運動器機能障礙症候群），並預防老年性肌肉減少症（肌無力）。可以說是第七種營養素，對未來的預防醫學與健康維持增進至關重要。

7.10 延緩衰老、保護細胞

在粒線體中，鏈式氧化反應產生細胞所需的能量，同時也產生大量的自由基，為保證粒線體的正常功能，必須將過量的自由基清除。粒線體的氧化損傷加速了細胞的老化，這是衰老的主要原因。蝦紅素能防止大鼠肝臟粒線體的體外過氧化，其效率是維生素E的100多倍，這顯示蝦紅素保護粒線體和抗衰老的特性。蝦紅素保護細胞膜的強大作用主要來自於其在膜內及表面的抗氧化能力，因為蝦紅素的多烯烴鏈和末端環狀結構使細胞膜剛性增加，同時改變細胞膜的透性。

抗氧化劑，尤其是類胡蘿蔔素及其衍生物對保護細胞的健康非常重要，不僅因為能防止細胞內物質的氧化，而且在調節基因表達和誘導細胞間資訊傳遞過程中起著重要作用。2002年Kistler的研究顯示蝦紅素具有調節鼠肝細胞CYP基因的作用，迄今還沒有證據顯示對人類的基因有這種調節作用。類胡蘿蔔素及其衍生物是細胞間隙連接中資訊傳遞的活躍誘導物。細胞間隙連接能進行調節細胞生長所需的資訊交流，更重要的是能抑制癌細胞的擴散。

7.11 化妝品應用

皮膚是身心的體現，而活潑的皮膚意味著意識的增強。意識高昂會帶來美麗與幸福，人們自然希望這種幸福能持續很長時間。為此，抗老化研究已經跨學科地發展，並且已經開發應用抗老化的產品，並希望能夠為人們做出貢獻，從而可以實現這一效果。因加齡引起的皮膚機能變化應平等地帶給所有人，但因人而異。儘管其出生和成長環境存在差異，但似乎受生活習慣的影響，例如飲食習慣以及是否根據皮膚質量進行適當的皮膚護理。因此，期望開發可

以在日常護理中容易服用的產品。據報告，蝦紅素除具有抗氧化作用外，還可以黑色素生成抑制和光加齡抑制，抗炎作用，免疫刺激作用和抑制DNA障礙的作用，並被認爲可以通過多種其他機制作用於皮膚。許多研究者一直在進行蝦紅素的基礎研究，並且通過應用，促進了用蝦紅素作爲有效成分的化妝品，食品等的商業化。將來，將闡明蝦紅素在美容領域的用途和作用機理。自然界中很少有如此顯著的食用成分。

　　自然界中類胡蘿葡素在抵禦紫外光氧化中起著重要作用，經受陽光直射的組織中能夠檢測到類胡蘿葡素的存在。與β-胡蘿葡素和葉黃素相比，蝦紅素能更有效地防止脂類的紫外光氧化。眼睛和皮膚的紫外光傷害已引起了廣泛的重視，因此蝦紅素的紫外保護特性對於維護眼睛和皮膚的健康起著重要作用。　臨床前研究顯示，從食物中攝取充足的抗氧化劑如β-胡蘿葡素及α-生育酚和抗壞血酸均能降低傷害。蝦紅素能夠保護鮮魚的皮膚免受紫外光氧化。體外實驗也證明蝦紅素的抗光氧化能力較β-胡蘿葡素和葉黃素強。這些研究結果顯示，蝦紅素作爲食用的光保護劑具有很大的潛力。

　　根據皮膚的不同，皮膚會發生水分和皮脂量之降低、皮膚厚度減少、皮膚縫隙與毛孔變得不均勻、下垂、皺紋與色素沉著的形態變化。關於皮膚加齡的變化包括自然老化和光老化，由於自然老化是加齡所伴隨之各種皮膚機能下降引起的皮膚乾燥，且因持續運動引起的疲勞以及彈力降低。另一方面，據說由太陽紫外線引起的光老化與由紫外線產生的活性氧引起的皮膚傷害有關。UVA這種長波紫外線由於波長比較長，可以到達眞皮層，主要損傷膠原蛋白和彈性蛋白導致皺紋形成，UVB則主要是作用在表皮，導致曬傷或黑色素的沉積，形成斑點或皮膚變黑。

　　一旦暴露於強光尤其是紫外光下，細胞膜和組織就會產生單線態氧、自由基和光氧化的傷害。紫外線輻射是導致表皮光老化和皮膚癌的重要原因。皮膚受紫外線照射於臉部皮膚，而出現皮膚厚度增加以及皮膚眞皮中彈性蛋白（Elastin）和膠原蛋白纖維

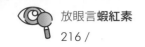
（collagen fiber）的變性，使皮膚生成皺紋、鬆弛症狀、灼傷、氧化、發炎、免疫抑制甚至細胞癌變。

蝦紅素能有效清除體內由紫外線照射產生的自由基，降低由於光化學引起的傷害。因此，對紫外線引起的皮膚癌有很好的預防和治療效果。另外，將蝦紅素與化妝品複配方，可形成新的具有抗衰老、防曬功能的日用化妝品。蝦紅素作爲新型化妝品原料，以其優良的特性廣泛應用於膏霜、乳劑、唇用香脂、護膚品等各類化妝品中。特別是在高級化妝品領域，天然蝦紅素以其獨特的分子結構，通過其抗氧作用，可以高效地猝滅紫外線引起的自由基，防止皮膚光老化、減少UVA和UVB對皮膚的傷害、防止皮膚癌的產生、延緩細胞衰老、減少皮膚皺紋、減少黑色素沉積、減少雀斑產生，可保持水分，讓皮膚更有彈性、張力和潤澤感。且還可以用在唇膏中，使其長時間保持著色功能的同時又有利於保護皮膚。

日本利用蝦紅素的抗光敏作用生產化妝品。研究顯示，蝦紅素對穀氨醯胺轉胺酶（transglutaminase）具有特殊作用，能夠在皮膚受光照時消耗腐胺（putrescine），口服蝦紅素對腐胺積累的抑制作用比口服維生素A更強。因此，蝦紅素的強抗氧化性可能使成爲潛在的光保護劑，有效清除引起皮膚老化的自由基，保護細胞膜和粒線體膜免受氧化損傷，用於阻止皮膚光老化。

研究顯示天然蝦紅素能快速有效地讓曬傷的皮膚在短短的5天內復原。Yamashita（1995）研究證實健康男性塗抹蝦紅素後暴露在紫外線UVB下98小時，曬傷減少60%。天然蝦紅素作爲其超強抗氧化劑的成分，包括雅詩蘭黛、歐萊雅的DermaE，尤其是日本的品牌高絲（KOSE）、芳凱（FancL）、JUJU、FUJI、DHC以及曼秀雷登等推出專門的蝦紅素系列保濕霜、抗皺眼霜、面膜、口紅等。

40歲以上的人無法避免這種情況，意識到稱爲光老化的皮膚老化症狀。光老化是暴露在太陽紫外線下很多年的皮膚上，尤其是臉部，後頸部和手背上發現之細小的色素斑點（斑痕）和皺紋。此

外，隨著年齡的增長，經常發生在陽光曝曬的皮膚上良性腫瘤之脂漏性角化症。在70歲左右，則開始出現一種在惡性腫瘤之前的癌前疾病為日光角化症。儘管日本人的惡性腫瘤發病率低於白種人，但卽使在高齡化社會中也沒有進行可信賴的疫學調查。根據報導在1990年左右進行的一項疫學調查，癌前疾病的患病率為每10萬人中120例。人們認為，光老化的斑痕和皮膚腫瘤都是由於基因突變引起的，這些基因突變是由於紫外線引起的表皮細胞之基因損傷的意外修復而發生的。

另外，在紫外線引起的基因的創傷中，旣存在由活性氧引起的創傷，又具有由活性氧引起的創傷之兩者。由於皮膚老化及光老化均與活性氧有關係，蝦紅素具有極高的清除紫外線A產生的單線態氧的能力，比維生素C高6,000倍，比維生素E和兒茶素（Catechin）高約500倍。因此，從β-胡蘿蔔素（β-carotene）的特性，可以期望減輕UV-A對皮膚的影響。由於β-胡蘿蔔素和番茄紅素存在於細胞膜中，因此對細胞膜表面的自由基無效。因此對蝦紅素具有強抗氧化作用的光老化的發症預防和治療效果寄予厚望。

臨床試驗中，建議經口攝取含蝦紅素的食物具有人類可以感覺到的美容效果。所述效果可以是改善皮膚保濕能力、改善皮膚彈力、改善皺紋、抑制皺紋發現、毛孔形成的正常化、毛孔的減少等。關於因蝦紅素的攝取 塗佈使皮膚紋理改善和角質層細胞面積增加，顯示皮膚表面的麻煩的粗糙皮膚已經得到改善。還可以預期會改善靑春痘，浮油和經前皮膚問題。

作為一種作用機制，存在輕微的炎症，因此在表皮基底層分裂後角化細胞的分化過程中，蝦紅素的抗氧化和抗炎作用改善局部週轉混亂，這可能是角質層成熟的結果。另外，如果蝦紅素在沒有炎症的狀態下長期持續存在，則活性氧的生成減少，粒線體期能改善，表皮週轉加速。反之，小面積的年輕角化細胞會增加，並且期待表皮會恢復年輕。

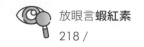
7.11.1改善皮膚水分

從這些乳膏製劑的長期連續使用試驗的結果來看，含有蝦紅素的乳膏製劑具有改善皮膚水分，促進均勻的皮膚凹槽質地，保持良好的皮膚彈力和減少皺紋的效果。但是，在已經進行的所有這些試驗和人體試驗中，如果不包含蝦紅素成分的基劑組，或者只想確認季節性變化的美容效果，希望進行進一步的檢討，例如建立目標群體和在群體之間進行統計的解析。經口攝取蝦紅素的效果試驗期間為4週，受試者同意本試驗。該研究是針對16名40歲左右皮膚乾燥的健康女性進行的。考慮到年齡，體格和皮膚質量等屬性，事前之角質層水分含量等以使基本的皮膚測量值相等，兩組分為試驗組和安慰劑組，兩組均於傍晚後每天攝取1錠。其結果，當與使用安慰劑組比較使用前和攝取4週後眼角處角質層水含量的變化量時，可確認蝦紅素組顯著增加。關於皮脂量，根據前額、臉頰之部位與試驗組並未觀察到變化。

此外，在2005年對包含試驗品：乳膏基質＋蝦紅素為0.0016%、生育酚（tocopherol）為0.063%的乳膏製劑進行4週的外用試驗。對於蝦紅素試驗期間為2005.3.29～4.26（4週），受試者為皺紋和皺紋擔心皮膚乾燥之11名40±2歲的健康女性，作為試驗品的使用方法，每天晚上洗一次臉後，使用指定的化妝水塗布後，必須在眼睛和嘴巴周圍塗抹，並指示在其他有皺紋嚴重的部位使用。皮膚測量項目包括基於電導率的角質層水分量，其結果，在使用乳膏製劑之前，眼角和臉頰部的角質層中的水含量顯著增加。

7.11.2改善皮膚皺紋

通過對皮膚圖像進行二值化判定眼角的皺紋係數，通過兩種類型的皮膚圖像分析儀對包括眼角、下眼和鼻唇在內的臉部之皺紋進行測量，評估皺紋數量和皺紋面積。使用此裝置，還可以評估皮膚的顏色、汙漬部位的顏色和數量以及明顯的毛孔數量。蝦紅素在皮膚上的塗布效果。當將含蝦紅素0.035 mg/g的乳膏

塗布在人體皮膚上時，3週後皮膚含水量（用SKIKON測定）增加。此外，每天1粒膠囊，其中含有2 mg的蝦紅素和生育三烯酚（Tocotrienols），在一項爲期4週的內服臨床試驗中，皮膚科醫生的臨床照片評估顯示皺紋有所改善。此外，同樣每天服用2粒含蝦紅素2mg的膠囊6週顯示，通過目測可以明顯改善皺紋的深度。

這些是蝦紅素塗布或內服，但是接下來介紹兩者一起使用的數據。含有蝦紅素3 mg膠囊2粒／天，含有蝦紅素0.0047 mg/g美容液併用8週。當檢查復制法前後的皺紋程度時，見到開始內服2個月後，四個參數（皺紋面積率，總皺紋平均深度，最大皺紋平均深度，最大皺紋最大深度）顯著降低。

此外，還觀察到皮膚彈力性的顯著增加（用皮膚抓力計測量，可以測量眞皮的力學特性而不受角質層的影響）。另一方面，在通過圖像解析的斑點面積評估，斑點被顯著減少，並且在客觀評估，發現59%的受試者具有斑點改善效果。此外，通過複製法觀察到肌理平均深度的顯著增加，並且通過膠帶剝離也觀察到角質層細胞面積的顯著增加。在另一項臨床試驗中，進一步增加經口攝取蝦紅素的量，當併用含有蝦紅素6 mg膠囊2粒／天內服與0.0047 mg/g美容液，12週後通過複製法可明顯改善皺紋。

已經顯示，經口攝取和皮膚塗布的併用可進一步提高改善光老化的效果，但考慮到併用時皮膚塗布的濃度低於單獨使用乳膏時的蝦紅素6～12 mg／日之經口攝取被認爲對皮膚抗老化有效。基於上述基礎和臨床人體研究的結果，蝦紅素通過抗氧化和抗炎症作用在表皮，眞皮細胞和細胞間質等各個部位發揮防止皮膚老化和光老化的作用。蝦紅素被認爲是極好的天然美容成分。另外，由於具有其他抗氧化劑所沒有的特徵，因此可以預期，通過將蝦紅素與常規成分併用於皮膚健康和美容目的，可以預期進一步的抗光老化效果。

作爲蝦紅素的美容效果研究，於2001年～2005年數度進行以含有蝦紅素的面霜製劑爲期兩週和四週的人體外用試驗。在任何試

驗中，均建議使用含有蝦紅素的局部製劑具有一定的美容效果，但在2004年進行的爲期兩週的外用試驗中，證實眼角皺紋明顯減少。此試驗是針對20名健康女性（平均年齡36歲，正常皮膚6人，乾燥性皮膚7人，混合皮膚7人），源自雨生紅球藻的蝦紅素（5%萃取物）進行配製含0.7 mg/g的面霜製劑，並用作眼霜2週。其結果，可以確認皮膚測量專家對皮膚照片的判定一半獲得改善。作爲判斷項目爲細皺紋，紋理均勻性和無鬆弛等與使用前相比得到了顯著改善。此外，90%的受試者回答其皮膚狀態得到改善。

7.12 生活習慣病的預防

蝦紅素是鮭魚，蝦和鮭魚卵等海產物中所含的紅色色素，是類胡蘿蔔素葉黃素的一種成分，但其抗氧化能力高於維生素E和其他類胡蘿蔔素，已知預防和改善心血管疾病，炎性疾病和眼疲勞等各種病理狀況。被認爲以高濃度包含在鮭魚和鱒魚魚肉中，並支持其豐富的活動量，但已發現在哺乳動物中，經口攝取時可以蓄積在骨骼肌和肝臟等代謝器官中。由於這個原因，注意力集中在蝦紅素攝取對能量代謝的影響上，並且近年來，已經發現與代謝紊亂和運動機能調節有關的有趣發現。

隨著飲食習慣的歐美化和生活的簡便化，能量收支的平衡被打破，與體內脂肪蓄積相關的健康障礙已成爲問題。特別地作爲胰島素抵抗性基盤之內臟脂肪的過度蓄積所伴隨著糖尿病，高脂血症和高血壓，並引起代謝症候群。爲了實現健康長壽，第一步是預防心血管疾病和代謝疾病，並且已經證實爲了預防肥胖‧代謝症候群的生活習慣。

一般，內臟脂肪的蓄積被認爲是由於缺乏運動和暴飲暴食所導致的生活習慣的惡化，以及由於加齡引起的骨骼肌和脂肪組織機能的變化。首先，要預防和改善肥胖，重要的是要防止暴飲暴食，增加體力活動並使能量平衡變負。但是，即使攝取量相同，取決於如何食用作爲能量基質的碳水化合物和脂質，有必要了解代謝動態是

不同的。此外，已經清楚的是，不僅這種主要營養素而且食品中所含的微量成分也會影響能量代謝。許多是由於直接或間接提高交感神經活動並作用於骨骼肌和脂肪組織的能量代謝系統。另外，已知氧化應激與器官的代謝紊亂有關，並且已經發現攝取抗氧化成分對於預防‧改善代謝疾病是有效果的。

在飼餵高脂肪飲食的KK/Ta小鼠，ddY小鼠和db/db小鼠中，觀察到8～10週蝦紅素的攝取使空腹時血糖和血中脂質減少也伴隨內臟脂肪量減少。在人類中，攝取蝦紅素已證明可以改善胰島素和TNFα的降低以及HDL膽固醇和脂聯素的上升等血液代謝相關的因子。關於蝦紅素在這種代謝疾病中的效果，已經顯示對脂肪組織和骨骼肌中代謝相關基因的發現有影響。在脂肪細胞中，據報告作為核內受體型轉錄因子PPARγ的拮抗劑作用阻礙中性脂肪的蓄積。Arunkumar等人還報告肥胖小鼠骨骼肌中的胰島素信號經路活性化，從而增加葡萄糖轉運蛋白（GLUT4）向細胞膜的轉運。

蝦紅素也證明可以改善肝臟能量代謝。攝入肝臟的細胞酸被粒線體和過氧化體（Peroxisome）氧化並利用作能量，合成為中性脂肪和膽固醇，並作為脂蛋白質形式釋放到血液中。當肝臟中的脂質合成得到亢進時，中性脂肪和膽固醇向血液中的釋放增大，中性脂肪在肝臟本身中蓄積，從而形成所謂的脂肪肝狀態。這種向肝臟沉積脂肪狀態可引起粒線體機能不全，活性氧種之增加，炎性細胞因子增加等，從而損害肝組織並最終導致肝炎和肝硬化。在由於內臟脂肪蓄積而產生胰島素抵抗的狀態下，肝臟自身的脂質代謝能力減弱，促進脂肪肝。池內等人已報告高脂飲食餵養的肥胖小鼠以蝦紅素攝取量依存性的抑制肝中性脂肪的蓄積。目前，正在檢討蝦紅素使用肝障礙模型小鼠的效果，並且也有望作為非酒精性脂肪肝疾病（NAFLD）進展的抑制劑。

7.13 緩解運動疲勞

當機體運動時肌肉會釋放自由基，這些自由基若不被抗氧化劑

及時處理，就會產生氧化應激，致使肌肉酸痛或肌肉組織的損傷。研究顯示，蝦紅素可以作爲一種抗氧化劑抑制自由基對機體的氧化損害作用。另外，口服蝦紅素還可以強化需氧代謝，增加肌肉力量和肌肉耐受力，迅速緩解運動疲勞，減輕劇烈運動後產生的遲發性肌肉疼痛。主要表現在：4 mg／天，6個月後可增幅體力40%。4 mg／天，2週後可延長持續運動的時間20%，以及減少運動後的乳酸堆積28.6%。

7.13.1蝦紅素在有氧運動中對能量代謝的有用性

　　在小鼠攝取蝦紅素4週後，測量跑步運動中能量代謝時，與正常飲食組相比較呼吸交換比低，作爲運動中之能量基質，觀察到更多的脂質被利用。此時，在跑步後測量肌肉中包含的糖原的量時，在蝦紅素攝取組中觀察到由於運動引起的抑制減少。作爲運動時之能量源，利用更多脂肪的結果，可能是因爲節省補償的糖之利用。由於肝糖（glycogen）是一種能量供給源，建議在運動後半段觀察到由於缺乏能量基質而延遲肌肉疲勞。換句話說，認爲蝦紅素通過抑制能量基質的消耗而有效地減輕肌肉疲勞。

　　池內等人已經顯示，根據蝦紅素的攝取量依存可以觀察到這種類型的肌肉糖原之節約效果。據推測，隨著肌肉組織中蝦紅素含量的增加，能量代謝得到有效率調節。蝦紅素的這種脂肪燃燒效果也已在針對人類受試者的安慰劑對照比較試驗中得到證實。每週4次步行40分鐘，攝取蝦紅素12 mg約6週可顯著促進體內脂肪減少效果。作爲脂肪燃燒效率化的一種機制，蝦紅素提高肌肉細胞中的脂解速率限制酶之一的肉鹼棕櫚醯基轉移酶I（carnitin parmitoyl transferase I，CPT-1）的活性。這是因爲促進粒線體中脂肪酸的分解。粒線體是使用氧氣產生大量能量的地方，但同時也是活性氧氣的發生源。由於粒線體中產生的活性氧隨著能量生產的增加而增加，因此定位於粒線體中的蛋白質很可能成爲氧化應激的目標。

　　認爲粒線體蛋白的CPT-1被運動所產生的活性氧氧化破壞，而

損害其機能。據報告蝦紅素的代表的作用標的是粒線體，並認為運動細胞中蓄積的蝦紅素可以有效地除去運動引起的粒線體中產生的活性氧，從而抑制CPT-1的氧化障礙。這樣的效果，因為相同之脂溶性的抗氧化物質維生素E沒有觀察到。可以認為其結果是由於蝦紅素之優異的抗氧化能力和區域性。

7.13.2中高強度運動時之蝦紅素對能量代謝的有用性

在乳酸性閾值（Lactate Threshold, LT）或其以下之強度的運動過程中，碳水化合物和脂質以大約相同的比率作為能量基質。但是，當超過LT時，該比例突然變成以碳水化合物變為優勢，超過最大運動強度80%的運動會從碳水化合物中獲取能量。因此，為了繼續運動，必須通過糖酵解從碳水化合物中半穩地獲取能量。在田徑運動中的短距離運動員中，基於解糖系的能量獲取系統的發達可提高性能。Malmsten等人報告說，與安慰劑組相比，接受蝦紅素的6個月抵抗訓練組的抬高次數（深蹲運動）顯著增加。Earnest等人還報告說，在一項針對騎自行車運動員的性能試驗中，與安慰劑組相比，蝦紅素組的跑步時間縮短。這些結果顯示蝦紅素通過解糖系活性化厭氧能量代謝而導致運動能力的維持。

雖然蝦紅素對厭氧代謝能影響的機制尚不清楚。糖原蓄累效果被認為是一種可能性。如前所述，蝦紅素在休息和低強度運動中可增加脂質代謝並節約糖原消耗。此外，為了提高胰島素感受性，可以想到促進肌肉中葡萄糖的攝取並進一步改善糖原的蓄積效率化。另外，有可能影響肌酸磷酸系統和酸的緩衝作用等，並且將來有必要驗證蝦紅素對厭氧代謝系統的作用。

最近，已經顯示出抗氧化維生素的攝取抑制運動引起的代謝改善作用，並且已經討論運動期間是否攝取抗氧化食品。另一方面，蝦紅素具有高抗氧化能力，亦是促進各個臟器的新陳代謝。此外，據報告某些多酚（polyphenols），α-硫辛酸（Alpha-lipoic acid）等也抑制運動引起的代謝改善作用。換句話說，不可能一起

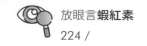
討論所有的抗氧化成分，並且有必要不僅考慮絕對的抗氧化能力而且還要考慮各自的固有的特性。即，認爲不僅組分的機能不僅涉及抗氧化效果，而且還涉及超抗氧化劑（beyond antioxidant）效果。關於抗氧化成分和能量代謝有很多無法解釋的部分，將來有必要進行進一步的驗證。

7.14 保健食品

目前在國外蝦紅素也已被用作食品添加劑用於食品的著色、保鮮及營養。蝦紅素爲脂溶性，具豔麗紅色和強抗氧化性能，對於食品尤其是含脂類較多的食品，既有著色效果又可起到保鮮作用。Bjerkeng等的試驗顯示，蝦紅素有助於鱒魚片的保鮮。在日本將含蝦紅素的紅色油劑用於蔬菜、海藻和水果的醃漬，亦用於飲料、麵條、調料的著色等。

利用蝦紅素的抗氧化及免疫促進作用可以做成藥物，用來預防氧化組織損傷。隨著蝦紅素生物功能研究的深入和藥理藥效臨床試驗，蝦紅素具有潛力的應用市場是藥品、化妝品和高級營養保健品產業。在日本保健食品企業多款蝦紅素軟、硬膠囊、口服液的保健食品。近3年來蝦紅素成爲日本最受歡迎之健康食品。東南亞包括台灣、新加坡亦深受其影響。國外早已開展利用蝦紅素合成人類保健食品的研究，針對其強化免疫系統功能、抗癌、保護視網膜免受紫外輻射和光氧化、抗炎、預防血液低密度脂蛋白（LDL）—膽固醇的氧化損傷等方面功效性，開發含蝦紅素的保健食品。

在製藥及食品工業中，利用蝦紅素的抗氧化及免疫促進作用可以做成藥物用來預防氧化組織損傷及配製保健食品。人類視網膜中含有的多不飽和脂肪酸和高濃度氧比其他任何組織中都高，極易受由光氧化產生的單線態氧和氧自由基的作用引起過氧化損傷。蝦紅素亦能通過血腦屏障，有效防止視網膜的氧化和感光器細胞的損傷，說明蝦紅素在預防和治療「年齡相關性黃斑變性」，改善視網膜功能方面具有良好效果。中樞神經系統也都富含不飽和脂肪酸和

鐵，代謝活性很高，極易受到氧化損傷，導致多種神經系統的疾病。

蝦紅素能通過血腦屏障具有保護神經系統尤其是大腦和脊髓的能力，能有效治療缺血性的重複灌注損傷、脊髓損傷、帕金森氏病症、阿茲海默氏症等中樞神經系統損傷。研究顯示，給小鼠飼餵富含蝦紅素的雨生紅球藻藻粉，能顯著降低幽門螺桿菌對胃的附著和感染，已開發了口服製劑作為抗感染藥物；除此外蝦紅素還可作為普通的抗生物過氧化劑、抗癌劑以及治療不育症，促進胚胎和精子的發育。

7.15 飼料用途

7.15.1水產養殖飼料

類胡蘿蔔素是水產動物體內的主要色素成分起顯色作用，而蝦紅素占水生動物體內類胡蘿素的大部分，因此可以說蝦紅素是水生動物體內的主要色素成分。蝦紅素是類胡蘿蔔素合成的終點，進入動物體後可以不經修飾或生化轉化而直接貯存在組織中，具有極強的色素沉積能力，使一些水生動物的皮膚和肌肉呈現健康而鮮豔的顏色，實驗顯示，飼料中添加蝦紅素不僅使魚的表皮磷甲變為黃色，而且肌肉中蝦紅素的含量也增加。

蝦紅素作為水產養殖的飼料時可作為補充天然色素，積累在魚類及甲殼類體內，可使水產動物的體色變得鮮豔、富含營養，使其具有更高的觀賞性，亦可提高產品的市場價值。蝦紅素不僅可以作為水產養殖動物的著色劑，蝦紅素對於水產動物的正常生長、健康養殖、提高存活率和繁殖率亦具有極為重要的作用。蝦紅素最大的市場是在飼料工業，可以作為主要用作魚類（鮭魚、鱒魚、虹鱒魚、鱘魚、真鯛等）和蝦蟹等甲殼類動物及家禽的飼料添加劑。另外，在水產養殖用飼料中添加蝦紅素還可以防止水產加工品如虹鱒魚因脂質氧化而變質。蝦紅素還能夠增加魚類的風味，其可直接作為形成鮭魚食品風味的前體化合物，也可促進脂肪酸或其他脂類前

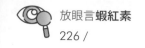
體物轉化成鮭魚的風味化合物。

除此之外，蝦紅素更大的價值在於其對魚蟹等水生動物生長繁殖所不可替代的重要作用。可作爲激素促進魚卵受精，減少胚胎發育的死亡率，促進個體生長，增加成熟速度和繁殖力。對大西洋鮭魚進行的一次試驗發現，蝦紅素對大西洋鮭魚苗的生長和存活都有顯著的影響，只有當飼料中蝦紅素含量達到5.3×10^{-6}時大西洋鮭魚才能正常生長；而低於5.1×10^{-6}時就停止生長；如飼料中蝦紅素含量低於1×10^{-6}，則魚苗死亡率達到50 %。蝦紅素能夠提高動物的存活率可能與它們可以提高動物的免疫力有關。蝦紅素能夠提高水生動物的繁殖力可能與其參與形成卵黃蛋白的前體物結合態卵黃磷脂蛋白有關。某些魚類的卵子中一旦缺乏蝦紅素則不能繁衍後代。蝦紅素不僅可以提高魚類的存活率和繁殖力。

蝦紅素可作爲天然激素促進魚卵受精，減少胚胎的死亡率，促進個體生長，增加成熟速度和提高繁殖力。改善皮膚和肌肉的顏色。在紅劍尾魚、珍珠瑪麗魚及花瑪麗魚等觀賞魚飼料中添加50 mg/kg的蝦紅素能有效地改善魚的體色，提高其觀賞價值。

7.15.2家禽和家畜飼料

蝦紅素作爲蛋禽的飼料添加劑。蝦紅素呈豔麗的紅色，具有極強的色素沉積能力，作爲一種功能性色素，禽類對蝦紅素的吸收和積累要比其他類胡蘿蔔素如角黃質、葉黃素和玉米黃質有效得多。在家禽飼料中添加蝦紅素也可增加雞蛋蛋黃色素含量，使皮膚、腳、喙呈現健康的金黃色，還可以提高母雞的產蛋率，促進蛋雞的健康。這些都大大提高了禽蛋、肉的營養及商品價值，食用這些產品對人體的健康有利。

蝦紅素在豬疾病方面有與對人類同樣的功用，可提高免疫力、提高成活率，對其正常生長和健康養殖、提高存活率及繁殖率具有重要的作用。作爲免疫增強劑改善健康狀態。蝦紅素在抗氧化、消除自由基方面的能力均強於β-類胡蘿蔔素，可以促進抗體的產

生、增強動物的免疫功能。英國MAG的獸醫專家在多年的研究中指出，在紅色及棕紅色的犬類飼養中添加15 mg/kg的蝦紅素，可改善毛髮顏色，提高其觀賞價值。

7.16 天然蝦紅素應用展望

由於蝦紅素具有抗氧化、抗腫瘤和增強免疫力等許多重要的生理和生物學功能，因而在食品添加劑、水產養殖、化妝品、保健品和醫藥工業等方面具有廣闊的應用前景。目前美國的食品藥品管理局已批准人工合成反式結構的蝦紅素用作水產養殖的添加劑。因此開發蝦紅素具有重要的商業和經濟價值。隨著水產養殖和食品醫藥等工業的發展，近年來對蝦紅素的需求量越來越大，但目前從水產品廢棄物中萃取蝦紅素普遍存在蝦紅素含量低、萃取成本高的缺點，不能滿足大規模商業化生產的需要。

因此，建立切實可行的技術方案是關鍵，同時尋找和開發新技術，如選育高產酵母菌、發酵培養雨生紅球藻、發酵生化合成（代謝）等方法，將是未來要解決的問題。雖目前對蝦紅素的生物學功能方面報導較多，對蝦紅素在動物體內殘留、過量使用引起的毒性及長期攝取蝦紅素的安全性研究等均有臨床試驗報告。隨著蝦紅素生物合成技術進一步發展，蝦紅素必將具有更為廣闊的應用前景。

日本蝦紅素已經出售大量含有蝦紅素的商品，包括主要應用於飼料、食品、化妝品和藥品製造等。並且有充足的證據應用包括以眼睛疲勞為中心的眼睛健康，運動營養和皮膚美容。最近，蝦紅素在食品中的應用也可以使用麵包和飲料等一般食品。蝦紅素似乎是近來可列入最活躍之一。名人和職業棒球運動員正在逐漸擴大使用蝦紅素，著名的最老的活躍球員阪神老虎隊之金本選手正在積極地使用健康輔助食品，列出蝦紅素是主要材料之一。陸上競技，如鐵人三項、競技舞蹈（dance sport）、自行車比賽、滑雪、籃球、排球和乒乓球等也有其愛好者，還有女演員亦是。

在歐洲，主要的健康食品含有蝦紅素的美容健康輔助食品銷售增加。在東南亞，印尼的一家大型製藥企業針對醫療之健康輔助食品取得了良好的效果。在美國裴禮康（Perricone）博士評估蝦紅素作爲健康輔助食品中最大的抗衰老材料。

天然蝦紅素的吸收效果和生物效價，在同樣濃度下要比合成蝦紅素高得多，因此天然蝦紅素越來越受到人們的青睞。　大量研究證明天然蝦紅素在人體中具有潛在的生理調節功效，使得其在營養和醫藥尤其是功能性保健藥物生產中具有良好的應用前景。

蝦紅素（又名超級維生素E）的強抗氧化性及其在人體中的潛在作用，可以推斷，補充蝦紅素可望成爲調節身體機能、維護人體健康的有效方式。蝦紅素具有包括許多防禦元素的功能，例如所謂的「疾病預防」，「抗疲勞」和「抗衰老」。然而，由於最近推出醫療機構的健康輔助食品和美容護膚用品，且已被用於改善人們的健康。已經開始證明對患者的效果，僅靠現代醫學無法獲得足夠的治療效果狀態下，按月食用會有所改善。且開始發揮積極的效果。

具體而言，無法接受現代藥物治療的心力衰竭患者因蝦紅素之攝取而要奇妙地恢復健康。前列腺肥大症伴隨的下尿路症狀與現代醫學僵持不下，當積極攝取和塗佈後有顯著改善。如果發生這種情況，將認爲蝦紅素是降低醫療費用的最佳材料，並以確保啓動大規模臨床試驗國家項目計劃。

至於未來趨勢，對眼睛健康，運動營養和皮膚美容的使用將進一步增加。眼睛健康是您可以體驗的健康聲明。運動營養非常獨特，可以作爲一種不需要擔心興奮劑的成分，例如「無疲勞」或「令人信服的練習」。除了蝦紅素的優越性之外，視覺對於運動非常重要，並且「對眼睛視覺敏感」。服用蝦紅素可以增加身體塑形效果，很明顯蝦紅素可促進脂肪燃燒。在某些情況下，過度運動會干擾身體，但蝦紅素使運動更容易，燃燒更多脂肪。因此蝦紅素可作爲運動健康輔助食品。蝦紅素也可以使其復健治療期間縮短，即使過度運動會導致身體出現問題。

蝦紅素作為健康輔助食品和化妝品正在進一步發展，美國FDA使用GRAS認證以及飲料等一般食品的使用已在全球範圍內擴大。此外，在全球範圍內用作醫療食品。其他用途包括「恢復活力」，例如一般疲勞恢復和抑鬱症改善，以及用於預防與生活習慣有關的疾病如糖尿病並發症，高血壓和動脈硬化的定製藥物，也將用於健康輔助食品。關於皮膚美容，除了作為傳統化妝品概念的「從外到內」應用之外，還有大量關於從內到外採取「內向外」的內外美容的證據。

依據化妝品製造商此內外美容概念將進一步擴展。在產品開發方面，在化妝品領域，使用量非常小，但將主要用於皮膚護理中的各種商品。特別是，醫生用於皮膚科醫生的化妝品有望擴大。此外，動物的使用，包括賽馬，特別是寵物，不容忽視。

對蝦紅素的期望具有「安全得到保證」，「證據確鑿」，「作用機制得到闡明」等三個特徵。據說日本蝦紅素的認知度目前超過20%。我想知道讀者是否從報紙或電視上看過或聽過。已經出售大量含有蝦紅素的產品，包括主要食品、化妝品和藥品製造商。如果您使用互聯網搜尋引擎搜索應用包括以眼睛疲勞為中心的眼睛健康、運動營養和皮膚美容。最近，也可以使用麵包和飲料等一般食品。

為了延長健康壽命與抑制醫療費用，有效預防與改善「代謝症候群」與「運動障礙症候群」，實行「知的飲食」很重要。在已經成為少子高齡的社會，壓力大的社會或西餐化的社會的現代日本，從營養學的・食品學的視角來看，認為預防醫學顯著延遲疾病的發症時期很重要。嬰兒潮世代在目前已接近老年人，並且對抗老化（anti-aging）與保健食品的需求預計將增加。

結語

蝦紅素是類胡蘿蔔素的含氧衍生物，其生產以發酵生物合成（代謝）的蝦紅素更安全，蝦紅素具有極強的抗氧化活性，能夠有

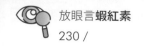
效地清除體內的活性氧，可應用於疾病預防和治療。蝦紅素對人體的功效方面，具有的免疫調節、神經保護作用，在學習和記憶的腦生理變化中起著促進作用，預防腦內老化，強化記憶的腦生理活動。其在防癌、抗炎、心血管疾病、增強免疫力、光保護、延緩衰老、生活習慣病的預防、緩解運動疲勞等健康和營養方面的作用。

　　蝦紅素亦可抑制糖尿病、治療異位性皮膚炎、肥胖與代謝症候群的有效性。美容護理用化妝品應用方面可改善皮膚水分、改善皮膚皺紋、護膚及護髮。尤其對運動中自由基的清除有益處，抗缺氧及緩解肌肉運動損傷的作用，在營養、保健和醫藥品中具有不可替代的應用價值。蝦紅素作爲保健食品對膳食補充劑的關注，其功能性食品可應用於食品／飲料、麵包／糖果、乳製品等。在化工、食品、保健、醫療、水產養殖飼料、家禽和家畜飼料等方面具有廣泛應用前景。然而，在各種商品中使用蝦紅素的嚴格法規要求，則有可能阻礙市場的擴展。

8章　蝦紅素安全評估

　　美國食品和藥物管理局（FDA）已批准在動物和魚類飼料中使用蝦紅素作為食用色素，而植物來源的蝦紅素被FDA普遍認為是安全的GRAS（Generally recognized as safe）。歐盟委員會將天然蝦紅素視為一種食用染料。蝦紅素具有良好的耐受性，並且沒有報導任何毒性作用。雨生紅球藻的蝦紅素比其他類胡蘿蔔素的生物利用度更高，這可能是因為蝦紅素酯的存在。健康成人（n = 32）攝取40 mg蝦紅素後8 h至10 h內出現最大血蝦紅素濃度。在100 mg劑量後也觀察到類似的6.7 ± 1.2 h（n = 3）和11.5 h（n = 3）。據報導攝取40 mg後，半衰期為15.9 ± 5.3 h；攝取100 mg劑量後的半衰期為21 ± 11 h和 52 ± 40 h。

　　蝦紅素被認為是GRAS，多項短期試驗報告的不良事件很少。然而，現有的安全數據僅適用於短期使用，補充蝦紅素的使用量尚未經過超過12週每天超過20 mg的測試。

　　可用性：非處方藥以及飲食（鮭魚、龍蝦）

　　劑量：臨床試驗通常使用 20 mg／天

　　化學式：$C_{40}H_{52}O_4$；分子量：596.841

　　半衰期：血漿消除半衰期為52小時

　　血—腦屏障（blood-brain barrier, BBB）：滲透劑

　　臨床試驗：最大的雙盲對照試驗包括96名老年人

　　觀察性研究：無

　　蝦紅素具有極好的安全記錄，進行的研究獲得如下結果：

　　口服LD_{50}：600 mg/kg（大鼠）（LD50是指半數致死量，Median Lethal Dose，能殺死一半試驗總體之有害物質、有毒物質或游離輻射的劑量）

　　NOAEL：465 mg/kg（大鼠）（未見不良影響的最高劑量

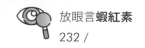
稱爲無毒性作用劑量，No Observed Adverse Effect Level,
NOAEL）

血清藥代動力學：Stewart等人2008年

$T_{1/2}$：16 小時（半衰期）

T_{max}：8小時（到達最高血中濃度所需時間，T max）

C_{max}：65μg/L（最高血中濃度，C max）

以6 mg／天攝取8週，在健康成人中無副作用，Spller等人
2003年

WebMD和Natural Standard都將蝦紅素列爲短期使用「可能
安全」

天然蝦紅素具有廣泛的人類安全性研究組合，並且作爲商業銷
售的營養補品安全使用已有15年以上的歷史。合成蝦紅素從未在
人體中直接進行過安全性測試。

劑量：如果最終證明合成蝦紅素對人類長期食用是安全的，
則由於其天然的蝦紅素含量高，其劑量在邏輯上至少應爲天然蝦紅
素相應劑量的20倍以上。天然蝦紅素從未在數百項醫學研究以及
超過15年的商業消費者使用中被證明具有任何副作用或禁忌症。
有無數安全性研究，例如急性毒性和慢性毒性研究顯示，天然蝦紅
素是完全安全的，並且絕對沒有不良副作用或禁忌症（Capelli和
Cysewski, 2014）。

亞急毒性試驗無毒性顯示劑量（NOAEL）

蝦紅素與這些其他藥物完全不同。對於痛苦的情況，需要更長
的時間才能工作；但沒有副作用。處方藥和非處方藥可以在同一天
起作用以緩解疼痛，而蝦紅素通常需要至少2週或6到8週才能起作
用。但是一旦開始起作用，使用者說天然蝦紅素對痛苦的炎症狀況
具有與消炎藥相同的積極作用。但是我們再次強調-沒有副作用。

這些評級反映了這樣一個事實，即蝦紅素被認爲是GRAS，並
且多項短期試驗報告的不良事件很少（如果有的話）。然而，現有

的安全數據僅適用於短期使用，補充蝦紅素的使用量尚未經過超過12週每天超過20 mg的測試。

8.1 歐洲食品安全局公佈蝦紅素安全評估數據

蝦紅素是一種從雨生紅球藻中萃取的粉紅色萃取物，廣泛用於食品和飼料工業中作爲色素。根據委員會實施條例（EU）2017/2470，根據條例（EU）2015/2283 建立新食品聯盟清單，來自雨生紅球藻藻類的富含蝦紅素的油樹脂被授權用於食品營養補充劑中，含量高達40～80 mg/day，對應於每天8 mg蝦紅素的最大授權水準。在1997年5月15日的截止日期之前，瑞典於1995年首次批准食品補充劑中最高8 mg/day的蝦紅素，當時第一個歐盟新穎性食品法規（EC）No 258/1997生效。

根據Regulation（EC）No 258/1997關於新穎性食品的法規第5條，依據與1995年瑞典授權的實質等效性，向委員會通報了一些蝦紅素通知。2014年，營養產品、營養和過敏科學小組（NDA小組）根據根據（EC）第258/1997號法規提交的申請評估源自微藻雨生紅球藻富含蝦紅素的新成分的安全性。根據該意見，NDA專家組認爲EFSA FEEDAP專家組在2014年設定的蝦紅素每日可接受攝取量（ADI）爲0.034 mg/kg bw。每日最大攝取量爲4 mg（對於體重70公斤的成年人，爲0.06 mg/kg bw）是可接受的每日蝦紅素攝取量（ADI）0.034 mg/kg體重／天（對於成年人而言）。

在這種情況下，注意到超過ADI之2.4 mg攝取量。可接受的每日攝取量（ADI）由EFSA動物飼料中使用的添加劑和配方或物質的FEEDAP小組制定，並在使用合成蝦紅素進行的慢性毒性／致癌性研究中在雌性大鼠中觀察到。基於95%信賴區間的下限值（BMDL10）的基準體積，對於肝臟腫大計算，致癌風險增加10%，對BMDL10 3.4 mg/kg體重應用100的不確定因素。在所有劑量研究（40 mg、200 mg、1,000 mg合成蝦紅素／kg體重）中，雌性大鼠均觀察到具有統計學意義的肝細胞空胞化、肝細胞肥

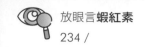
大和多核肝細胞發生率增加。據報導,同樣雌性大鼠肝細胞腺瘤的發病率在統計學上顯著增加。2014年EFSA意見指出,蝦紅素沒有遺傳毒性。

EFSA特別尋求適當的數據來審查或修訂2014年EFSA設定的ADI。7月25日,歐洲食品安全機關(EFSA)發布一項關於在Regulation(EU)2015/2283(截止日期至2018年12月20日)框架內提供蝦紅素安全評估數據的呼籲。歐盟委員會(EC)已根據2018年2月27日頒布的Regulation(EU)2015/2283中的Regulation(EU)2017/2470制訂歐盟(EU)批准的EFSA新穎性食品清單。

根據委員會施行規則(EU)2017/2470,已經通知,從雨生紅球藻中萃取的富含蝦紅素的成分被批准用於食品補充劑,最大用量為40〜80 mg/天。該量對應於8 mg蝦紅素/天的最大允許量。自從EC批准蝦紅素作為瑞典最大劑量為8 mg/天的食品補充劑以來,也報導說根據關於新穎性食品的指示評估從所有來源,包括所有來源的蝦紅素的累積攝取量是否仍符合Regulation(EU)2015/2283的要求。在評估過程中,EFSA應要求並利用運營商可獲得的和公有的最新毒理學和暴露證據。此數據收集的主要目的是為利益相關者和其他利益相關者提供提交與蝦紅素安全評估相關的試驗資訊(已公開、未公開或新創建)的機會。

EFSA FEEDAP小組自2019年起對合成astaxanthin-dimethyl disuccinate(DMDS)進行的最新安全評估(EFSA FEEDAP小組,2019年),一種用於鮭魚、甲殼類和其他魚類的著色飼料添加劑的安全性和有效性的意見。該意見主要涉及更新astaxanthin DMDS的授權(旨在證明該添加劑對目標物種、消費者、用戶和環境保持安全)以及該添加劑對甲殼類和除鮭魚以外的其他魚類的新用途。對於該評估,FEEDAP小組考慮先前的風險EFSA(EFSA, 2005;EFSA FEEDAP Panel, 2007, 2014a,b;EFSA NDA Panel, 2014)進行的評估以及申請人進行的結構化文

獻檢索的數據。該文獻檢索不限於合成astaxanthin DMDS，而是旨在識別微生物產生的蝦紅素的數據。此外，向FEEDAP小組提供了響應EFSA要求數據的利益相關者的數據，他們同意FEEDAP小組可以利用這些資訊進行重新評估。

在重新評估蝦紅素的毒理學特徵（toxicological profile）時，FEEDAP小組確認蝦紅素既不致突變也不致癌，並通過將200的不確定因素應用於最低觀察到的不良反應水平（lowest observed adverse effect level, LOAEL）每天40　mg/kg bw，在一項爲期2年的大鼠致癌性研究中觀察到多核肝細胞（multinucleated hepatocytes）發生率增加。FEEDAP專家組廢除2014年制訂的 0.034 mg/kg bw的ADI。FEEDAP專家小組指出，在合成蝦紅素—DMDS的應用中沒有提供新的重複劑量毒理學研究。

然而，FEEDAP專家小組提到6項重複劑量毒性（six repeated- dose toxicity）研究，在 2014年的先前評估中沒有考慮（Takahashi et al., 2004；Stewart et al., 2008；Katsumata et al., 2014；Tago et al., 2014；Buesen et al., 2015；Lin et al., 2017）。根據FEEDAP小組的說法，這些研究不影響評估，因爲要使用非合成來源的蝦紅素進行，未觀察到的不良反應水平（NOAEL）高於2014年意見（EFSA）中爲亞慢性研究確定的水平FEEDAP專家組，2014a, b。其中兩項研究（Takahashi et al., 2004；Stewart et al., 2008）涉及來自雨生紅球藻的蝦紅素，並且已被NDA專家小組（EFSA NDA專家小組，2014）納入2014年的安全評估中。兩項大鼠經口亞慢性毒性研究（Katsumata et al., 2014；Lin et al., 2017）涉及細菌產生的ATX，在這兩項研究中，NOAEL均以最高劑量分別爲1,000 mg/kg bw和750 mg/kg bw。

Tago et al.的研究（2014）報導，紅法夫酵母（Phaffia rhodozyma）產生的蝦紅素在細菌回復突變試驗（bacterial reverse mutation test）和體內微核試驗（in vivo micronucleus test）中沒有遺傳毒性（genotoxic），並且在大鼠亞急性口服毒性（subacute oral toxicity）研究中的NOAEL是測試的最高劑量（即1,000 mg/kg bw）。一項對合成蝦紅素大鼠進行的口服亞慢性毒性研究報告，最高測試劑量為700～920 mg/kg 時的NOAEL（Buesen et al., 2015）。NDA小組認為這些研究的結果對其之前關於從雨生紅球藻產生的蝦紅素的遺傳毒性和重複劑量毒性的結論沒有影響（考慮到合成蝦紅素的慢性和致癌性研究）。

共有六個利益相關者（stakeholders）提交給EFSA的資訊，響應公眾對數據的呼籲，包括來自人類研究、機制、動力學和毒理學研究文獻的已發表數據、利益相關者簽約專家的意見、對蝦紅素監管狀態的評論和新的未發表的體外實驗數據。FEEDAP小組（2019）在評估中考慮這些數據。一位利益相關者未同意將這些數據提供給 FEEDAP專家小組，但現在本意見中處理這些資訊。該利益相關者提交的資訊息涉及對2014年兩份EFSA意見（EFSA FEEDAP專家小組，2014a，b；EFSA NDA專家小組，2014）的專家意見，該意見側重於對觀察到的雌性大鼠肝臟影響的機制考慮2014年兩個EFSA小組審議的1年慢性和2年致癌性研究。

根據該專家的觀點，觀察到的肝臟影響不應被視為不良反應，而應視為大鼠特異性適應性反應，即由細胞色素（cytochrome）P450的慢性誘導。為了支持所建議的潛在機制，利益相關者提供兩項關於人原發性雌性（primary female human）和大鼠肝細胞培養物的體外研究。這些研究旨在調查大鼠特異性誘導細胞色素P450的假設以及來自雨生紅球藻的蝦紅素與合成蝦紅素在肝酶誘導方面的潛在定量差異。

FEEDAP專家小組（2019）討論細胞色素P450的慢性誘導作為觀察到的肝細胞肥大的可能機制，並指出：在存在顯示肝毒性的組織病理學肝細胞變化的情況下，例如（單）細胞壞死和多核細胞，肝細胞肥大可能是肝細胞腫瘤發展的第一步。NDA小組同意細胞色素P450的慢性誘導不會反駁所觀察到的肝臟影響的逆境的

觀點。NDA小組認為，這兩項提供的體外研究雖然支持大鼠肝細胞肥大的擬議機制，但不會改變合成蝦紅素和藻類蝦紅素在大鼠或人類體內毒性的結論。因此，NDA專家組認為FEEDAP專家組在2019年得出的更新ADI（即 0.2 mg/kg bw）也適用於雨生紅球藻的蝦紅素。

考慮到來自背景飲食的蝦紅素以及來自食品補充劑的每天8 mg蝦紅素的攝取，預設體重70 kg的成年人每天攝取蝦紅素的量為0.174 mg/kg bw，這比ADI低約13%。這種針對14至<18歲青少年且預設體重為61.3 kg的綜合攝取情況導致每天攝取約0.2 mg/kg bw，這與每日攝取量相對應。10至<14歲的青少年（預設體重為43.3 kg）在這種綜合攝取情況下超過每天0.2 mg/kg bw的每日攝取量0.056 mg/kg bw（超出每日攝取量28%）。10歲以下兒童的超標範圍約為每天0.25～1 mg per kg bw（超過每日攝取量 123～524%）。

專家小組得出結論，每天從食品補充劑中攝取8 mg蝦紅素對成年人來說是安全的，即使結合背景飲食對蝦紅素的高攝取估計也是如此。當從食品補充劑中攝取 8 mg蝦紅素並結合高膳食背景攝取量估計值時，14至< 18歲的青少年在綜合攝取情況下達到ADI。在這種從食品補充劑中攝入8 mg ATX 和從背景飲食中估計高暴露量的綜合攝取情景中，14歲以下兒童的ADI超過（從10歲到14歲以下兒童的28%和高達524% 4～6個月的嬰兒）。

提供給 EFSA 數據要求的文件

1.Algalif Iceland ehf 於2019年2月12日提交的法規2283/2015–EFSA-Q-2018-00595框架內要求提攝取ATX安全評估相關的數據的回應（關於ADME的公共文獻的評估報告、肝臟影響／liver effect的機制研究、動物毒性／animal toxicity研究和ATX人體研究以及其中引用的原始研究）。

2.響應在法規2283/2015–EFSA-Q-2018-00595的框架內提

攝取ATX安全評估相關的數據（用於先前EFSA意見的數據評估報告和委託給HepaPredict AB的兩項新的ATX體外研究）；量化二維培養中原代大鼠肝細胞中ATX誘導能力的後續研究（由HepaPredict AB執行）；Intertek代表 AstaReal Co. Ltd於2018年2月13日提交的關於二維培養（由HepaPredict AB 執行））中原代人肝細胞中ATX誘導責任的量化研究。

　　3.雨生紅球藻ATX的具體數據徵集信息（EFSA-Q-2018-00595）（關於先前EFSA對ATX意見的評估報告，包括機制考慮和人體數據以及一項新的體外研究，其中引用了原始研究）；在大鼠、小鼠和人類原代肝細胞的2D培養物中定量ATX誘導能力的體外研究（由HepaPredict AB執行）——機密最終結果報告和機密研究方案；Medfiles Ltd於2018年2月15日代表Oriflame Cosmetics Global SA Luxembourg提交的囓齒動物發現與人類相關性的評估（由Toxicology Knowledge Team Sweden AB (TKT)執行）。

　　4.PlantaPhile Ltd於2018年2月15日提交的關於蝦紅素安全性評估的提交（評估監管狀態和評估 nATXn和sATX之間的異構差異，評估85項ATX臨床研究）。

縮寫（Abbreviations）

ADI · Acceptable Daily Intake可接受的每日攝取量

ATX · Astaxanthin 蝦紅素

bw · Body weight體重

DMDS ·Dimethyldisuccinate二琥珀酸二甲酯

FEEDAP EFSA Panel on Products or Substances used in Animal Feed
　　　　EFSA動物飼料中使用的產品或物質專家組

LOAEL Lowest Observed Adverse Effect Level
　　　　最低觀察到的不良反應水平

NDA · EFSA Panel on Nutrition，Novel Foods and Food

　　　　Allergens

　　　　EFSA 營養、新型食品和食品過敏原專家組

NF　·　Novel food新穎性食品

NOAEL　No observed adverse effect level未觀察到不良反應水平

8.2 LemnaRed®80%蝦紅素之安全性評估

LemnaRed®80%蝦紅素（astaxanthin）為台灣自行研發之微生物代謝工程（metabolic enegering）產品，為全球第一個以合成生物學概念發酵量產的高純度蝦紅素，其毒理研究也已證實其食用安全性，論文發表於於具指標性的Regulatory Toxicology and Pharmacology期刊，為第一篇以代謝工程生產之蝦紅素的毒理研究。合成生物學（synthetic biology）為一未來重要創新性技術，具備了破壞性創新技術（disruptive technique）特質。

　　根據世界經濟論壇（WEF）於2016年6月公佈2016年10大創新技術（Top 10 Emerging Technologies of 2016），包括奈米感測器及奈米物聯網（IoNT）、下世代電池、區塊鏈技術、2D材料、自動駕駛汽車、器官晶片、鈣鈦礦太陽能電池、開放的人工智慧生態系統、光遺傳學、系統代謝工程（Systems Metabolic Engineering）。從下世代電池、具「社會意識」的人工智慧、新一代太陽能電池板等，以多元化的突破性技術解決世界上最為緊迫的問題及挑戰。這份榜單由WEF及Scientific American共同合作，召集全球專家組成的世界經濟論壇新興技術委員會編撰，利用集體智慧，找出了最重要的近期技術發展趨勢。其中生物合成系統代謝工程為其中重要一項。

　　除此之外，生物合成也是中國政府在2017公告的十三五生物技術創新專項規劃中的顛覆性技術，更是邁向未來生物經濟的重要關鍵技術。

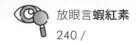
8.2.1 LemnaRed®80%蝦紅素特徵描述

藻類蝦紅素的生產不但需要大面積的土地，且培養期長又受制於生產地的氣候條件，因此使天然蝦紅素來源年年短缺，價格居高不下。在土地資源匱乏的台灣，那米亞發酵利用已被詳細研究的微生物類胡蘿蔔素生成代謝路徑，再利用已被研究50年以上、不具毒性、不具致病性、且常在藥物製程中被利用的大腸桿菌K-12菌株發酵生產蝦紅素。並接續以適合應用於食品加工的原物料進行發酵，而後利用衛福部公告之食品加工萃取溶劑萃取純化，且於有ISO 22000與HACCP認證的食品工廠中生產高純度的LemnaRed® 80%蝦紅素。

生產後之LemnaRed®80%蝦紅素依非傳統食品原料申請作業指引，進行一系列毒理試驗包括：基因毒性試驗、亞慢性大鼠餵食試驗與大鼠胚胎致畸試驗，希望於產品上市前確保其安全性。上述所有毒理試驗均證實：LemnaRed®80%蝦紅素與其他來源之天然蝦紅素相同，無安全性疑慮應可作為一般食品，實驗結果已發表於Regulatory Toxicology and Pharmacology（2017）87：95-105。LemnaRed® 80%蝦紅素的生物合成代謝路徑圖如圖1所示。

圖1 LemnaRed®80%蝦紅素的生物合成代謝路徑圖

pyruvate + glyceraldehyde 3-phophate

↓ *dxs*　　　　　**MEP pathway**

1-deoxy-D-xylulose-5-phosphate-synthase

↓

↓

2C-methyl-D-erythritol 4-phosphate

↓

↓ *idi*

isopentenyl-pyrophosphate (IPP) ⇌ dimethylallyl pyrophosphate (DMAPP)

geranyl pyrophosphate (GPP)

gps　　farnesyl pyrophosphate (FPP)

geranylgeranyl pyrophosphate (GGPP)

↓ *crtB*

phytoene

↓ *crtI*

lycopene

↓ *crtY*

canthaxanthin ← *crtW* ── β-carotene

crtZ　　　　　　↓ *crtZ*

crtZ ↓　　　　　(β-cryptoxanthin)

astaxanthin ← *crtW* ── ↓ *crtZ* zeaxanthin

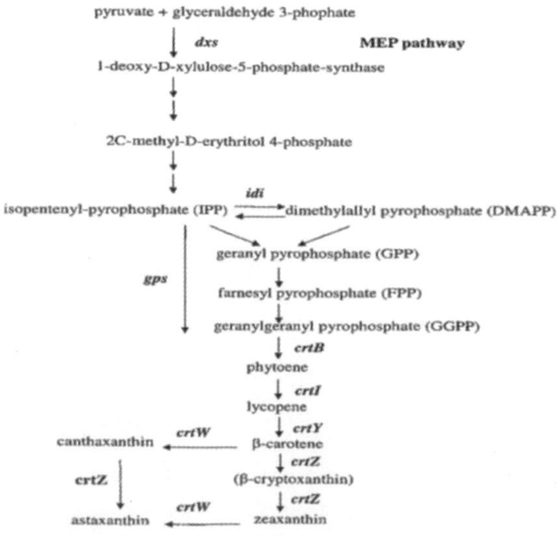

8.2.2 LemnaRed®蝦紅素軟膠

　　由於那米亞發酵擬將LemnaRed®80%蝦紅素製成軟膠型態的膳食補充品上市販售，因此也針對LemnaRed®80%蝦紅素的軟膠配方進行安定性測試。試驗用的LemnaRed®蝦紅素軟膠每粒含蝦紅素6 mg，重量約爲450±34 mg，其生產原料爲：橄欖油、迷迭香抽出物（含芥花油）、LemnaRed® 80%蝦紅素、明膠、甘油及水。

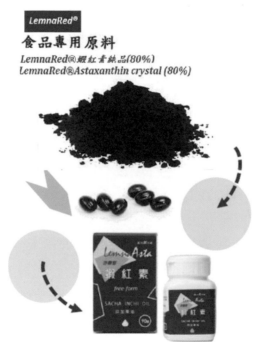

8.2.3 LemnaRed®蝦紅素軟膠於25℃的安定性試驗

　　將裝罐後的LemnaRed®蝦紅素軟膠以塑膠罐包裝放置於室溫儲存，且於生產完後一週內與第1、2、3、4、6、9、12、18個月進行蝦紅素純度含量檢測，其結果如圖4所示。以此配方與流程生產的LemnaRed®蝦紅素軟膠能於常溫中儲存，其蝦紅素濃度在生產後的12個月內均無太大變化，衰退比例小於5%；隨後，雖於第18個月後有衰退的現象，但膠囊中之蝦紅素含量仍維持有90%以上。

圖4 LemnaRed®蝦紅素軟膠於25°C的安定性試驗

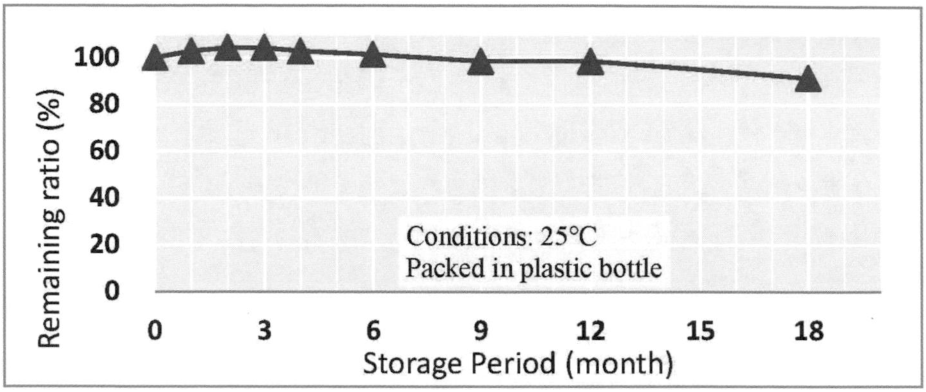

8.3 LemnaRed®80%蝦紅素之基因毒性試驗 （Genotoxicity study）

8.3.1 微生物基因突變試驗 （Bacterial reverse mutation test）

　　微生物基因突變試驗利用沙門氏鼠傷寒桿菌（Salmonella typhimurium）評估LemnaRed®80%蝦紅素造成反向突變（reverse mutation）情形，以判斷其是否對微生物細胞具有致變異性。此實驗在符合藥物非臨床試驗優良操作規範（GLP）實驗室進行，且實驗步驟依循根據經濟合作暨發展組織（OECD）公告的微生物基因突變試驗指引。實驗首先以沙門氏鼠傷寒桿菌（Salmonella typhimurium）測試五種劑量的LemnaRed®80%蝦紅素（5、2.5、1.25、0.625和0.313 mg／平板），以決定細菌反向突變試驗（bacterial reverse mutation test）的最適測試劑量。在劑量測試試驗中，沒有觀察到任何細胞毒性及致變異性。因此接續的實驗以最大劑量：5 mg蝦紅素／平板，在加入或不加入S9代謝活化混合物的情況下，以平板培養法對五株沙門氏菌（TA98、TA100、TA102、TA1535和TA1537）測試LemnaRed®80%蝦紅素對沙門氏桿菌基因之回覆突變情形。在所

有測試條件下，回復突變菌落的數量均比溶劑對照組的數量少2到3倍。這些結果表示，在本研究的試驗條件下，LemnaRed®80%蝦紅素對沙門氏鼠傷寒桿菌不具有致變異性。

8.3.2 體外哺乳類染色體變異試驗（In vitro mammalian chromosome aberration test）

體外哺乳類染色體變異試驗利用倉鼠卵巢細胞（CHO K1 cell）進行MTT測定，以評估LemnaRed®80%蝦紅素是否會引發染色體結構之異常。此實驗在符合藥物非臨床試驗優良操作規範（GLP）實驗室進行，且實驗步驟依循根據經濟合作暨發展組織（OECD）公告的體外哺乳類染色體變異試驗指引。實驗測試六種不同劑量的蝦紅素（250、125、62.5、31.3、15.6和7.8μg/mL），結果顯示不論有代謝活化或無代謝活化的倉鼠卵巢細胞，在所有測試條件下，細胞存活率（cell viability）均大於50%，說明蝦紅素晶體對CHO-KI細胞並無細胞毒性。與負控制組和溶劑對照組相比，染色體畸變細胞數在任何試驗條件下均無顯著升高。實驗結果顯示，在所有測試條件下，LemnaRed®80%蝦紅素對CHO-K1細胞不具有基因毒性。

8.3.3 體內哺乳類紅血球微核試驗（In vivo mammalian erythrocyte micronucleus test）

藉由餵食小鼠LemnaRed®80%蝦紅素後，檢測周邊血液微核（erythrocyte micronucleus），以評估LemnaRed®80%蝦紅素是否會增加微核發生率進而判斷其基因毒性。此實驗在符合藥物非臨床試驗優良操作規範（GLP）實驗室進行，且實驗步驟依循根據經濟合作暨發展組織（OECD）公告的體內哺乳類紅血球微核試驗指引。首先，將CD-1®ICR小鼠隨機分為6組（5隻／組／性別）：3個對照組（負控制組、正控制組和溶劑對照組）和3個不同劑量的實驗組（500、1,000或2,000mg LemnaRed®80%蝦紅素／kg

／天）。其中負控制組的小鼠餵食無菌水（10mL/kg bw）；正控制組的小鼠則在腹膜內施打環磷酰胺（80 mg/kg bw）；溶劑對照組的小鼠，則餵食純橄欖油（10 mL/ kg bw）。所有實驗組和對照組僅給藥一次，並在給藥後48和72小時收集來自尾靜脈的血液樣品。

實驗結果顯示，將實驗組與負控制組觀察到的微核頻率（micronucleus frequency）相比，並沒有顯著差異。再者，與溶劑對照組相比，實驗組的多染色質紅血球百分比（polychromatic erythrocytes percentage, PCE%）也無明顯降低，由此可知LemnaRed®80%蝦紅素不會抑制紅血球細胞生成（erythropoiesis）。此外，實驗結果也發現，實驗組和負控制組的微核頻率（micronucleus frequency, MN-PCE‰）也無顯著差異，這表示LemnaRed®80%蝦紅素不會誘導微核形成。由此可知在任何試驗條件下，LemnaRed®80%蝦紅素均不具基因毒性也不影響小鼠的紅血球細胞生成。

8.4 LemnaRed®80%蝦紅素之亞慢性（90天）大鼠餵食毒理試驗（Subchronic toxicity study or 13-week repeated dose oral toxicity study）

以亞慢性（90天）大鼠餵食毒性試驗，測試LemnaRed®80%蝦紅素經重複餵食對哺乳類動物可能產生的毒性影響，並測定其無明顯不良反應劑量。此實驗在符合藥物非臨床試驗優良操作規範（GLP）實驗室進行，且實驗步驟依循根據經濟合作暨發展組織（OECD）公告的亞慢性（90天）餵食毒性試驗指引。控制組（vehicle control，灌餵橄欖油）與3個不同LemnaRed®80%蝦紅素餵食劑量的實驗組（1.2，240.0，750.0 mg/kg鼠重／天），分別有隨機分配的雄性和雌性Sprague-Dawley（SD）大鼠各12隻。劑量設計的依據為：因在美國、日本、中國大陸……等

國家，蝦紅素膳食補充產品絕大多數均在盒外標示爲：建議成人（約60 kg）每天服用12 mg，此劑量相當於0.2 mg/kg bw。因此實驗設計餵食的最低劑量爲0.2 mg/kg乘以係數6（係數6因大鼠體表面積轉換人體體表面積而來）。中劑量則爲最低劑量的200倍，爲安全係數10乘以係數20而來；安全係數10用以考量人體間的個體差異，係數20則因利用單一物種亞慢性試驗，而非兩個物種來預測人體的慢性暴露（chronic exposure）。最高劑量則爲LemnaRed®80%蝦紅素在實驗中，考量藥劑灌食的流動性與大鼠胃容量後，能施予的最高劑量。

實驗結果顯示，實驗組與控制組大鼠在90天經口餵食（oral gavage）後，唯有低劑量組與高劑量組在第5、6、7、8、11、12週時，偶有顯著的攝食量偏多的現象，與高劑量組的總膽固醇有明顯下降的現象外，其餘不論在體重增益、血液學檢查、血清生化值、尿液檢查、器官的完整性及器官重量均沒有顯著差異。基於這些結果，我們提出LemnaRed®80%蝦紅素的無明顯不良反應劑量（no-observable-adverse-effect level, NOAEL）值爲750.0 mg/kg bw/day，等同於596.25 mg蝦紅素/kg bw/day（實驗所用LemnaRed®80%蝦紅素之蝦紅素濃度爲79.5%）。

8.5 LemnaRed®80%蝦紅素之致畸試驗（Teratogenicity or prenatal developmental toxicity study）

利用致畸試驗測試LemnaRed®80%蝦紅素對胚胎發育的影響，與其造成畸胎之可能性。此實驗在符合藥物非臨床試驗優良操作規範（GLP）實驗室進行，且實驗步驟參考經濟合作暨發展組織（OECD）公告的致畸試驗試驗指引進行，唯試驗給藥週期爲胚胎著床後至器官形成完全的階段，不包含著床當日（G6）與OECD公告之指引略有不同。

實驗一開始，將120隻處女雌性SD大鼠，隨機的以一隻母

鼠與一隻公鼠在一交配籠的方式交配，並每天進行陰道抹片。發現有陰道精子（vaginal sperm）或陰道交配栓（vaginal copulation plugs）的雌鼠，即被移出交配籠並註記當天為妊娠的第0天（G0）。接著，懷孕的母鼠會再被隨機的分成4組（每組N≧20）：1個控制組3個不同LemnaRed®80%蝦紅素餵食劑量的實驗組（1.2、240.0、750.0 mg／Kg鼠重／天）。劑量設計的依前述相同。實驗組的母鼠在胚胎器官形成期間（G6-G15）每天灌餵LemnaRed®80%蝦紅素一次；控制組則於相同期間每天灌餵一次橄欖油。最後所有母鼠均在妊娠第20天犧牲，並檢驗其胎兒之生長發育情形。

實驗結果顯示，除了少數懷孕母鼠有自然的掉毛現象，與高劑量組在G6-15與G15-20有偶發性攝食量高於控制組（但所有數值仍在正常的生理範圍之內）的現象外，並無其他異狀。在胎兒外觀的檢查中，有一隻在控制組的胎鼠被發現短尾（short tail）；在胎兒內臟的檢查中，也只有一隻在控制組的胎鼠被發現有擴張性腎盂（distended renal pelvis）。除此之外，實驗組和對照組相較並無其他顯著差異，我們因此推論LemnaRed®80%蝦紅素對胎兒的體重、內臟與骨骼的發育並不會造成影響。

8.6 攝取方式、暴露劑量與風險評估

8.6.1 蝦紅素之吸收、分佈、代謝與排除（Metabolic fate of astaxanthin）

8.6.1.1蝦紅素之吸收

無論蝦紅素的來源，至今所有實驗均發現僅游離態的蝦紅素能在哺乳類體內被偵測到。這也表示酯化態的藻來源蝦紅素必須先經由酯酶（esterase），如：胰臟羧酸酯酶（pancreatic carboxylesterase），將蝦紅素去酯化（de-esterification）後才被腸道吸收入體內。至今科學界一般相信蝦紅素的吸收與其

他類胡蘿蔔素相同，是經由被動擴散（passive diffusion）進入小腸上皮細胞（intestinal epithelium），過程需要少量的油質成分、胰臟磷酯酶A2（pancreatic phospholipase A2）與溶血卵磷脂（lysophosphatidylcholine, LPC）的協助。而且，至今所有已發表的研究都顯示，蝦紅素在血漿中的濃度時間曲線（concentration-time curve）在人體都為單向的（monophasic）。

　　Østerlie et al.（2000）研究人體對化學合成之蝦紅素同分異構物的吸收情形。作者對三名年紀介於37-43歲的健康男性，在攝取100 mg（168 μmole）蝦紅素前與後2 h、4 h、6 h、8 h、10 h、12 h、 24 h、32 h、48 h和72 h進行抽血，檢驗其血漿中蝦紅素濃度與其在脂蛋白中的分布。結果受試者在服用蝦紅素後大約6.7 ± 1.2小時，血漿中蝦紅素濃度達到最高（Cmax=1.3 ± 0.1 mg/mL）。且血漿中的蝦紅素大約有36-64%存在於極低密度脂蛋白和乳糜微粒（very-low-density lipoproteins and chylomicrons, VLDL/CM）中，其餘大約平均分布於低密度脂蛋白（low-density lipoprotein, LDL）與高密度脂蛋白（High- density lipoprotein, HDL）之中。

　　Coral-Hinostroza et al.（2004）研究化學合成酯化態蝦紅素在人體的吸收速度與分布。三名年齡介於14～50歲的男性在攝取10 mg蝦紅素之前與2 h、4 h、6 h、7.5 h、11.5 h、24 h、31.5 h、52 h、76 h進行抽血，並於之後四週後再攝取100 mg蝦紅素且於相同時間點進行抽血。實驗結果發現（1）血液中只能偵測到游離態蝦紅素。（2）當攝取10 mg蝦紅素時，只有在攝取後第6與7.5 h能於血液中偵測到微量蝦紅素。（3）攝取100 mg 蝦紅素後的第11小時，作者們在受試者的血液裡偵測到最高濃度的蝦紅素（Cmax）為0.28 mg/L。

　　Odeberg et al.（2003）研究人體對不同配方成分的蝦紅素的吸收情形。32位年齡介於20～46歲的健康男性被隨機分成四組，

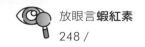
分別服用單一劑量的,並依各配方被包覆在硬膠囊裡:

(1)對照組:含40 mg 蝦紅素的雨生紅球藻體與糊精(dextrin);

(2)配方A:經過均質且被充分混合的食品介面活性成分—聚山梨醇酐脂肪酸酯80(polysorbate 80)、棕櫚油與40 mg藻來源蝦紅素;

(3)配方B:甘油單油酸酯(glycerol monooleate)、甘油二油酸酯(glycerol dioleate)、聚山梨醇酐脂肪酸酯80與40 mg藻來源蝦紅素;

(4)配方C:配方B再加上山梨醇酐單油酸酯(sorbitan monooleate)。

並於服用前與服用後的第2 h、4 h、8 h、12 h、24 h後與2、4(±1)、7(±1)、14(±2)、28(±3)天進行抽血。結果發現含脂質(lipid)成分的配方A、B與C均能增加蝦紅素的生物利用率(bioavailability),其中配方B效果最好,與對照組(Cmax=55.2±15.0 μg/L) 相比其生物利用率高出了3.7倍(Cmax=191.5±59.3 μg/L),其次是配方C與A,分別增加了1.9(Cmax=128.7±38.2 μg/L)與1.7倍(Cmax=90.1±29.3 μg/L)。且所有受試者的血漿中蝦紅素濃度,均在服用後第8 h達到最高。

Park et al.(2010)發表的一項隨機、有安慰劑對照組、雙盲的人體試驗中,42位平均年齡為21.5歲的韓國女大學生被隨機分為三組(N=14),分別於每日早上服用0 mg、2 mg、8 mg的藻類來源蝦紅素,為期8週。所有受試者均於第0、4、8週抽血,分析其血漿中蝦紅素濃度並研究蝦紅素對於人體調節免疫反應(immune response)、氧化損傷(oxidative damage)與發炎反應(inflammation)的作用機制。實驗發現,受試者在服用2 mg與4 mg蝦紅素4週後,血漿中蝦紅素濃度分別升高至0.09 μmol/L與0.13 μmol/L,而且服用後第8週此濃度依然維持,並沒

有持續上升[43]。

　　Choi et al.（2011）研究化學合成的、游離態蝦紅素在大鼠體內的代謝動力學和首渡代謝（first-pass metabolism）。作者們自靜脈注射5（n=8）、10（n=8）、20（n=6）mg/kg bw的蝦紅素給Sprague-Dawley雄鼠，並在注射前或注射後1、5、15、30、60、90、120、 240、360、480、720、1,200（5 mg/kg）、1,400（10和20 mg/kg）分鐘採血，第24小時蒐集尿液。另外作者們也灌餵100（n=8）或200 （n=9） mg/kg bw蝦紅素給Sprague-Dawley雄鼠，並在灌餵前或後第2、4、6、7、8、12、24、30、36（100mg/kg）、48（200mg/kg）小時採血，第8或24小時犧牲（各組3隻）取其內臟組織分析其蝦紅素濃度。結果發現，肝臟或胃腸道的首渡提取率（first-pass extraction ratio）約分別為0.490與0.901。且大鼠灌餵100mg/kg bw蝦紅素的血漿濃度一時間曲線下面積（total area under the plasma concentration-time curve， AUC）約為77.3 µgmin/ml，與人體服用40 mg蝦紅素的AUC值（80.8 µgmin/ml）相近。

8.6.1.2蝦紅素之分佈

　　在吸收進入小腸上皮細胞後，科學界一般相信蝦紅素與其他類胡蘿蔔素相同，會被併入乳糜微粒（chylomicrons）中，並經由血液淋巴系統運送至肝臟，最後有一部分再與脂蛋白（lipoprotein）被分泌至血液中。Coral-Hinostroza et al.（2004）研究人工合成酯化態蝦紅素在人體的吸收速度與分布。三名年齡介於14～50歲的男性在攝取10 mg蝦紅素之前與2 h、4 h、6 h、7.5 h、11.5 h、24 h、31.5 h， 52 h、76 h進行抽血，並於之後四週後再攝取100 mg蝦紅素且於相同時間點進行抽血。實驗結果發現，血漿中的蝦紅素有46％出現於極低密度脂蛋白和乳糜微粒（very-low-density lipoproteins and chylomicrons, VLDL/CM）中、28％出現於低密度脂蛋白

（low-density lipoprotein, LDL）中、21%出現於高密度脂蛋白（High-density lipoprotein, HDL）中。另外只有5%在血漿的沉澱顆粒（precipitated carticles, PP）中。

Aoi et al.（2003）研究蝦紅素是否能舒緩小鼠在激烈運動後的骨骼肌與心臟的延遲性氧化損傷（delay-onset oxidative damage）。27隻C57BL／6母鼠被隨機分成三組：（1）休息的對照組（2）激烈運動組（3）飼料中含有0.02%（wt/wt）藻來源蝦紅素的激烈運動組。並另外有12隻小鼠被隨機分爲控制組及餵食有0.02%（wt/wt）藻來源蝦紅素飼料的實驗組。三週後，飼料中有蝦紅素的小鼠被發現其肝臟、心臟、腓腸肌（gastrocnemius muscle）都有蝦紅素，且在肝臟濃度最高爲270.3 µg/g組織，其次爲心臟有46.7µg/g組織，腓腸肌則有18.6µg/g組織。

Kurihara et al.（2002）研究蝦紅素是否能對在約束壓力（restraint stress）下的C57BL/6雌鼠具有抗氧化的保護力。其中，作者們灌餵小鼠單一劑量的，相等於100 mg/kg bw游離態蝦紅素的磷蝦油萃取酯化態蝦紅素，並研究灌餵後3 h、5 h、7 h小鼠的血漿與肝臟的蝦紅素濃度。結果發現小鼠的血漿蝦紅素濃度在第5 h達到最高（Cmax）爲800 nM，第7小時則下降至約700 nM。肝臟的蝦紅素濃度則在第5 h與第7 h均維持在400 nM的高濃度。

Showalter et al.（2004）灌餵C57BL/6雄鼠單一或者重複劑量（500 mg/kg bw）的人工合成的、水分散性（water dispersible）佳的酯化態蝦紅素：disodium disuccinate astaxanthin（Heptax™），並研究吸收入小鼠體內的游離態蝦紅素的組織分布。在灌餵蝦紅素0-72 h之間抽血和犧牲小鼠取其肝臟，分析其血漿與肝臟內之蝦紅素濃度。結果發現血漿蝦紅素濃度在6 h達到最高的381±100 nM（mean concentration±S.E.M），並在12 h代謝至趨近背景值的21±8 nM。肝臟的蝦紅素濃度，相同的也在6 h達到最高（1,735±1,135 nM），24 h

仍維持在233±144 nM，直到第72 h才降至趨近背景值的18±11 nM。另外，6 h的心臟蝦紅素濃度則為694±272 nM，而腦的蝦紅素濃度則為略高於背景值的4±2 nM。

相同在Showalter et al.（2004）的實驗中，重複給予500 mg/kg bw/day蝦紅素的小鼠，在第11天灌餵後6 h與24 h，血漿中蝦紅素濃度分別為485±82 nM與231±127 nM，肝臟中蝦紅素濃度則為1，760±727 nM 與 519±153 nM。結果發現小鼠血漿與肝臟的蝦紅素濃度，能藉由每日灌餵一次的方式維持著。註：由於游離態蝦紅素的分子量為596 Da，而Heptax™蝦紅素的分子量為841 Da，因此劑量500 mg Heptax™/kg bw等同於 338 mg free astaxanthin/kg bw。

Choi et al.（2011）研究化學合成的、游離態蝦紅素在大鼠體內的代謝動力學和首渡代謝（first-pass metabolism）。作者們灌餵100 （n=8）或200（n=9）mg/kg bw蝦紅素給Sprague-Dawley雄鼠，並在灌餵前或後2 h、4 h、6 h、7 h、8 h、12 h、24 h、30 h、36 h （100mg/kg），48 h （200mg/kg）採血，8 h或24 h犧牲（各組3隻）取其內臟組織分析其蝦紅素濃度。結果發現，蝦紅素能於腦、脂肪組織、心臟、腎臟、肝臟、肺臟、大腸、肌肉組織、腸系膜、脾臟、胃及小腸中被偵測到。

8.6.1.3蝦紅素之代謝

E. Wolz et al.（1999）餵食大鼠蝦紅素後取其肝臟細胞，以研究蝦紅素的代謝與其肝臟酵素的表現。作者在Wistar雄鼠的飼料中加入化學合成游離態蝦紅素，在餵食劑量約為30 mg 蝦紅素/kg bw/day之4、5天後，將大鼠犧牲取其肝臟細胞，再將細胞培養於含2μM的[^{14}C]-蝦紅素的培養液中，並於培養1 h， 3 h，5 h， 24 h後分析蝦紅素的代謝產物。結果發現蝦紅素會被代謝成（rac）-3- hydroxy-4-oxo-β-ionone或它的還原態（rac）-3-hydroxy-4-oxo-7，8- dihydro-b-ionone，並與葡萄糖醛酸

（glucuronide）形成共軛的（conjugated）鍵結。而且作者們發現肝微粒體（liver microsome）的外源性化學物質的代謝酵素（xanobiotic-metabolizing enzymes）並未參與蝦紅素的代謝，而且攝食蝦紅素大鼠的肝臟細胞與未攝食蝦紅素的大鼠肝臟細胞，其代謝蝦紅素的機制並無差異，這證實細胞色素P-450（cytochrome P-450）也沒有參與蝦紅素的代謝。不過作者們發現，餵食蝦紅素大鼠的肝臟Ethoxyresorufin O-deethylase（EROD）活性比控制組高出了17倍。

Kistler et al.（2002）利用人類肝臟細胞研究蝦紅素的代謝機制與可能參與代謝的基因。人類肝臟細胞取自於4位（2男2女）年齡介於57～78歲之間需進行部分肝切除手術（partial hepatectomy）的病患，肝臟細胞接著被培養於不含或者含0.375 μM或 3.75 μM化學合成蝦紅素的培養基中96 h，並接著收集細胞，抽取其微粒體（microsome）與RNA或繼續培養以觀察其單加氧酶活性（monooxygenase activities）。結果發現肝細胞培養於含3.75 μM蝦紅素的培養基裡，其細胞中的CYP2B6與CYP3A4 mRNA、微粒體中的CYP2B6與CYP3A4蛋白與其相關之酵素活性均有明顯增加的情形。另外作者們將肝細胞培養於含3.75 μM蝦紅素的培養基裡96 h後，再將細胞換至含3.75 μM[^{14}C]-蝦紅素的新培養液中，以研究其代謝產物。並同時給予一名男性受試者單次100 mg的蝦紅素，且於服用後24 h抽血，分析其代謝產物。結果發現，人類肝臟細胞代謝試驗與受試者血液分析，均發現蝦紅素的代謝產物為3-hydroxy -4-oxo-β-ionol和3-hydroxy-4-oxo-β-ionone以及它們的還原態3-hydroxy-4-oxo-7，8-dihydro-β-ionol與3-hydroxy-4-oxo-7，8- dihydro-β-ionone。

8.6.1.4蝦紅素之排除

Østerlie et al.（2000） 給予三名年紀介於37-43歲的健康男性單一劑量的化學合成的、游離態的100 mg（168 μmole）

蝦紅素，以研究人體對化學合成之蝦紅素同分異構物的吸收與代謝情形。實驗結果顯示，蝦紅素受試者體中的排除半衰期（elimination half-life）大約介於21±11 h。

Odeberg et al.（2003）藉由32位年齡介於20～46歲的健康男性研究人體對4個不同配方成分的蝦紅素的吸收情形。實驗發現，不論服用那一個配方，蝦紅素在人體的排除半衰期（elimination half-life）均大約介於15.9±5.3 h。

Showalter et al.（2004）灌餵C57BL/6雄鼠單一劑量（500 mg/kg bw）的人工合成的酯化態蝦紅素：disodium disuccinate astaxanthin （Heptax™）。在灌餵蝦紅素0～72 h之間抽血和犧牲小鼠取其肝臟，分析其血漿與肝臟內之蝦紅素濃度。實驗結果發現，游離態蝦紅素在小鼠肝臟與血液內的排除半衰期（elimination half-life），分別為11.7 h與3.9 h。

Choi et al.（2011）研究化學合成的、游離態蝦紅素在大鼠體內的代謝動力學和首渡代謝（first-pass metabolism）。結果發現大部分由靜脈注射給予的蝦紅素並非由腎臟途徑（renal route）排除。且灌餵方式會比靜脈注射給予蝦紅素有較長的排除半衰期（elimination half-life），各自為1,010～1,460 min與470～569 min。

8.6.2 LemnaRed® 80%蝦紅素的建議攝取方式

那米亞發酵擬將LemnaRed® 80%蝦紅素應用為膳食補充品成分，並以軟膠或錠劑型式販售。蝦紅素為廣泛存在於海鮮水產及紅藻之類胡蘿蔔素，由於近來蝦紅素之研究證實其具備多樣的有益人體健康的功能，使得廣泛應用於膳食補充食品之中。包括美國、日本、中國及歐盟都已核准藻類來源作為保健食品材料，使用劑量約在2～12 mg之間。以美國為例，由於雨生紅球藻及其他來源之蝦紅素在1994 年10 月15 日以前未曾在美國市場上銷售，因此為新膳食成分（new dietary ingredient, NDI）需與FDA申請在產品

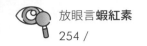

上市前90天完成上市前審查。至今完成審查的蝦紅素膳食補充品
如下表：

NDI No.	Date	Title of Notification
NDI 632	01/20/2010	Puresta Oil from Yamaha Motor Co., LTD
NDI 717	06/27/2011	*Haematococcus Pluvialis* Extract Containing Astaxanthin Esters from Cyanotech Corporation
NDI 742	12/07/2011	Astazanthin esters from *Haematoccocus pluvilai* from Fuji Health Science
NDI 815	12/04/2013	Astaxanthin esters from *Haematococcus Pluvialis* Calastin from Genovia Bio LLC
NDI 829	04/09/2014	Astaxanthin-rich Carotenoid Extract [ARE] from JX Nippon Oil and Energy Corporation
NDI 884	10/11/2015	*Haematococcus Pluvialis* Extract from BGG North America

　　大部分通過NDI審查之案例其蝦紅素來源爲雨生紅球藻，唯獨
NDI 829之蝦紅素來源爲細菌Paracoccus carotinifaciens。上述
NDI中建議蝦紅素攝取量爲成人每日2～12 mg，以每日不超過12
mg爲限。建議劑量之來源爲：現已知鮭魚肉中蝦紅素含量最高爲
38 mg/kg，爲人類飲食中最主要之蝦紅素攝取來源。

　　鮭魚有長久之人類食用經驗，故以攝取鮭魚肉300 g～500 g爲
計算，則攝入之蝦紅素含量約爲12 mg～19 mg，因此推測成人每
日攝取12 mg蝦紅素應坐落於安全劑量範圍內。另外，經3～4週
的人體實驗證實，每日服用 40 mg以內的蝦紅素並無產生不良反
應，因此推論成人每天服用40 mg以下的蝦紅素應沒有安全上的疑
慮。且蝦紅素也明列於加拿大衛生部（Health Canada）公告的
具抗氧化效果的天然健康產品（Natural Health Products）成分
清單中公告之最大劑量爲40 mg/day。

　　蝦紅素作爲膳食補充品至今超過20年，至今尚未有任何因
服用蝦紅素膳食補充品而產生不適的案例，因此那米亞發酵擬將
LemnaRed®80%蝦紅素應用爲膳食補充品成分，以每日12 mg爲
建議劑量，並明確標示警語（1）多食無益（2）12歲以下孩童、
懷孕及哺乳中婦女請徵詢專業人士後使用。

8.7 E.coli k-12加工衍生食品與游離態，（3S, 3'S）—型蝦紅素的世界各國准用或拒絕之法規資料

8.7.1 US FDA 審核通過的E. coli k-12 衍生之 GRAS 產品

1991年美國FDA核准第一個以大腸桿菌K-12菌株利用生物技術改良技術生產的酵素—牛凝乳酶（bovine chymosin），且在2006年於Regulatory Toxicology and Pharmacology期刊發表討論此牛凝乳酶的生產菌株與技術，其中提到：

「The safety of chymosin preparation was primarily based on published evidence that E. coli K-12 has been used as a laboratory organism for over 30 years without reported incidents of infection and that it does not produce toxins that cause illness by ingestion， such as Shiga-like toxin produced by certain toxigenic strains of E. coli. E. coli K-12 is one of the most extensively studied bacteria. Its genome was sequenced in 1997[19]. E. coli K-12 has a history of safe use in the production of specialty chemicals and human drugs and was exempted from EPA review under TSCA.」

其後除大腸桿菌之外，也有許多其他重組微生物（recombinant microorganisms）在縝密的安全評估後被利用於食品加工生產，例如：黑曲霉（Aspergillus niger）、米曲霉（Aspergillus oryzae）、枯草芽孢桿菌（Bacillus subtilis）……等。不過大腸桿菌K-12依然是食品界最常利用的菌株，除牛凝乳酶外其他利用大腸桿菌K-12菌株發酵萃取生產的且被US FDA認可爲GRAS（Generally Recognized as Safe）並核准上市的食品與食品添加物有：（1）1，3-丙二醇（1, 3 -propanediol, GRN 000302）、（2）L-亮氨酸（L-leucine, GRN 000308）、（3）2'-O-岩藻糖基乳糖

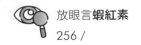
（2'-O-fucosyllactose，GRN 000650）。

（1）1，3-丙二醇（1, 3-propanediol, GRN 000302）

在美國田納西州的DuPont Tate & Lyle Bio Products公司利用重組的大腸桿菌K-12生產純度至少為99.8%的1，3-丙二醇，用以取代1，2-丙二醇（1，2-propanediol），因其為更好的抗結劑（anticaking agent）、散粒劑（free-flow agent）、抗氧化劑、麵團加強劑（dough strengthener）、乳化劑、調味劑或助劑（flavoring agent and adjuvant）、配方助劑（formulation aid）、食品接觸導熱潤滑劑（heat transfer fluid-incidental food contact）、保濕劑（humectant）、藥物賦形劑（pharmaceutical excipient）、加工助劑（processing aid）、溶劑和載體、穩定劑和增稠劑、表面活性劑（surfaceactive agent）等。此1，3-丙二醇的應用濃度為：5%於酒精飲料中、24% 甜點與糖霜（confections and frostings）中、2.5%於冷凍乳製品中、97%於調味品中、5%於堅果和堅果產品及2.0%於其他食品中。但此1，3-丙二醇不應用於飼料與嬰兒配方產品中。

（2）L-亮氨酸（L-leucine, GRN 000308）

日本味之素公司（Ajinomoto Corporate Services LLC）利用重組的大腸桿菌K-12生產濃度98%以上的L-亮氨酸，並將其應用為食品成分，以濃度 0.5-3 g／每單位食品份量添加於牛奶、非奶類代餐（non-milk based meal replacements）、運動飲料、等滲透壓飲料（isotonic beverages）、維他命添加的水（vitamin enhanced water）及其他代餐食品中。

（3）2'-O-岩藻糖基乳糖（2'-O-fucosyllactose, GRN 000650）

丹麥的Glycom A/S公司，利用重組的大腸桿菌K-12發酵生產2'-O-岩藻糖基乳糖，在萃取後產品最終含2'-O-岩藻糖基乳糖94%以上。產品主要應用於生產嬰兒配方奶粉，濃度上限為2，

400 mg/L 可即飲（ready-to-drink）或復水（reconstituted）配方。

8.7.2 US FDA 審核通過的游離態，（3S, 3'S）—型蝦紅素

日本JX Nippon Oil & Energy Corporation利用自土壤中分離出來的的細菌Paracoccus carotinifaciens生產游離態、（3S, 3'S）—型蝦紅素，並將萃取後濃度約為60%的蝦紅素命名為ARE（Astaxanthin-rich Carotenoid Extract），於2014年完成美國FDA的新膳食成分（New dietary ingredient, NDI）上市前通知（pre-market notification）。已知ARE含濃度約為60%的蝦紅素、18%金盞花紅素（adonirubin）、5%金盞花黃質（adonoxanthin）、5%角黃素（canthaxanthin）、2%海膽烯酮（echinenone），將之分別或與LemnaRed®80%蝦紅素混和後進行HPLC分析，結果如下圖5所示，ARE產品與LemnaRed®80%蝦紅素有極為類似的類胡蘿蔔素組成，但LemnaRed®80%蝦紅素的產品蝦紅素純度與總類胡蘿蔔含量均比ARE還高，因此我們認為LemnaRed®80%蝦紅素產品的食用安全性並不亞於已被美國FDA同意作為新膳食成分的ARE（NDI 829）。

（A）LemnaRed®80%蝦紅素，（B）ARE（C）LemnaRed®80%蝦紅素與ARE兩者等量混合的HPLC分析結果。在約為6.8 min出現的波峰為13-cis蝦紅素、7.3 min的為all-trans蝦紅素、9.2 min的為9-cis蝦紅素、9.6 min的為金盞花紅素、12.9 min的為角黃素

圖5 LemnaRed®80%蝦紅素、ARE（NDI 829）及兩者1：1混合之HPLC圖譜

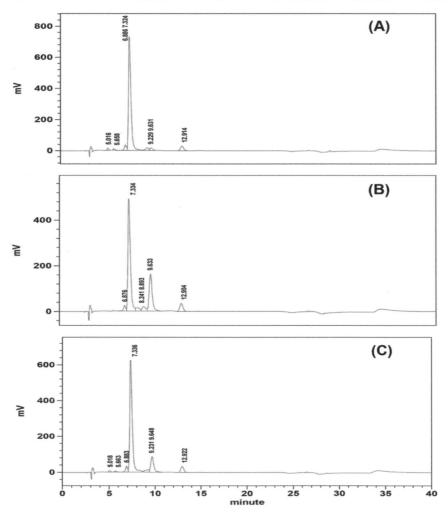

8.8 LemnaRed®80%游離態，
（3S, 3'S）—型蝦紅素膳食補充品

（1）LemnaRed® 80%蝦紅素為高純度之蝦紅素產品，免除不純物質可能帶來的食用風險：利用傳統萃取製程，移除並證實不含生產菌株與其外源DNA、蛋白質，且含蝦紅素80%以上、總類胡蘿蔔素95%以上，為目前市場上品質最好之生物來源蝦紅素產品。

（2）每日建議攝取劑量經安全試驗證實為安全：在符合GLP

規範的實驗室中，依OECD公告之試驗步驟進行基因毒理試驗、亞慢性大鼠餵食毒理試驗與致畸試驗，均無發現任何不良反應，並證實LemnaRed®80%蝦紅素在大鼠之NOAEL值在750 mg/kg bw/day以上，且已建立公開的、經同儕審查的科學文獻資料。

（3）所有蝦紅素來源之國人膳食暴露劑量分析，其統計值仍在安全值以內：利用國家衛生研究院公告之「國家攝食資料庫」進行分析與統計，LemnaRed®80%蝦紅素以濃度0.5mg蝦紅素／每單位食品應用於一般食品中，與建議成人每日攝取12 mg蝦紅素膳食補充品仍在科學性實驗證實的安全值以內。

那米亞發酵希望提供以上完整的科學性的、安全性評估報告，供衛福部食藥署審查，並核准此游離態，（3S, 3'S）一型80%蝦紅素為非傳統食品，以利產品外銷競爭與生物技術產業發展。

8.9 日本蝦紅素的安全性試驗

致突變性

從雨生紅球藻中萃取濃縮蝦紅素的Ames試驗（AstaReal oil 50F）。在符合GLP的製藥設施中作為非GLP試驗進行。傷寒沙門氏菌Salmonella Typhimurium（TA98、TA100、TA1535、TA1537株）和大腸菌（WP2uvrA株）的受試物質（AstaReal oil 50F）的回復突變菌落數在劑量依存性和陰性中增加不超過2倍對照組，有再現性。沒有觀察到生長抑制。蝦紅素的致突變性被判定為陰性。

急毒性

源自雨生紅球藻的濃縮蝦紅素萃取物（AstaReal oil 50F）的單次攝取口服毒性試驗。在符合GLP的製藥設施中作為非GLP試驗進行。6週齡SD大鼠單次口服2,000 mg/kg（100 mg/kg）蝦紅素油50F（自由基蝦紅素體），檢討其毒性。對照組同樣給予日本藥典注射用水。動物數1組雌雄各5隻，給藥後觀察14天。觀察期間各組雌雄均未見死亡。一般情況觀察2,000 mg/kg組雌雄均發現

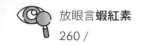

糞便有供試物混入，軟便、肛門周圍汙染爲雄性，發現1例。給藥3天後觀察未見異常變化。雌雄的體重與對照組相同增加，兩組之間沒有觀察到差異。觀察期結束時解剖檢查，各組雌雄均未發現異常。在此試驗條件下，蝦紅素油50F（自由基蝦紅素體）的近似致死劑量被判定爲雌雄均超過2,000 mg/kg（100 mg/kg）的劑量。

亞慢性毒性

大鼠飼養41天，研究蝦紅素和β-胡蘿蔔素對生長、妊娠和分娩的影響，以及給藥引起的胃潰瘍指數。比較適量攝取組（蝦紅素80 mg／kg混餌）和過量攝取組（蝦紅素400 mg／kg混餌），蝦紅素和β-胡蘿蔔素均不影響生長（體重增加、一般症狀）。此外，生化學的檢查值和器官重量的變化也沒有差異。各組均未發生胃潰瘍，卽使過量給藥也未發現有毒性或有害性。三組對妊娠和分娩的影響無差異，幼仔無畸形。

在β-胡蘿蔔素組中，雌性的出生率是雄性的1.5倍（原因尚不清楚）。這兩個結果似乎都顯示蝦紅素是一種毒性較小的物質。使用雨生紅球藻萃取物進行爲期13週的毒性測試。F344大鼠用最多5%的藻類萃取物混餌（0.25%蝦紅素）進行治療，但除了血淸總膽固醇值（劑量依存性）增加外，沒有觀察到顯著變化。來自雨生紅球藻的濃縮蝦紅素萃取物（AstaReal oil 50F）口服給藥90天亞慢性毒性試驗。

在符合GLP的製藥設施中作爲非GLP試驗進行。使用6週齡SD大鼠，3劑蝦紅素油50F（自由基蝦紅素形式）37.0（2.0 mg/kg）、185.2（10 mg/kg）和 925.9 mg/kg（50 mg/kg）和對照（與劑量體積相同） 4組（按同體積橄欖油給藥）每組10隻雌雄，重複口服給藥90天。給藥期後觀察一般情況，測量體重和攝餌量，進行尿液檢查，並進行血液學、血液生化學和病理學檢查。在任何受試物質中都沒有觀察到明顯的毒性變化。蝦紅素油50F（自由基蝦紅素形式）的NOAEL估計超過925.9 mg/kg（50 mg/kg）。

人體安全性

在食品安全委員會的食品健康影響評估中，根據各種安全性試驗的結果，報告稱「未設定蝦紅素的每日可接受攝取量」。人體皮膚斑貼試驗（PATCH TEST）。使用源自雨生紅球藻的濃縮含蝦紅素乳膏2週後，未觀察到皮膚異常。重複應用試驗未發現異常。使用雨生紅球藻蝦紅素萃取物對人體進行的安全性試驗。

對35名年齡在35歲～69歲的健康個體進行的為期8週的隨機雙盲試驗。每餐服用1粒膠囊，每天3粒膠囊。19名患者服用含有2 mg蝦紅素的葵花子油sunflower oil膠囊（治療組：6 mg／天）。16人服用僅含有葵花子油的膠囊（安慰劑組）。在試驗開始時以及在第4週和第8週分別進行了包括血壓、血液生化學檢查和血球數測量在內的綜合血液學的試驗。8週時，除血清鈣、總蛋白、嗜酸性球（P<0.01）外，兩組分析值無顯著差異。觀察到顯著差異的三個項目的值也很小，臨床上不顯著。從這個結果可以認為，從雨生紅球藻中萃取的蝦紅素 6 mg／天的攝取量對健康人來說是安全的。在為確認作為膳食補充劑的安全性而進行的一項試驗中，與攝取 6 mg／天 3個月和30 mg／天4週過量攝取，沒有觀察到可能的變化。此外，澤木等人的6 mg／天攝取4週試驗和中村等人的試驗中未發現因攝取引起的異常發現。從這些結果可以認為，從雨生紅球藻中萃取的蝦紅素對健康人來說是安全的。

8.9.1 商品えんきん之安全性評估表

食經驗評估

根據既存資訊對蝦紅素進行安全評估

來自雨生紅球藻的蝦紅素在許多臨床試驗中被認為是安全性的，並且還有GRAS（Generally Recognized as Safe，公認安全）認證的原材料。回顧GRAS認證書和二次資訊中列出的臨床試驗顯示，服用4 mg／天 2 年和 20 mg～40 mg／天，1～3個月的安全性。此外，在檢索主要資訊時，檢索了使用與產品幾乎相同的

成分進行臨床試驗的安全性報告，並在 18 mg／天攝取12週或 45 mg／天攝取服用4週的安全性。蝦紅素是一種基本結構已確定的物質，認為這些試驗中使用的蝦紅素與產品的蝦紅素具有高度等效性。在安全的報導中，以健康的日本人為對象的報導較多，認為日本人攝取時的安全性較高。次要資訊和主要資訊都不是關於蝦紅素引起的健康危害的資訊。此外，關於不良事件的2次資訊中記載的報告與體外（in vitro）和動物試驗報告、記載為臨床無顯著影響的報告或安慰劑相比，在不良事件發生方面存在無顯著差異。沒有需要特別注意的現象。

綜上所述，認為在每日推薦攝取量（4 mg）中服用本品的蝦紅素的安全性較高，不太可能發生可能擴大的健康危害。有報導顯示蝦紅素 45 mg／天4週的安全性，顯示攝取服用10倍劑量的安全性。

■食經驗

·如果包含在食物中大概是安全的。

·如果包含在食物中可能是安全的，在美國，蝦紅素被公認為GRAS（Generally Recognized As Safe，一般公認安全）物質。根據EFSA（European Food Safety Authority；歐洲食品安全局）「3.4 mg／kg體重／天之基準劑量可信下限劑量（BMDL10, benchmark dose lower confidence limit）（在雌性大鼠的致癌性研究中通過肝臟腫大計算）」可以應用一個不確定因子100並將ADI（可接受的每日攝取量）設置為0.034 mg/kg體重（相當於體重60公斤的人每天2.0 mg）。

·食品安全委員會表示「不會設定ADI」。

·根據既存資訊之蝦紅素安全性試驗評估
（以「蝦紅素」、「ASTAXANTHIN」、「雨生紅球藻」進行調查。）

■全般的安全性

· 對於健康的成年人，從雨生紅球藻中萃取的蝦紅素16 mg（8 mg x 2次）／天x 12週，或30 mg／天x 4週，2 mg x 3次／天 8週，攝取使用是安全的。

· 在臨床研究中，從雨生紅球藻中萃取的蝦紅素被反復攝取20 mg／天，持續4週，以6 mg／天的攝取量爲中心，沒有發現不良反應。

· 建議正確口服是安全的。蝦紅素4～40 mg／天可以安全服用長達12週。此外，蝦紅素4 mg／天和其他類胡蘿蔔素、維生素和礦物質的組合可以安全攝取長達12個月。作爲確認上述引用論文的結果，17篇論文使用來自雨生紅球藻的蝦紅素的人體臨床試驗得到了確認，該臨床試驗使用推薦的每日攝取量爲4 mg以上。

8. 9.2 GRN No.580安全性評估概要

在2009年之前發表的15篇臨床試驗中，蝦紅素20～40 mg／天，持續3～4週，高達20 mg／天，持續長達12週，健康個體或年齡相關性黃斑患者每天攝取4 mg。據報導，在攝取2年後，沒有發生與蝦紅素有關的不良事件或副作用。此外，在2009年中以來發表的23篇臨床試驗中，據報導蝦紅素相關的副作用以40 mg／天持續4～8週、16 mg／天持續12週和4 mg／天持續1年攝取沒有發生任何不良事件或副作用。此外，在一項單劑量研究中，據報導，健康受試者攝取高達100 mg時未發生不良事件。這些臨床試驗的結果顯示，蝦紅素4 mg／天長達2年，或20～40 mg／天長達2～3個月，不會引起任何不良事件。

■不良事件報告
<對心血管疾病的影響>

· 關於評估蝦紅素對人類心血管疾病影響的資訊有限。 據報

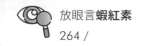
導在實驗動物中顯示出降血壓作用。

<5α-還原酶抑制作用的影響>

-由於有體外試驗報導蝦紅素抑制 5α-還原酶，理論上可能促進皮膚色素沉著和毛髮生長。

-在體外（in vitro）試驗中，蝦紅素顯示出5-α還原酶抑制作用，並抑制睪固酮（Testosterone）轉化為二氫睪固酮／Dihydrotestosterone（DHT, 5α-dihydrotestosterone, 5α-DHT, androstanolone or stanolone）。因此，理論上，可能會出現與5-α還原酶抑制有關的脂質減少、男性乳房發育、皮膚色素沉著、毛髮生長、體重增加、抑鬱等。

-體外（in vitro）試驗顯示蝦紅素具有5-α還原酶抑制作用。理論上，被認為會誘發性慾下降、男性乳房發育、陽痿等。

-體外（in vitro）試驗顯示蝦紅素具有5-α還原酶抑制作用。理論上，可以誘發抑鬱症。

<對血清鈣值的影響>

-在臨床試驗中，據報導蝦紅素可能會降低血清鈣值，但這種作用被認為沒有臨床意義。

<對嗜酸性球的影響>

-在臨床試驗中，蝦紅素的攝取已被證明可以減少嗜酸性球的數量。

<胃腸道疾病>

-在一項調查蝦紅素對功能性消化不良（FD: functional-dyspepsia）療效的臨床試驗中，兩名患者主訴嚴重的上腹痛。

≪懷孕／哺乳期≫

・如果包含在食物中可能是安全的。由於口服補充劑或外用時的安全性沒有足夠可靠的數據，因此最好避免使用。

・避免使用，因為沒足夠可靠的數據證明懷孕和哺乳期間的安全性。

8.9.3 蝦紅素小規模臨床試驗

雖然缺乏長期安全性的證據，但小規模臨床試驗支持長達12週的口服蝦紅素的安全性，這些試驗報告沒有嚴重的安全問題（Choi等，2011a；Choi等，2011b；Res等，2013）。一項試驗在測試蝦紅素治療男性不育症時每天使用40 mg，持續4週，也沒有報告嚴重的安全問題（Comhaire 等，2005）。此外，WebMD沒有列出短期使用的嚴重副作用。沒有關於潛在藥物相互作用的信息，很可能是因為尚未進行詳細的研究。WebMD和Natural Standard都將蝦紅素列為短期使用「可能安全」。基於廣泛的消費，在鮭魚、龍蝦和其他海洋生物中發現的蝦紅素很可能是安全的。

由於缺乏證據，孕婦或哺乳期婦女應避免補充蝦紅素。

在2018年對21名輕度認知障礙患者進行的雙盲隨機對照試驗中，蝦紅素—芝麻素組與安慰劑組之間的不良事件頻率沒有差異。未觀察到與攝取蝦紅素—芝麻素補充劑相關的不良事件。雖然在血液化學和血液學中看到了一些變化，但所有這些變化都很小並且在正常值內。負責醫生確認，數值的變化並不代表安全問題。（伊藤等人，2018年）。

在2018年對54名中年人（45～64歲）進行的另一項雙盲隨機對照試驗中，連續8週補充蝦紅素（8 mg/day）與任何安全性問題無關（Hayashi等人，2018）。一名受試者報告皮疹，另一名受試者出現輕度痤瘡（9次），但兩種不良事件均被判斷為與補充劑「無關」。其他不良事件也被判斷為與補充劑「無關」。血液和尿液測量的任何變化都沒有被認為具有臨床意義。

在2018年的另一項對24名健康志願者進行的雙盲隨機對照試驗中，蝦紅素（6 mg/day）和芝麻素（10 mg/day）的聯合治療4

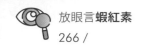

週未導致任何不良反應（Imai等人，2018）。

　　來源和劑量：蝦紅素存在於許多不同類型的海鮮中，包括鮭魚和龍蝦，並且還廣泛用於許多不同的配方中作爲營養補充劑。據估計，6 oz鮭魚含有～3.6 mg蝦紅素。蝦紅素補充劑的臨床試驗通常每天使用大約20 mg，但它們的範圍從每天2 mg到40 mg不等。

8.9.4 甲子園大學營養學部，國立衛生研究院報告第117號（1999）

　　小野敦等，雨生紅球藻色素F344，大鼠13週反復混餌飼養毒性試驗，國立衛生科學研究所健康研究中心

　　將含有規定量的雨生紅球藻色素的粉狀飼料餵給三個雄性組和雌性組中的每一個，並且將不含雨生紅球藻色素的基礎飼料餵給雄性和雌性組中的每一個，持續13週。每天觀察一般情況和有無死亡，每週測量一次體重和攝食量。對攝取開始後13週採集的血液進行血液形態學和血清學檢查，並在解剖檢查器官重量測量後，對照組和最高劑量組進行組織病理學檢查。使用大鼠對雨生紅球藻色素混餌進行了13週的亞慢性毒性試驗，得到以下結果：

　　a.一般狀況在整個試驗期間，在任何組中均未觀察到明顯異常（皮膚、毛髮等）並且對與施用受試物質相關的一般狀況沒有影響。此外，所有動物都存活到試驗結束。

　　b.體重和攝食量在整個試驗期間，雄性和雌性組與對照組之間的體重和食物攝取量沒有顯著差異。此外，試驗期間的平均食物攝取量在雄性和雌性的目標組和受驗物質攝取組之間沒有顯著差異，並且在受試物質攝取組之間沒有顯著差異。一種雨生紅球藻的攝取量藻類色素在很大程度上與受驗物質的劑量步驟相關。

　　c.血液形態學檢查在雄性中，任何項目均未觀察到顯著差異，並且未觀察到由於施用受試物質而引起的變化。在雌性攝取劑量0.25%（雨生紅球藻色素制劑5%）組中，與對照組相比，觀察到MCV（均血球容積）和MCH（平均紅血球色素量）顯著降低，但

與攝取劑量無相關性。

　　d.血清生化檢查在雌性中，在第Ⅱ組中觀察到T-CHO（總膽固醇）和F-CHO（游離膽固醇）顯著增加。特別是，T-CHO的增加與雨生紅球藻色素的劑量相關，在雄性中也觀察到類似的趨勢，但並不顯著。除了這個對於男性，A/G比值（白蛋白／球蛋白比值），CRN（肌酐）和Na（鈉）減少，攝取劑量0.075%（1.5%）組BUN（血尿素氮）減少，攝取劑量0.025%（0.5%）組CRN和Na減少，兩者都不是劑量相關的，而且程度較小。

　　e.器官重量　除了雌性M組的實際心臟重量顯著減少外，與對照組相比，雄性或雌性未觀察到顯著或劑量相關的變化。

　　f.病理組織學檢查　兩性似乎都沒有變化，這似乎取決於雨生紅球藻色素的攝取。此外，病理組織學檢查發現的所有病變均已報告為自發性病變，考慮到程度和頻率，認為這些病變不是由受驗物質的施用誘發引起的。

　　任何攝取組對食物攝餌量和體重增加均無影響，血液形態學和血清生化學檢查、由於在器官重量和病理組織學方面未觀察到與給藥相關的明顯毒性發現，因此認為雨生紅球藻色素對大鼠飲食給藥的毒性極低。

8 9.5 甲子園大學營養學部公報No.25（A），19-25（1997）

　　蝦紅素和β-胡蘿蔔素在1,000g市售粉狀飼料中以400 mg加入過量攝取組，並以80 mg加入適當劑量攝取組。 40隻雄性大鼠分為攝取蝦紅素組和攝取β-胡蘿蔔素組2組，每組又分為過量攝取組和適量攝取組，包括無攝取對照組在內的5組共飼養41天，觀察其生長情況。接下來，蝦紅素和β-胡蘿蔔素適當劑量組和對照組分為三組進行器官重量和血液生化檢查。進一步將25隻雄性大鼠，分為5組Syn-蝦紅素（合成）和Pha-蝦紅素（紅發夫酵母）之過剩攝取組、適量攝取組和無攝取對照組，飼養28天，觀測

生長發育。此外，僅用於雌性飼料中添加200mg Haem-蝦紅素（Haematococcus藻）或β-胡蘿蔔素到1,000g市售固體飼料中。雄性和雌性各15隻大鼠分為攝取蝦紅素組、β-胡蘿蔔素攝取組和對照組，飼養41天，觀察妊娠和分娩情況。

檢討向實驗動物攝取類胡蘿蔔素（蝦紅素和β-胡蘿蔔素）的安全性和生理效果，得出以下結果：

a.蝦紅素或β-胡蘿蔔素過量攝取組和適當劑量攝取組的生長進展程度相同。此外，大鼠的外觀和解剖結果與非攝取對照組幾乎相同。此外，未觀察到該物質的有毒性或有害性。

b.大鼠也可以通過攝取合成蝦紅素或紅法夫（Phaffia rhodozyma）酵母蝦紅素獲得良好的生長和生理機能。在生化學方面，與非攝取對照組無顯著差異，未觀察到不良反應。

c.雨生紅球藻（Haematococcu）產生的蝦紅素攝取組或β-胡蘿蔔素攝取組妊娠分娩率與對照組相同，母鼠均生育，分娩率為100%。三組中每組的產仔數（出生幼仔數）均為52～58隻，沒有太大差異。

<總結> 如上所述，從大鼠的生理生化方面觀察，認為蝦紅素和β-胡蘿蔔素對大鼠沒有特別大的遺傳毒性。

8.9.6 雨生紅球藻萃取物（Bio Astin®）安全性的隨機醫學試驗

Gene A.Spiller, Ph.D., CNS & Antonella Dewell, M.S., R.D. Health Research & Studies Center, Los Altos, CA

以前的研究報告說，蝦紅素是一種比其他類胡蘿蔔素和維生素E更強的抗氧化劑，可能對健康有很多好處。確認人體攝取大量從雨生紅球藻中萃取的蝦紅素時的安全性。雙盲檢法將通過從廣告招募的一般公眾中隨機選擇35名35～69歲的健康成年人進行為期8週的雙盲檢法。所有受試者每餐服用1粒膠囊，每天服用3粒膠囊。19名受試者服用含有6 mg從雨生紅球藻萃取的蝦紅素和紅花子油

（Safflower oil）的膠囊，其餘16名受試者服用僅含有紅花子油的膠囊（安慰劑）。

　　測量項目：血壓、對含有一般代謝（葡萄糖、BUN、肌酐（creatinine、Cr、CRE、CREA）、鈉、鉀、氯、鈣和血球細胞數〔白血球（WBC）、紅血球（RBC）、血紅素（hemoglobin、Hb、血色素）、血球比容；血容比（hematocrit）、MCV、MCH、MCHC、血小板、中性粒細胞、淋巴細胞、單球、嗜酸性粒細胞、嗜鹼性粒細胞〕的血液進行生化測試。在臨床試驗開始時的第4週和第8週進行測量。

　　結果：比較通過測量獲得的每個項目，在接受雨生紅球藻萃取物的組和接受安慰劑（安慰劑）8週的組之間，除了鈣、總蛋白含量和嗜曙紅細胞三項外，血清沒有差異。這三個項目的差異非常小，在醫學上並不重要。

8.9.7 BioAstin® 5%油（含5%蝦紅素）急性毒性試驗 東京藥科大學

以下方法用於使用BioAstin®進行蝦紅素快速毒性試驗。

實際動物：ddY系統6週齡雄性大鼠

方法：BioAstin®5%油為1g/kg（作為蝦紅素為50 mg/kg）、3 g/kg（作為蝦紅素為150 mg/kg）和7 g/kg（作為蝦紅素為350 mg/kg）。使用帶有口服探頭的注射器強制口服給藥。每組使用五隻小鼠。

結論：投與次日觀察結果，各組均正常無死亡。因此，在經口的LD50為350 mg/kg以上

試驗者：東洋酵素化學株式會社

8.9.8 長期（1年）重複混餌餵養BioAstin 之 Wistar大鼠的生理的、生化學的試驗

山口大學 東洋酵素化學株式會社

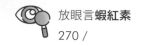
測試者：Sianotech Corporation／美國

目的是試驗長期重複服用大劑量BioAstin的生理生化效應。以45週齡雄性Wistar大鼠爲實驗動物。受試者被分爲對照組（Cont組：n = 10）、蝦紅素0.04%攝取組（Ax0.04 組：n = 8）和蝦紅素0.004%攝取組（Ax0.004 組：n = 10）。將2隻大鼠放入同籠飼養，室溫（24±1）℃，濕度50～60%RH，明暗循環12 h，自由攝食和飲水飼養1年。試驗期間，每天確認一般情況和有無死亡，每週測量一次體重和攝取量。攝取開始一年後，採血解剖，進行以下檢查。

檢查內容：

1.一般情況

2.體重和攝取量

3.血液形態學檢查 白血球數、紅血球數、血紅素濃度（hemoglobin concentration）、血球比容；血容比值（hematocrit）、平均紅血球容積、平均紅血球色素量、平均紅血球色素濃度、血小板數

4.血清生化檢測 總蛋白、白蛋白；蛋白素（Albumin，BCG法）、A/G、AST（GOT）、ALT（GPT）、ALP、γ-GTP、血清澱粉酶、肌酐（creatinine, Cr, CRE, CREA）、尿素氮、血清血糖、TG（中性脂肪），總膽固醇、鈉、鉀、氯、鈣、無機磷、總膽紅素（Bilirubin）

5.臟器重量：腦、胸腺、肺、心臟、脾臟、肝臟、腎上腺、腎臟、睾丸

統計處理：對於待測的兩組數據，通過F-檢定判斷分散是否相等，分散相同的進行「Student's t-test」，分散不等的進行「Student's t-test」，對於不相等的那些，進行「Aspin-Welch t 檢驗」。

結論：

1.一般情況

在整個研究期間，任何組都沒有明顯的（皮膚、頭髮等）異常，並且對與 Bio Astin 給藥相關的一般狀況沒有影響。

2.體重和攝取量

試驗期間大鼠平均體重和平均攝食量的變化，在整個試驗期間和對照組之間的體重和攝取量沒有顯著差異。

3.血液形態學檢查

血液形態學檢查結果見表1。Ax0.04% 組的平均紅血球色素濃度有顯著差異（p＜0.05），但其他項目沒有顯著差異，也沒有因服用BioAstin而發生變化。

表1 血液形態學檢查結果

血液學檢查	單位	控制組 （n=10）	0.004%Ax （n=8）	0.04%Ax （n=10）
白血球數、	千／mm^3	8.0±3.2	6.7±2.8	5.8±1.5
紅血球數	萬／mm^3	758.8±68.4	723.9±86.7	771.7±52.7
血紅素濃度	g／dL	14.5±1.2	14.2±1.5	15.1±0.7
血容比（HCT）	%	40.6±3.2	39.6±4.4	41.5±2.3
平均紅血球容積	fL	53.7±1.2	54.8±2.3	54.1±1.4
平均紅血球色素量	Pg	19.2±0.8	19.6±0.9	19.7±0.7
平均紅血球色素濃度	%	35.6±0.7	35.9±0.8	36.4±0.7
血小板數	萬／mm^3	95.2±8.1	95.1±10.7	102.0±8.8

4.血清生化學的檢查

血清生化學的檢結果見表2。Ax0.04%組中鉀含量有顯著差異（p＜0.01），但其他項目無顯著差異，也沒有因服用BioAstin而發生變化。

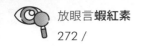
表2 血清生化學檢結果

生化檢測	單位	控制組 （n=10）	0.004%Ax （n=8）	0.04%Ax （n=10）
總蛋白	g/dL	5.5±0.3	5.5±0.3	5.6±0.4
蛋白素：BCG法	g/dL	3.4±0.4	3.2±0.3	3.4±0.3
A/G		1.6±0.4	1.5±0.3	1.6±0.2
AST（GOT）	IU/L	80.0±23.8	76.3±25.5	79.5±50.4
ALT（GPT）	IU/L	56.5±24.1	44.8±20.9	50.5±30.1
ALP	IU/L	430.1±164.5	302.5±90.3	330.4±120.6
γ-GTP	IU/L	1.7±1.1	1.3±0.5	2.6±2.5
血清澱粉酶	IU/L	595.2±132.9	679.5±149.7	685.3±107.4
肌酐	mg/dL	0.4±0.2	0.4±0.1	0.4±0.2
尿素氮	mg/dL	19.6±3.7	20.65±5.0	20.8±8.7
血清血糖	mg/dL	170.7±40.1	176.1±55.6	176.9±46.5
TG（中性脂肪）	mg/dL	188.8±99.8	179.6±130.7	200.6±84.9
總膽固醇	mg/dL	144.1±45.0	165.5±37.6	154.4±27.8
Na/鈉	mEq/dL	142.7±5.2	143.0±2.7	143.5±1.5
K/鉀	mEq/dL	6.4±0.8	5.9±1.0	5.4±0.7
Cl/氯	mEq/dL	104.3±3.9	104.6±2.6	103.3±1.8
Ca/鈣	mg/dL	9.9±0.5	9.7±0.2	9.9±0.3
無機磷	mg/dL	5.8±1.0	5.8±0.7	6.0±0.9
總膽紅素	mg/dL	0.1±0.0	0.1±0.0	0.1±0.0

5.臟器重量

　　與對照組相比，器官重量沒有顯著差異或劑量相關變化，只是Ax0.004%組的脾臟有顯著差異。

　　考察：為了確認長期重複攝取BioAstin的安全性，對Wistar大鼠進行了為期一年的重複飲食攝取研究。在整個試驗期間，沒有觀察到皮膚或頭髮等外部異常，也沒有觀察到對一般情況的影響。與對照組相比，體重或食物攝取量沒有差異。Ax0.004%組和Ax0.04%組的蝦紅素攝取量根據體重和食物量計算，分別對應1.4 mg／天／kg體重和14.1 mg／天／kg體重。Ax0.04%組的平均紅血球色素濃度（p＜0.05）和鉀（p＜0.01）與對照組有顯著差異，0.004%組無顯著差異。BioAstin的推薦量為2～6 mg／天／人作為蝦紅素，Ax0.04%組的攝取量為推薦量的數百倍，因此似乎沒有毒理學意義。此外，Ax0.004%組脾臟器官重量有顯著差異，但Ax0.04%無顯著差異，無攝取相關性。從這些結果可以認為，即使長時間反復攝取BioAstin，也沒有安全問題。

8.9.9蝦紅素「AstaReal Oil 50F」產品安全性的評估

　　蝦紅素是鮭魚、蝦等魚類和貝類中含量豐富的天然紅色素，對日本人來說有著豐富的食用經驗。蝦紅素是與產品機能相關的成分，由從培養的雨生紅球藻中萃取的蝦紅素「AstaReal Oil 50F」（由富士化學工業株式會社製造和銷售）製成。由這種蝦紅素50F製造的與本產品相似的補充產品（每粒填充有3 mg或4 mg蝦紅素的軟膠囊，每天服用2或3粒，不用水咀嚼等連日攝取製品），2000年至今在日本通過郵購和店面櫃台銷售，2007年至2011年5年的銷售量以蝦紅素計約3.7噸。這相當於每份6億份蝦紅素6 mg。這些保健品任何人都可以購買，日本全國從成人到老年人的健康男女都可以服用，不包括未成年人和孕婦，但到目前為止還沒有嚴重健康危害的報導。

　　此外，AstaReal Oil 50F在日本健康和營養食品協會自願安全檢查中獲得認證和註冊，並基於廣泛的科學數據，在以下幾點建立了安全性。在審查和研究論文中指出關於安全。

　　（1）食品安全委員會向厚生勞動大臣和農林水產大臣報告的

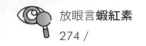
食品健康影響評估報告，在安全性測試結果中沒有發現任何問題，是廣泛存在於自然界，每天作爲食物攝取。據說卽使長期服用也沒有問題，而且沒有必要限制攝取量，因爲它已被用作一種食品添加劑和一種飼料添加劑。

（2）查閱27篇臨床試驗論文，未發現不良事件。

（3）當11名健康成年男性和女性連續4週攝取30 mg蝦紅素（爲該產品每日推薦攝取量的5倍）時，未觀察到有臨床問題的不良事件。

（4）使用用於食品添加劑的細胞和動物的毒性試驗顯示安全性。

（5）關於與藥物的相互作用，已發現在使用藥物代謝酵素的研究中沒有作用。

綜上所述，卽使長期攝取蝦紅素，也被認爲是安全的食品原料。

（6）攝取注意事項

該產品不能通過大量攝取來治癒疾病或改善健康。請遵循推薦的每日攝取量。

如果您有食物過敏，請在決定使用之前檢查成分名稱。

a.關於生產／製造和質量控制的資訊

關於產品的製造，所有工程均在獲得GMP（日本健康・營養食品協會）認證的工廠製造，產品的生產和質量控制在國內GMP的努力下進行。

b.機能性基本資訊

（1）機能性評價方法

提出者對產品負責。

機能是通過使用最終產品的人類試驗（人類作爲試驗）來評估的。

在最終產品研究評論（基於某些規則的系統文獻調查）中評估機能。

機能是在機能成分的相關研究審查中評估的，而不是最終產品。

（2）提交者對產品功能的評價

「標題」關於蝦紅素調節機能相關眼疲勞的改善

「目的」將檢證持續攝取蝦紅素是否有助於眼睛的焦點調節機能，並減少因個人電腦等 VDT（視覺顯示終端）工作而導致未患病者的疲勞感。

「背景」蝦紅素對改善眼部調節機能的作用已有多篇報導，但尚無對其進行綜合評價的報導。因此，研究了攝取蝦紅素是否有助於眼睛的焦點調節機能，並減少因VDT工作引起的疲勞感。

「評論研究的特性」日本健康・營養食品協會的兩位負責人提出了一個研究問題，在一項未患病人群的臨床試驗中，持續攝取蝦紅素比安慰劑組更引人注目。我們設立了一個搜索公式基於「你想幫助電腦的調節機能，減少VDT在個人電腦上工作等引起的疲勞感嗎？」將檢索到的文獻根據納入標準分為採用文獻和排除文獻後，通過評價「論文質量」來判斷研究水平是否在一定水平以上。以與所採用文獻的調節機能相關的眼疲勞改善為結果進行定性研究審查，並由7名學術專家組成的功能評價委員會對證據進行綜合評價。綜合評價，「科學基礎水平綜合評價」、「研究類型、質量、數量」「指導原則」、「一致性指導原則」以從A～E的5階段進行評估。

「主要結果」八份文件被採納作為符合資格標準的證據。持續攝取4 mg～12 mg／天的蝦紅素，與焦點調節機能相關的眼部疲勞感得到顯著改善，顯示因在個人電腦等上進行VDT工作而引起的疲勞感有所減輕。

「科學證據的質量」機能評價委員會的評價結果為「科學基礎水平綜合評價」：A，「估計研究類型、質量、數量」：A，「估計一致性」：A。科學基礎的質量被認為是高的。此外，本研究綜述的局限性在於，所有試驗均使用了富士化學工業株式會社生產的

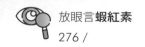
雨生紅球藻來源的蝦紅素，且主要受試者為從事個人電腦等VDT工作的人員。為了更廣泛地驗證蝦紅素對眼睛疲勞的影響，預計未來將使用不同來源和製造方法的蝦紅素進行試驗，以驗證蝦紅素在廣泛受試者中的有效性。

8.10 急性毒性（LD50）

試驗依賴先：財團法人日本食品油脂檢查協會

試驗報告書發行年月日：平成18年3月10日（2006年）

依賴番號：第06100354-001－1號

（1）急性毒性（LD50）

Astaxanthin-20（2000 mg/kg）給禁食的雄性和雌性ddy小鼠（體重雄性30 g，雌性25 g左右，5週齡），溫度（23±2）℃，濕度（50±10）%，食物、水在自由攝取的情況下觀察14天。其結果，沒有觀察到死亡或異常體重異常（與對照組相比較），並且在試驗後進行的解剖檢查中沒有觀察到器官的異常。因此，蝦紅素-20在小鼠體內的LD50值為2,000 mg/kg以上。

（2）提交者對產品安全性的評估

蝦紅素是一種天然的紅色色素，在鮭魚和蝦等海鮮中多豐富，並且對日本人具有豐富的飲食經驗。蝦紅素是涉及蝦紅素瞳孔機能性的成分，由蝦紅素AstaReal Oil 50F（富士化學工業株式會社）製成，蝦紅素是從培養的雨生紅球藻類中萃取的蝦紅素。與這種蝦紅素油50F製成的蝦紅素類似的健康食品之商品膠囊中裝有3 mg或4 mg源自雨生紅球藻類的蝦紅素，每天2或3膠囊（每天6 mg至12 mg）每天攝取而無需咀嚼的產品從2000年到現在。

該產品已通過郵購和非處方藥在日本銷售，並且從2007年到2011年這5年的銷售量約為蝦紅素當量為3.7噸。假設每份蝦紅素9 mg，則相當於4億食份。這些健康食品之商品可供任何人購買，並且不論未成年人和孕婦，不論性別或年齡，均已攝取這些補充產品，但到目前為止，尚未有嚴重的健康危害報告。此外，

AstaReal Oil 50F已通過日本健康與營養食品協會的安全性自主點檢認證並已註冊，並且在廣泛的科學數據基礎上，在安全評論和研究論文中都提到以下幾點中確定了安全性：

1.在食品安全委員會向厚生勞動大臣和農林水產大臣報告的食品健康影響評估報告中，安全性試驗的結果沒有發現問題，它在自然界中廣泛存在，每天作爲食物食用。據指出，即使長時間攝取也沒有問題，並且由於它已被用作食品添加劑和飼料添加劑，因此沒有必要限制攝取量。

（a）檢視27篇臨床試驗論文後未發現不良事件。

（b）在使用食品添加劑的細胞和動物進行的毒性試驗中已經證明了安全性。

（c）關於與藥物的相互作用，已經發現在使用藥物代謝酵素的研究中沒有問題作用。

基於以上所述，即使長期攝取蝦紅素也被認爲是安全的食品原料。

2.對提交者的產品功能進行評估

題目：攝取雨生紅球藻類蝦紅素對調節機能和疲倦的眼睛的影響

目的：探討蝦紅素的調節機能及其對自覺的疲勞眼睛的影響

背景：長期從事VDT＊（visual display terminal視覺顯示終端）作業的人的身心疲勞已成爲一個主要問題，厚生勞動省還制定了《 VDT作業之勞動衛生管理指南》。長時間以來，疲倦的眼睛顯示出很大一部分是VDT作業人員的自覺症狀之一。 儘管有報導稱蝦紅素的攝取可以緩解因VDT作業引起的疲倦的眼睛，但這次通過設置一個對照組（安慰劑組）來驗證了這種效果。

8.11 蝦紅素-20的熱安定性[126]

考察蝦紅素-20的熱安定性的結果，120℃加熱1 h蝦紅素含量下降約10%，但100℃和80℃加熱1 h，含量沒有下降觀察到，發現在正常食品加工溫度下是安定的。

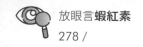
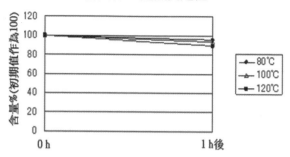

蝦紅素-20之熱安定性

蝦紅素-LS1的pH安定性

　　將蝦紅素-LS1溶於水至1.2%濃度，調節pH值，室溫避光保存1天1週後測定蝦紅素含量。蝦紅素被證實在從酸性到鹼性的廣泛pH範圍內是安定的。

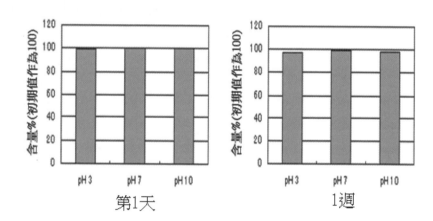

第1天　　　　　　　　　1週

蝦紅素-P1的安定性（與其他公司產品比較）

對熱、氧和光之安定性

　　比較了Oryza Yuka Co., Ltd. 生產的「astaxanthin-P1」和另一家公司的產品A在熱、氧和光（均為蝦紅素含量為1% 的粉末產品）方面的安定性。當每種粉末在常溫、100°C、120°C下保存1小時（不遮光、敞開）且含量減少時，如下圖所示，100°C和120°C下含量減少約10%。然而，當這種粉末在室溫下（不遮光、敞開）連續放置2週時，「蝦紅素-P1」的含量在室溫、100°C和120°C這三種條件下的減少量均停止在10%。

　　A公司產品在常溫下（不遮光、敞開）放置2週後，在常溫、100℃、120℃下蝦紅素含量下降約30%。根據以上結果，「蝦紅素-P1」被認爲是一種對熱、氧和光具有優異安定性的粉末。

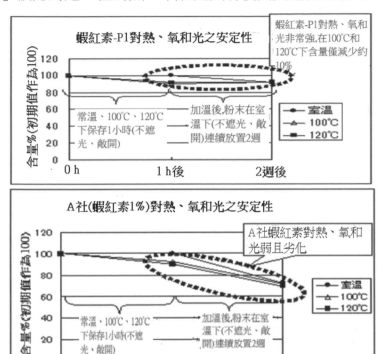

　　比較了「蝦紅素-P1」和另一家公司的產品A的濕度安定性（40℃，濕度75%RH，2週）如下圖所示。保存2週後的「蝦紅素-P1」的含量減少了約15%，但粉末的性質沒有變化。另一方面，A公司的產品變成褐色，粉末固化，性能明顯變差。此外，蝦紅素的含量由於性能變差而無法測量。

　　從以上結果可以確認，「蝦紅素-P1」是卽使在高濕度下也明顯優於A公司產品的粉末，儘管蝦紅素含量略有降低。

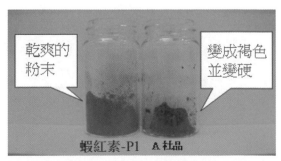

粉末產品在40℃和75%RH儲存2週的狀態

9章　文獻摘要

　　蝦紅素的醫學研究機構正在快速接近臨界值，可用於多種應用。特別是在過去的10年中，全世界研究人員和大學進行的研究數量不斷增加。對蝦紅素進行新研究，將有關蝦紅素對眼睛健康的益處的精選論文摘要。由於現有大量文獻，因此無法進行全面研究。但是，通過這些摘要，可讓讀者將獲得蝦紅素在人體營養中潛在應用的實用知識。

1.口服蝦紅素後視覺功能的變化

Changes in visual function following peroral astaxanthin
Japanese Journal of Clinical Ophthalmology VOL.58；NO.6；PAGE. 1051-1054（2004）

　　評估了蝦紅素對49位健康志願者的49隻眼睛的視覺功能的影響。受試者超過40歲，分爲年齡和性別匹配的4組。每組每天口服攝取一次蝦紅素。每組的劑量分別爲0 mg、2 mg、4 mg或12 mg。連續28天攝取蝦紅素後，接受4 mg或12 mg治療組的未矯正遠視力明顯改善。接受4 mg或12 mg治療組的調節時間明顯縮短，但屈光、閃爍融合頻率或瞳孔反射沒有變化。

2.蝦紅素對調節和弱視的補充作用

The supplementation effect of Astaxanthin on Accommodation and Asthenopia，Journal of Clinical Therapeutics & Medicines VOL. 22；NO.1；PAGE.41-54（2006）

　　這項雙盲隨機安慰劑對照研究檢討雨生紅球藻的蝦紅素來源的蝦紅素，對視覺顯示終端（VDT）誘發的視覺疲勞患者的補充作用。將受試者分爲兩組：6 mg蝦紅素治療組和安慰劑組。此外，同時評估了蝦紅素攝取的安全性。補充4週後，評估各組的視覺調節性，並設計自覺問卷以評估視覺弱視（眼疲勞）。檢討蝦紅素治

療組的25名受試者和安慰劑組的23名受試者的眼疲勞。爲了安全性評估，分析了31名接受治療的受試者和28名安慰劑受試者。報告以下觀察結果：

1）在蝦紅素治療組中，與安慰劑組相比，補充之前和之後的調節性變化明顯改善。

2）補充蝦紅素的組與安慰劑組相比，在調節性方面有顯著變化。

3）評估視疲勞的自覺調查表顯示，「頭部沉重」聲稱明顯減少。疲勞症狀的其他典型改善包括「視力下降」與「肩膀和背部僵」。

4）補充4週後，在安全性分析和不良事件方面，治療組與安慰劑組之間未發現顯著差異。

　　這些結果顯示，每天從雨生紅球藻類萃取之蝦紅素6 mg可以改善眼睛疲勞。此外，健康成年人可以安全地食用蝦紅素。

3.蝦紅素的調節作用及其對眼睛疲勞的作用—健康成人效果確認試驗—

アスタキサンチンの調節機能および疲れ眼に及ぼす影響-健常成人を対象とした効果確認試験-／Effect of Astaxanthin on Accommodation and Asthenopia-Efficacy-Identification Study in Healthy Volunteers, Journal of Clinical Therapeutics & Medicines VOL.21；NO.6；PAGE.637-650（2005）

　　進行了一項雙盲研究，以確認雨生紅球藻蝦紅素對調節和眼疲勞的功效及其安全性。比較兩組受試者，其中一組給予0 mg蝦紅素（作爲對照組），另一組給予6 mg蝦紅素（AX組）。受試者是抱怨眼疲勞的健康志願者。每組20人，測試食物在4週內服用。在給藥前後測量自覺的（subjective）調節力，正調節時間和負調節時間，以客觀地評估弱視程度。另外，使用視覺類比評分法（Visual Analogue Scale, VAS）VAS評估志願者的自覺視疲勞程度。通過在給藥前和給藥後之間實驗室測試值的變化以及醫生的問卷來評估安全性。

1）AX組的自覺的調節力（變化率）顯著高於對照組。

2）與對照組相比，AX組的正負調節時間（變化率）明顯更高。

3）在AX組中，通過VAS測量的自覺視疲勞度顯示出與對照組相比在「眼花繚亂的感覺「和「刺激傾向「兩個參數上的顯著改善。

4）沒有發現有臨床爭議的實驗室測試的變化，也沒有發現暗示與測試食品有因果關係的不良事件。

總之，每天服用6 mg（每天2粒膠囊；3 mg／膠囊）的雨生紅球藻蝦紅素可以改善弱視的調節力和自覺症狀。此外，蝦紅素已證實是完全安全的。

4.蝦紅素是一種飲食類胡蘿蔔素，可在體外和在小鼠體內保護視網膜細胞免受氧化應激

Astaxanthin, a dietary carotenoid, protects retinal cells against oxidative stress in-vitro and in mice in-vivo.
J Pharm Pharmacol. 2008 Oct；60（10）：1365-74

研究了蝦紅素是否在體內和體外對視網膜神經節細胞發揮神經保護作用。體外，通過24 hr過氧化氫（H_2O_2）暴露或血清剝奪誘導視網膜損傷，並使用WST（生物檢測試劑，water soluble tetrazolium salt, WST）測定法測量細胞活力。在培養的視網膜神經節細胞（RGC-5，一種用E1A病毒轉化的大鼠神經節細胞系）中，蝦紅素抑制H_2O_2或血清損傷（serum deprivation）誘導的神經毒性，並減少各種活性氧（ROS）誘導的細胞內氧化。此外，蝦紅素減少了RGC-5中血清缺乏引起的自由基產生。在體內小鼠中，蝦紅素（100 mg/ kg，口服4次）減輕了玻璃體內注射甲基天門冬酸（N-methyl-D-aspartate, NMDA）引起的視網膜損傷（視網膜神經節細胞和內叢狀層厚度的減少）。此外，蝦紅素降低了4-羥基-2-壬烯醛（4-HNE，4-hydroxy-2- nonenal）修飾的蛋白（脂質過氧化／lipid peroxidation的指標）和8-羥基-脫氧鳥苷

（8-hydroxydeoxyguanosine, 8-OHdG；氧化性DNA損傷的指標）的表達。這些發現顯示蝦紅素在體外和體內對視網膜損傷具有神經保護作用，其保護作用可能部分是通過其抗氧化作用介導的。

5.用抗炎性類胡蘿蔔素蝦紅素抑制脈絡膜新生血管

Inhibition of choroidal neovascularization with an antiinflammatory carotenoid astaxanthin.
Invest Ophthalmol Vis Sci. 2008 Apr；49（4）：1679-85

蝦紅素是一種在海洋動物和蔬菜中發現之類胡蘿蔔素。研究蝦紅素對具有潛在細胞和分子機制的實驗性脈絡膜新血管形成（choroidal neovascularization，CNV）發展的影響。

方法：採用雷射光凝法（Laser photocoagulation）誘導C57BL/6J小鼠CNV。在光凝之前，每大通過腹膜內注射蝦紅素（AST）對小鼠進行3天的預處理，並且每天持續進行治療直至研究結束。雷射損傷後1週通過體積測量分析CNV反應。IkappaB-α，細胞間粘附分子（ICAM）-1，單核細胞趨化蛋白（MCP）-1，白介素（IL）-6，血管內皮生長因子（VEGF），VEGF受體（VEGFR）—的視網膜色素上皮—脈絡膜水平，通過Western印跡或ELISA檢查VEGFR-2。將AST應用於毛細血管內皮（b-End3）細胞，巨噬細胞和RPE細胞，以分析NF-κB的活化和炎性分子的表達。

結果：與媒介物治療的動物相比，AST治療顯著抑制了CNV體積指數。AST治療可顯著抑制巨噬細胞向CNV的浸潤以及炎症相關分子（包括VEGF、IL-6、ICAM-1、MCP-1、VEGFR-1和VEGFR-2）的體內和體外表達。重要的是，AST抑制了NF-κB途徑的激活，包括IkappaB-α降解和p65核易位。

結論：AST治療以及包括NF-κB活化，隨後的炎症分子上調和巨噬細胞浸潤在內的炎症過程導致了CNV發育的明顯抑制。本研究提示補充AST作為抑制與AMD相關的CNV的治療策略的可能性。

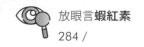
6.生活習慣疾病和抗衰老眼科：抑制腎激素─血管收縮素系統和炎症來抑制視網膜和脈絡膜病變

Lifestyle-related diseases and anti-aging ophthalmology： suppression of retinal and choroidal pathologies by inhibiting renin-angiotensin system and inflammation

生活習慣病と抗加齢眼科学 レニン-アンジオテンシン系と炎症制御による網脈絡膜病態の是正

Nippon Ganka Gakkai Zasshi. 2009 Mar；113（3）：403-22

　　生活習慣疾病會在包括大腦、心臟、腎臟和眼睛在內的主要器官中引起宏觀和微觀血管病變，因此會縮短壽命。最近顯示，腎激素-血管收縮素系統（RAS）有助於由生活方式相關疾病引起的加速衰老，從早期的內臟肥胖到晚發的器官損傷。威脅視力的糖尿病性視網膜病和與年齡有關的黃斑變性（AMD），與與生活習慣疾病有關，是其發展的危險因素，分別在晚期發展爲視網膜和脈絡膜新血管形成（CNV）。

　　已經發現，在糖尿病性視網膜病變和CNV的發病機理中，組織RAS被激活，導致血管收縮素1型受體（AT1-R）介導的炎症相關分子的表達包括血管內皮生長因子（VEGF），細胞間粘附分子（ICAM）-1和單核細胞趨化蛋白（MCP）-1。糖尿病性視網膜病中的神經元功能障礙也被證明是由AT1-R介導的突觸蛋白降解引起的。

　　此外，首次揭示了在眼睛中表達了腎素前體（prorenin）受體，儘管直到最近才認爲腎素前體只是腎素的無活性前體。腎上腺素原與受體結合，引起其細胞內信號傳導和組織RAS雙重活化的受體上，這種致病機制被稱爲受體相關的腎上腺素原系統（RAPS）。已經證明了RAPS通過（親）腎素受體和AT1-R的信號轉導對CNV的發病機理以及VEGF和MCP-1的雙重調節的貢獻。接下來，報告食物因子補充劑作爲預防由RAS引起的炎症和血管生成分子驅動的視網膜和脈絡膜病理的治療策略的潛在有效性。

　　檢討功能性食品因素包括黃綠色蔬菜中的葉黃素，從魚油中純化的omega-3多不飽和脂肪酸二十碳五烯酸以及從鮭魚和蝦中萃

取的紅色蝦紅素。最近發現，這些食物因子通過抑制包括VEGF，ICAM-1和MCP-1在內的炎症分子的表達來預防眼內血管生成和炎症。AMD和糖尿病性視網膜病的預防藥物，兩者都具有與生活方式習慣疾病，是系統性的背景，已引起越來越多的關注。在本綜述中，我們為視網膜和脈絡膜病變的早期干預提供了生物學上的RAS抑制和食物因子補充的生物學證據，作為「抗衰老眼科」方法。

7.蝦紅素與亞硒酸鹽相互作用並減輕亞硒酸鹽誘導的白內障發生

Astaxanthin Interacts with Selenite and Attenuates Selenite-Induced Cataractogenesis，Chem. Res. Toxicol.，2009 Mar 16；22（3）：518-525

　　亞硒酸鹽（Selenite）是最常見的有毒形式的硒（selenium），過量服用可誘發大鼠白內障。這項研究顯示，使用等溫滴定量熱法（isothermal titration calorimetry，ITC）和NMR測定，亞硒酸鹽（而非硒酸鹽，selenate）會與類胡蘿蔔素蝦紅素（ASTX）相互作用。隨著亞硒酸鹽濃度的增加，ASTX的最大吸收降低，顯示亞硒酸鹽改變了ASTX的共軛體系。ASTX（0～12.5μM）在體外對亞硒酸鹽誘導的濁度的減弱也支持了ASTX與亞硒酸鹽之間的這種相互作用。體內實驗還顯示，ASTX減弱了大鼠亞硒酸鹽誘導的白內障發生。總而言之，這是ASTX與亞硒酸鹽直接相互作用的第一份報告。這種相互作用得到體外測定的支持，並且可能部分歸因於ASTX在體內針對亞硒酸鹽誘導的白內障發生的保護作用。

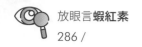
8.與年齡相關性黃斑病變中的類胡蘿蔔素和抗氧化劑 意大利研究中：
　1年後進行多焦點視網膜電圖檢查

Carotenoids and antioxidants in age-related maculopathy italian study：
multifocal electroretinogram modifications after 1 year
Ophthalmology. 2008 Feb；115（2）：324-333.e2. Epub 2007 Aug 22

　　目的：評估短期類胡蘿蔔素和抗氧化劑補充對非晚期年齡相關性黃斑變性（AMD）視網膜功能的影響。

　　設計：隨機對照試驗。參與者：27例非晚期AMD且視力大於或等於0.2分辨最小角對數的患者，隨機分為2個年齡相似的組：15例患者口服維生素C（180 mg），維生素E（30 mg），鋅（22.5 mg），銅（1 mg），葉黃素（lutein，10 mg），玉米黃質（zeaxanthin，1 mg）和蝦紅素（4 mg）（AZYR SIFI，Catania，Italy）連續12個月（已治療AMD [T-AMD]組；平均年齡69.4 ± 4.31歲；15眼）；同期沒有飲食補充的12例患者（未經治療的AMD [NT-AMD]組；平均年齡69.7 ± 6.23歲；12眼）。以此基線（baseline）將它們與15個年齡相似的健康對照進行比較。

　　方法：在預處理（基線）條件下以及在非晚期AMD患者中，在6個月和12個月後評估了對出現在視野中央20度呈現的61 M刺激之響應的多焦點視網膜電圖。

　　主要觀察指標：從中央窩（fovea）和中周邊（mid-periphery）之間的5個視網膜偏心距（eccentricity）區域測量一階二元核（first-order binary kernels）的N1-P1分量的多焦視網膜電圖（Multifocal electroretinogram）響應幅度密度（RAD, nanovolt/deg^2）：0度至2.5度（R1）、2.5度至5度（R2）、5度至10度（R3）、10度至15度（R4）和15度至20度（R5）。

　　結果：在基線時，觀察到與健康對照相比，T-AMD和NT-AMD患者R1和R2的N1-P1 RAD顯著降低（單向方差分析P<0.01）。在T-AMD和NT-AMD中觀察到的R3-R5的 N1-P1 RAD與對照組沒有顯著差異（P>0.05）。在基線時，T-AMD和NT-AMD在R1-R5的N1- P1 RAD 中沒有觀察到顯著差異

（P>0.05）。在治療6個月和12個月後，T-AMD眼睛顯示R1和R2的N1-P1 RADs高度顯著增加（P< 0.01），而在R3-R5的N1-P1 RAD中未觀察到顯著（P>0.05）變化。在NT-AMD眼中R1-R5的N1-P1 RADs中未發現顯著（P> 0.05）變化。

結論：在非晚期AMD眼中，通過補充類胡蘿蔔素和抗氧化劑可以改善中央視網膜的選擇性功能障礙（0度-5度）。在更外圍（5度-20度）的視網膜區域中沒有功能性變化。

備註：單向方差分析的目標是求出這些組平均數之間的變化是否也是偶然的原因。單向方差分析是一種方式分組的方差分析，單因子析因試驗數據的統計分析。

9.葉黃素、玉米黃質和蝦紅素可防止活性氮引起的SK-N-SH人神經母細胞瘤細胞的DNA損傷

Lutein, zeaxanthin and astaxanthin protect against DNA damage in SK-N-SH human neuroblastoma cells induced by reactive nitrogen species
J Photochem Photobiol B. 2007 Jul 27；88（1）：1-10

這項研究的目的是評估人視網膜黃斑色素的主要類胡蘿蔔素（葉黃素／lutein、玉米黃質／zeaxanthin和蝦紅素）保護SK-N-SH人神經母細胞瘤細胞（neuroblastoma cells）免受不同RNOS供體誘導的DNA損傷的能力。儘管蝦紅素從未從人眼中分離出來，但由於結構與葉黃素和玉米黃素非常接近，並且可以提供紫外線保護，因此被包括在這項研究中。DNA損傷由GSNO-MEE，一氧化氮供體（nitric oxide donor），$Na_2N_2O_3$（Sodium hyponitrate），硝酰基陰離子供體（nitroxyl anion donor）及SIN-1過氧亞硝酸鹽生成劑（peroxynitrite-generating agent）誘導。

使用彗星測定法（comet assay）評估DNA損傷，彗星測定法是一種快速靈敏的單細胞凝膠電泳技術（single cell gel electrophoresis technique），能夠檢測單個細胞中的原發性DNA損傷。尾矩參數（tail moment parameter）用作DNA損傷的指

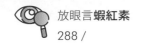
標。在所有與RNOS供體一起孵育的樣品中，尾矩值均增加，顯示DNA受損。獲得的數據顯示玉米黃質、葉黃素和蝦紅素減少DNA損傷的能力取決於RNOS供體的類型和所用類胡蘿蔔素的濃度。

當細胞暴露於GSNO-MEE時，所有研究的類胡蘿蔔素都能防止神經母細胞瘤細胞中的DNA損傷。然而，當使用其他兩個RNOS供體時，出現了不同的行為。僅存在類胡蘿蔔素（無RNOS供體）不會導致DNA損傷。分光光度（Spectrophotometric）研究顯示，測試的類胡蘿蔔素與RNOS反應的順序並不總是與DNA保護結果一致。這項研究的數據提供了有關人類視網膜黃斑色素類胡蘿蔔素活性的更多資訊。

備註：

1）**彗星實驗（comet assay）**，又稱作單細胞凝膠電泳實驗或彗星電泳法（Single Cell Gel Electrophoresis assay, SCGE）是一種在單個真核細胞水平上檢測DNA損傷的實驗技術。

單細胞凝膠電泳（SCGE）又稱慧星試驗（Comet Assay）是一項較新的電泳方法，是一種快速、靈敏、簡便的檢驗DNA損傷的方法，廣泛的應用於DNA放射損傷，DNA交聯的檢測，藥物的遺傳毒性評估，細胞凋零鑑定等工作。

2）**矩類指標：**「尾矩」（tail moment, TM）定義為尾部DNA占總DNA的百分比與頭尾部中心間距的乘積。定義尾矩TM時將「慧星」尾部當作一個整體考慮，將頭部中心間距當作損傷DNA的平均遷移距離。事實上尾部DNA由不同DNA片段組成，不同片段遷移距離不同，及尾部DNA的分佈並不均勻。

3）S-nitrosoglutathione monoethyl ester（*GSNO-MEE*）S-亞硝基穀胱甘肽（S-Nitrosoglutathione, GSNO）是穀胱甘肽（glutathione）的 S-亞硝化衍生物（S-nitrosated derivative），被認為是一氧化氮（NO）下游信號傳導作用的關鍵介質（critical mediato）r。GSNO 也被認為是各種疾病狀態的促成因素（contributor）。

4）活性氮氧化物（Reactive Nitrogen Oxide Species, RNOS）

氮氧化物包含一整群由氮與氧構成的化合物。其中主要焦點包括一氧化氮（NO）與二氧化氮 （NO2），兩者被分類為NOx。一氧化氮（NO）是一種具生物活性的無色物質，在人體中有傳遞生物訊息的作用，由於會使血管擴張，因此廣泛用於心臟診療、心臟手術、以及治療新生兒的肺循環高血壓上。

10.蝦紅素可防止氧化應激和鈣誘導的豬水晶體蛋白降解

Astaxanthin protects against oxidative stress and calcium-induced porcine lens protein degradation, J Agric Food Chem. 2006 Mar 22；54（6）：2418-23

蝦紅素（ASTX）是一種具有有效抗氧化性能的類胡蘿蔔素，天然存在於各種植物，藻類和海鮮中。在這項研究中，研究了ASTX在體外保護豬水晶體（porcine lens）免受鐵介導的羥基自由基或鈣離子激活的蛋白酶（calcium ionactivated protease）（鈣蛋白酶calpain）氧化損傷的能力，以及可能的潛在生化機制。在含有0.2 mM Fe^{2+}和2 mM H_2O_2的芬頓（Fenton）反應溶液的存在下，ASTX（1 mM）能夠保護水晶體免受色氨酸熒光（tryptophan fluorescence）變化的氧化。

十二烷基硫酸鈉（Sodium dodecyl sulfate）—聚丙烯酰胺凝膠電泳（polyacrylamide gel electrophoresis analysis）分析顯示，在這些自由基暴露條件下，β（高）-水晶體蛋白（beta (high) -crystallin）是最脆弱的蛋白質。由鈣離子激活的鈣蛋白酶誘導的水晶體蛋白水解也受到ASTX（0.03-1 mM）的抑制，這是通過連續5天每天測量405 nm處的光散射強度（light-scattering intensity）來確定的。1 mM的ASTX與0.1 mM鈣蛋白酶抑制劑E64的濃度一樣有效，可保護豬水晶體蛋白的氧化損傷／水解。在抑制鈣誘導的水晶體蛋白濁度方面，在1 mM的濃度下，ASTX比內源性抗氧化劑穀胱甘肽（antioxidant glutathione）具有更好的保護作用。薄層色譜分析（Thin-layer chromatography analysis）顯示，ASTX與鈣離子相互作用形成複合物，認爲這會干擾鈣激活的鈣蛋白酶（calpain）對水晶體蛋白（lens crystallins）的水解作用。這項體外研究顯示，ASTX能夠保護豬水晶體蛋白免受氧化損傷和鈣誘導的鈣蛋白酶的降解。

備註：

1）芬頓（Fenton）反應，是一種無機化學反應，過程是過氧化氫（H_2O_2）與二價鐵離子Fe^{2+}的混合溶液將很多已知的有機化合物如羧酸、醇、酯類氧化爲無機態。

2）鈣蛋白酶（calpains）是由一群受到鈣離子調控的半胱胺酸蛋白酶（cysteine proteases）所組成，能夠藉由去切割特定的受質而調控一些生理過程，例如：細胞分化、生長以及細胞死亡。

11.蝦紅素通過抑制NF-κB信號通路對大鼠內毒素誘發的葡萄膜炎的抑制作用

Suppressive effects of astaxanthin against rat endotoxin-induced uveitis by inhibiting the NF-kappaB signaling pathway

Exp Eye Res. 2006 Feb；82（2）：275-81. Epub 2005 Aug 26

研究了蝦紅素（類胡蘿蔔素）對內毒素性葡萄膜炎（EIU）的影響，並在疾病過程中測量了存在或不存在AST時炎性細胞激素（cytokines）和化學激活素（chemokines）的表達。腳墊注射脂多醣（lipopolysaccharide, LPS）在雄性Lewis大鼠中誘發EIU。將動物隨機分爲12組，每組8隻動物。接種後立即靜脈注射AST（1、10或100 mg/kg）。在LPS接種後6 h、12 h和24 h收集房水，併計數前房中的浸潤細胞數。

此外，測定了蛋白質，一氧化氮（nitric oxide, NO），腫瘤壞死因子-α（tumour necrosis factor, TNF-alpha）和前列腺素E2（PGE2, prostaglandin）的濃度。爲了評估AST對NF-κB活化的影響，進行抗激活的NF-κB的單株抗體（monoclonal antibody）進行免疫組織化學染色（Immunohistochemical staining）。注射AST的大鼠前房的滲透（infiltration）細胞數量顯著減少。此外，房水中蛋白質、NO、TNF-α和PGE2的濃度顯著降低。此外，注射AST甚至可以抑制EIU的早期階段。在LPS注射後3小時，接受10或100 mg/kg之AST處理的虹膜睫狀體中，活化的NF-κB陽性細胞數量較少。結果顯示AST可通過調降（downregulating）促炎因子（proinflammatory factors）並抑制NF-κB依賴性信號傳導通路來減輕EIU眼的眼部炎症。

備註：

1）細胞激素（cytokine，又稱細胞因子、細胞素、細胞介素），是一組蛋白質及多肽，在生物中用作信號蛋白。這些類似激素或神經遞質的蛋白用作細胞間溝通的信號。

2）化學激素（chemokines）也稱趨化激素、趨化素或趨化因數，是由細胞分泌的信號傳送蛋白，屬於小型細胞因數家族成員，因具有誘導附近應答細胞定向趨化的能力而得名。

12. 葉黃素和α-生育酚可減少人水晶體上皮細胞中UVB誘導的脂質過氧化和應激信號傳遞

Xanthophylls and alpha-tocopherol decrease UVB-induced lipid peroxidation and stress signaling in human lens epithelial cells
J Nutr. 2004 Dec；134（12）：3225-32

流行病學（Epidemiological）研究顯示，食用富含葉黃素葉黃素（LUT）和玉米黃質（ZEA）的蔬菜可降低發生與年齡有關的白內障的風險，而白內障是導致視力喪失的主要原因。儘管LUT和ZEA是水晶體中僅有的飲食類胡蘿蔔素，但尚無直接證據顯示它們在該器官中具有光保護作用。本研究葉黃素和α-生育酚

（alpha-tocopherol,α-TC）對紫外線B（UVB）照射後人水晶體
上皮（human lens epithelial，HLE）細胞中脂質過氧化（lipid
peroxidation）和有絲分裂原活化應激信號通路（mitogen-
activated stress signaling pathways）的影響。

　　當與LUT，ZEA，蝦紅素（AST）和α-TC一起作爲甲基-β-環
糊精複合物（methyl-beta-cyclodextrin complexes）存在時，
HLE細胞以濃度和時間依賴性方式積累親脂性（lipophiles），其
LUT的攝取超過ZEA和AST。與UVB處理的對照HLE細胞相比，
在暴露於300 J/m^{2}之UVB輻射之前，用2 micromol/L葉黃素或
10 micromol/L α-TC預處理培養物4 h可使脂質過氧化作用降低
47%～57%。

　　用葉黃素和α-TC預處理還分別抑制了UVB誘導的c-JUN NH$_2$-
末端激酶（JNK）和p38的激活50%～60%和25%～32%。含有2.3
nmolα-TC／ mg蛋白的細胞需要大量抑制UVB誘導的JNK，p38
活化才能顯著降低UVB誘導的應激信號傳導。這些數據顯示，葉
黃素（xanthophylls）在保護人水晶體上皮細胞免受UVB侵害方
面比α-TC更有效。

　　備註：JNK，（c-Jun氨基末端激酶，c-Jun N-terminal
kinase）又稱爲應激活化蛋白激酶（stress-activated protein
kinase, SAPK），是哺乳類細胞中MAPK（mitogen-activated
protein kinase，絲裂原活化蛋白激酶）信號通路的另一亞類。
JNK信號轉導通路是MAPK通路的一重要分支，在細胞週期、生
殖、凋亡和細胞應激等多種生理和病理過程中起重要作用。

13.大西洋鮭中白內障的形成，幼鮭相對於飲食中的親和抗氧化劑及脂質水平

Cataract formation in Atlantic salmon, Salmo salar L., smolt relative to dietary pro- and antioxidants and lipid level
National Institute of Nutrition and Seafood Research, Bergen, Norway.

在16組食用不同前氧化劑（鐵、銅、錳）和抗氧化劑（維生素E、維生素C、蝦紅素）和脂質含量不同的日糧中研究了大西洋鮭Salmo salar L.的白內障的發展，歷時23週。在海水中，使用2（7-3）縮減因子設計。這七個飲食變量在低水平（需求水平和150 g脂質／kg）和高水平（已知毒性水平和320 g脂質／kg以下）的系統變化。

觀察到平均終點白內障發生率約為36%。高維生素C和蝦紅素的飲食水平降低了白內障發生率，而高血脂，鐵和錳的飲食則與白內障發生率升高相關。考慮到魚類特定器官的營養狀況，只有抗壞血酸（ascorbic acid）的狀況與白內障發展呈負相關（P<0.05）。水晶體麩甘肽（glutathione, GSH）的狀態與白內障發生率無關，也無飲食變量的統計學解釋。但是，研究顯示，在飲食中添加抗氧化劑的營養可以顯著保護大西洋鮭魚免受白內障的侵害。在第14週觀察到的可逆滲透性白內障發生率與血漿葡萄糖濃度（plasma glucose concentration）呈正相關。

備註：麩胱甘肽（Glutathione），是一種具有活性SH基之Tripeptide，其由Glutamic Acid、Cysteine及Glycine 所組成，被認為也存在於生體組織和血液中。麩胱甘肽以兩種型態存在於人體，一是還原型態、另一是氧化型態。菠菜含有麩胱甘肽。

14.蝦紅素對調節機能恢復的影響

Effects of Astaxanthin on Accommodative Recovery
アスタキサンチンが調節機能の回復におよぼす影響
Journal of Clinical Therapeutics & Medicines,VOL.21；NO.4；P.431-436（2005）

研究蝦紅素對VDT（可視顯示終端）工作後的休息所產生的調節機能恢復的影響。10名健康志願者進入研究，除了一名受試者在研究期間發生了過敏性結膜炎，他們中有9名通過客觀屈光度，HFC（調節性微波動的高頻分量）和調節機能值進行了評估（9只主控眼）反應。因此，與工作後不久相比，其餘時間後蝦紅

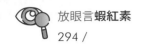

素的攝取顯著抑制了HFC的增加。因此，蝦紅素被建議在調節疲勞的恢復過程中對調節機能產生影響，以迅速緩解疲勞。

15.蝦紅素對視覺顯示終端工人的調節力，臨界閃爍融合和圖案視覺誘發電位的影響

Effects of astaxanthin on accommodation, critical flicker fusion, and pattern visual evoked potential in visual display terminal workers

視覺表示端末（VDT）作業者の調節力，臨界フリッカー値，及びパターン視覺誘發電位に及ぼすアスタキサンチンの影響

Journal of Traditional Medicines VOL.19；NO.5；PAGE.170-173（2002）

　　據報導，在視覺顯示終端上長時間工作會引起各種視覺問題，例如眼疲勞，模糊和複視（一種視力障礙，由於眼睛肌肉的不均等作用，只能看到一個物體的兩個圖像，也稱為複視）。在日本進行的一項雙盲研究中，每天補充四次每天補充5 mg蝦紅素（從雨生紅球藻藻粉中萃取）的眼疲勞受試者減少了46%，視覺顯示終端受試者的調節幅度更高。儘管其作用機理尚不清楚，但蝦紅素的有效抗氧化劑特性可能會緩解視覺顯示終端使用的長期壓力，這可能會導致睫狀體功能減退，從而導致調節性下降。

　　評估蝦紅素（一種紅色類胡蘿蔔素）對視覺顯示終端（VDT）作業者的調節（accommodation），臨界閃爍融合（critical flicker fusion, CFF）和模式視覺誘發電位（pattern visual evoked potential, PVEP）的影響。作為對照有13名非VDT作業者未獲得補充（A組）。26名VDT作業者被隨機分為2組：B組由13名接受口服蝦紅素5 mg／天，持續4週的受試者組成；C組由13名接受口服安慰劑（無蝦紅素）5 mg／天，持續4週的受試者組成。3組之間的年齡沒有顯著差異。

　　結果：在B組和C組中設計了一個雙盲研究（double-masked study）。A組中的調節幅度為3.7 ± 1.5屈光度（diopters）。補充前，B組和C組的調節幅度（2.3 ± 1.4和2.2 ± 1.0屈光度）顯著（$p<0.05$）比A組低。A組調節力和中心閃爍值明顯高於B組和C

組。蝦紅素處理後的B組比補充前顯著（p <0.01）大，而安慰劑補充後C組的調節幅度（2.3±1.1屈光度）未改變。

A組PVEP中P100的CFF，幅度和潛伏期分別為45.0±0.4 Hz，6.5±1.8 μV和101.3±6.5 msec。補充前，B和C組的CFF明顯低於A組（p <0.05）。在補充後，B和C組的CCFs不變。補充前，B組和C組PVEP中P100的振幅（Amplitudes）和潛伏期（latencies）與A組相似，並且在補充後沒有變化。但圖案視覺誘發電位測試結果與B組和C組無顯著差異。在B組中，觀察到蝦紅素給藥前後調節能力顯著提高（p <0.01）。然而，中心閃爍值和圖案視覺誘發電位沒有變化。在C組中，給藥前後調節力、中心閃爍值或圖案視覺誘發電位沒有變化。本研究發現顯示，在VDT作業者中補充蝦紅素後，調節幅度（accommodation amplitude）有所提高。口服蝦紅素被認為可有效改善VDT作業者的調節。

16.蝦紅素對健康志願者調節性和視疲勞的影響

Effects of Astaxanthin on Accommodation and Asthenopia-Dose Finding Study in Healthy Volunteers, Journal of Clinical Therapeutics & Medicines VOL.21；NO.5；PAGE.543-556（2005）

在健康志願者中進行一項雙盲研究，目的是客觀評估蝦紅素（AX）對調節和弱視的最佳劑量和安全性。受試者分為3組：0 mg（AX 0 mg組），6 mg（AX 6mg組）和12 mg（AX 12 mg組）蝦紅素。VDT工作平均每天花費的時間約為7個小時。將測試食物給予受試者4週。然後，追蹤受試者4週，並通過比較給藥前和給藥後的觀察值進行評估。

結果：

1）與給藥前相比，AX 12 mg組的客觀調節能力顯著提高。

2）與給藥前相比，AX 6 mg和12 mg組的正調節時間明顯縮短，而AX 0 mg和6 mg組與預給藥組相比，負調節時間顯著縮短。

3）根據VAS的評估，AX 6 mg組的許多自覺症狀參數均得到

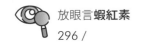
改善。

4）在實驗室中有爭議的臨床試驗中，由於吸收了AX，未發現任何變化。另外，沒有因服用試驗食品而引起不良事件。

總之，通過每天服用6 mg蝦紅素可以改善與疲勞感相關的調節力和自覺症狀，因此認為超過6 mg／天是蝦紅素的最佳劑量。

17.蝦紅素抗炎作用的研究

Research on the anti-inflammatory effect of astaxanthin
Bechettobyo ni kansuru Chosa Kenkyu Heisei 14 Nendo Sokatsu, Buntan
Kenkyu Hokokusho VOL. ; NO. ; 98-99（2003）

在內毒素（endotoxin）誘導的葡萄膜炎的大鼠模型中檢討蝦紅素（AST）的效果。其結果，與對照組動物相比，給予10 mg/kg（AST10）或100 mg/kg（AST100）AST的組中水狀液（hydatoid）的蛋白質濃度明顯降低。僅AST100組炎症細胞的數量顯著減少。AST100組中AST對類蛋清中蛋白質濃度和細胞數量的影響幾乎與強的普賴蘇穭（PSL，prednisolon腎上腺皮質酮）給藥組10mg/kg相當。沒有觀察到AST給藥的任何副作用。 AST在該模型中顯示出劑量依賴性抑制作用。因此，顯示AST可以用作眼病的新型消炎藥。

備註：Endotoxin（內毒素）主要是來自革蘭氏陰性細菌的細胞壁外層，因內毒素可以與細胞壁穩固的結合，所以通常只有在細菌死亡細胞壁溶解後才會釋放出來也因此廣泛存在於自然界當中，包含了自來水、空氣，甚至是食物當中。

18.蝦紅素在兔眼中的眼內滲透

Intraocular penetration of astaxanthin in rabbit eyes
Atarashii Ganka, 25（10）：1461-1464（In Japanese）. 2008

在一項新的研究中，攝入24小時後，在紐西蘭白化（New Zealand Albino，NZW）兔眼的虹膜／睫狀體中檢測到了源自紅球藻屬微藻 （Haematococcus microalgae）的天然蝦紅素萃取

物。據報導蝦紅素對眼睛有很多好處。多項人類臨床研究報告了口服補給品後視覺顯示終端（VDT）作業者緩解了眼疲勞（改善調節功能，accommodation function）。到目前為止，還沒有眼球內動力學（intraocular kinetic）資訊。

在日本金澤醫科大學（Kanazawa Medical University）眼科和日本富士化學工業公司的合作下，研究人員調查了24只NZW白化病兔子中蝦紅素的眼和血清水平。給予100 mg/kg的單次口服劑量後，在168小時內通過仔細萃取，然後進行HPLC分析來測定蝦紅素。根據蝦紅素檢測系統，在血清和虹膜／睫狀體中達到最大存在（Tmax）所需的時間分別為9小時（Cmax為61.3 ng/mL）和24小時（Cmax為79.3 ng/mL）。在其他通過口服攝入蝦紅素的人體研究中，血清中的Tmax介於9 h到12 h之間。眼內滲透動力學（intraocular penetration kinetics）可能具有與人類相似的模式，但有必要進一步研究。這項研究增加了支持蝦紅素對使用VDT引起的眼睛疲勞之益處的不斷發展的科學領域。

19.延緩和改善中樞神經系統和眼損傷的方法

Method of Retarding and Ameliorating Central Nervous System and Eye Damage, Patent No. 5, 527, 533. Washington, D.C., U.S. Patent and Trademark Office, June 18, 1996.

當前關於眼睛和中樞神經系統疾病和損傷的理論，是由單線態氧和其他自由基（超氧化物，羥基，過氧化氫等）的產生和存在增加或去除能力降低引起的。這包括但不限於與年齡有關的黃斑變性，美國失明的主要原因，視網膜動脈和靜脈阻塞，青光眼和糖尿病性視網膜病變以及創傷和炎症引起的損傷。這些自由基是由連續或過度暴露於光線以及正常眼睛的高氧環境，局部缺血（某種形式的阻塞物，剝奪了眼睛的營養和氧氣）和再灌注（去除阻塞物後組織的再充氧）產生的，並且酶促過程。自由基會氧化視網膜中的多不飽和脂肪酸，從而導致視網膜細胞膜功能受損，從而對視網膜細胞造成暫時和永久的損害。

視網膜一旦損壞，就無法更換。通過穿越血腦屏障和血視網膜屏障可以到達內眼的抗氧化劑，會在這些有害條件下爲眼睛提供保護。蝦紅素是一種在眼睛中找不到的類胡蘿蔔素。曹博士證明了蝦紅素可以通過向大鼠餵食蝦紅素並在它們的眼睛中發現。然後證明了蝦紅素可以保護眼睛免受光誘導的損傷、感光細胞損傷、神經節細胞損傷、神經元損傷和炎症損傷。

曹博士給大鼠餵食蝦紅素或安慰劑，並暴露在有害的光線下，然後將它們的視網膜厚度與正常眼睛進行比較。蝦紅素視網膜厚42 μm，安慰劑視網膜厚32 μm，正常視網膜厚45 μm。蝦紅素提供了重要的保護。在缺血-再灌注實驗中，給大鼠餵食蝦紅素或安慰劑，使其暴露於高度升高的眼內壓（缺血）達一小時，然後恢復至正常壓力（再灌注）。一週後，蝦紅素處理的大鼠的視網膜約爲70 μm，而安慰劑視網膜爲62 μm（正常值爲120 μm）。再次，這是具有統計意義的保護。

蝦紅素不僅保護了感光細胞，而且視紫紅質（rhodopsin）的水平也比同類型實驗中使用的β-胡蘿蔔素更好。蝦紅素一般也對中樞神經系統起保護作用。

20.蝦紅素對脂多醣誘導（lipopolysaccharide-induced）的體內外炎症反應的影響

Effects of astaxanthin on lipopolysaccharide-induced inflammation in vitro and in vivo, Invest Ophthalmol Vis Sci. 2003 Jun；44（6）：2694-701

蝦紅素（AST）是一種類胡蘿蔔素，存在於海洋動物和蔬菜中。先前的一些研究顯示，AST具有多種生物活性，包括抗氧化劑，抗腫瘤和抗幽門螺桿菌的作用。在這項研究中，注意力集中在AST的抗氧化作用上。本研究的目的是研究AST在大鼠內毒素誘發的葡萄膜炎（endotoxin-induced uveitis, EIU）中的功效。此外，在體外研究了AST對內毒素誘導的一氧化氮（nitric oxide, NO），前列腺素E2（prostaglandin, PGE2）和腫瘤壞死因子

（tumor necrosis factor, TNF）-α在小鼠巨噬細胞系（RAW 264.7）中產生的影響。

方法：足墊注射脂多醣（lipopolysaccharide, LPS）在雄性 Lewis大鼠體內誘發EIU。在LPS治療之前，同時或之後30分鐘，靜脈內注射AST或普賴蘇濃。測定LPS處理後24小時收集的房水中的浸潤細胞數和蛋白質濃度。RAW 264.7細胞用各種濃度的AST預處理24小時，然後用10 microg/mL的LPS刺激24小時。在體內和體外測定PGE2、TNF-α和NO產生的水平。

結果：AST劑量依賴性抑制EIU的發展。100 mg/kg AST的抗炎作用與10 mg/kg普賴蘇濃（腎上腺皮質酮 prednisolone）的抗炎作用一樣強。AST還以劑量依賴的方式降低了RAW264.7細胞中NO的產生，誘導型一氧化氮合酶（nitric oxide synthase, NOS）的活性以及PGE2和TNF-α的產生。

結論：這項研究顯示，AST通過直接阻斷NOS酶的活性，抑制NO、PGE2和TNF-α的產生，具有劑量依賴性的眼部抗炎作用。

21.蝦紅素對正常志願者視網膜毛細血管血流的影響

The Effect of Astaxanthin on Retinal Capillary Blood Flow in Normal Volunteers, Journal of Clinical Therapeutics & Medicines VOL.21；NO.5；PAGE.537-542（2005）

目的：評估了蝦紅素對健康志願者視網膜循環的影響。設計雙盲隨機安慰劑對照研究。

方法：將36名志願者隨機分爲兩組：蝦紅素組，由18名接受口服蝦紅素6 mg／天，持續4週的受試者組成；安慰劑組，由18名由相同外觀的口服安慰劑的受試者組成，持續4週。視網膜毛細血管血流量通過海德堡視網膜流量計（Heidelberg Retina Flowmeter）測量。兩組均在補充營養前後檢查血壓、血細胞計數、空腹血糖水平、空腹血漿蝦紅素水平、視網膜毛細血管血流量、眼壓及眼疲勞的變化。

結果：蝦紅素組的空腹血漿蝦紅素水平明顯高於補充前（P

<0.001）。安慰劑治療後，安慰劑組的空腹血漿蝦紅素水平保持不變。補充四週後，蝦紅素組的視網膜毛細血管血流量顯著高於補充前（P <0.01），而安慰劑組安慰劑治療後的視網膜毛細血管血流量未改變。在補充期間，兩組的眼內壓均保持不變。結論：結果顯示補充蝦紅素可能會增加視網膜毛細血管的血流量。

22.服用天然蝦紅素改善人的視力和肌肉疲勞對運動表現的好處

Sports Performance Benefits from Taking Natural Astaxanthin Characterized by Visual Acuity and Muscle Fatigue Improvement in Humans.，Journal of Clinical Therapeutics & Medicines VOL.18；NO.9；PAGE.1085-1100（2002）

　　研究了蝦紅素對視力和肌肉疲勞的影響。蝦紅素（3，3'-二羥基-.BETA，BETA.-胡蘿蔔素-4，4'-二酮）是鮭魚和磷蝦中的紅色顏料，具有很強的抗氧化性能。在兩項補充研究中，使用了從藻類（雨生紅球藻）萃取的蝦紅素。在實驗A中，在18位健康的成年男性志願者中檢查了四個視敏度參數，這些志願者平均分爲兩組（治療組和對照組）。測量的參數是補充劑前後的深度視覺，臨界閃爍融合，靜態和動態視敏度。第二項調查（實驗B）涉及16名成年男性志願者，以確定補充蝦紅素對跑步1200米前後乳酸積累的影響。在兩個實驗中，治療組每天攝入蝦紅素膠囊4週（每天6mg蝦紅素），對照組接受安慰劑膠囊。結果：在實驗A中，與對照組相比，治療組的深視力和臨界閃爍融合得到了顯著改善。沒有觀察到治療組對靜態和動態視敏度的影響。在實驗B中，治療組在活動後2分鐘（1200m跑步）的血清乳酸濃度顯著低於對照組。在血清生物學和血液學檢查中未觀察到與補充蝦紅素有關的其他影響。基於這些初步發現，它顯示補充蝦紅素可有效改善視力和肌肉疲勞，從而可能帶來運動成績。

23.蝦紅素對眼壓升高引起的視網膜損傷的抑制作用

Suppressive effect of astaxanthin on retinal injury induced by elevated intraocular pressure., Regul Toxicol Pharmacol. 2010 Oct；58（1）：121-30. Epub 2010 May 8.

　　這項研究的目的是闡明蝦紅素（ASX）對高眼壓（EIOP，intraocular pressure）大鼠視網膜的保護作用。將大鼠隨機分爲兩組，分別接受橄欖油或5 mg／k／天的ASX，持續8週。通過單側燒灼三個鞏膜上血管誘導眼壓升高，並且未手術的眼睛作爲對照。在實驗期結束時，通過視覺誘發電位（visual evoked potentials，VEP）的電生理測量來確定ASX的神經保護作用，然後處死大鼠以摘出去核眼球，將其分爲對照組、ASX處理、EIOP、EIOP + ASX四組治療。通過評估視網膜凋亡，蛋白質羰基水平和一氧化氮合酶2（NOS-2）的表達來確定ASX的視網膜保護特性。

　　在EIOP中，所有VEP組件的潛伏期都顯著延長，並在ASX管理後恢復到控制水平。與對照組相比，EIOP顯著增加了視網膜蛋白氧化，在ASX治療的EIOP組中恢復到基線水平。通過Western blot分析和免疫組化染色確定的EIS大鼠的NOS-2表達明顯高於ASX和對照組。視網膜TUNEL染色顯示所有EIOP組均有凋亡。然而，與未治療的眼部高血壓對照相比，ASX治療顯著降低了凋亡細胞的百分比。提出的數據證實了氧化損傷在EIOP中的作用，並強調了ASX對高眼壓的保護作用。

24.幫助重新聚焦疲倦的眼睛天然蝦紅素有益於視覺和眼睛健康

Help refocus tired eyes benefits of natural astaxanthin for vision and eye health

　　電腦視覺症候群（Computer vision syndrome，CVS）是當今計算機世界的副產品。這是暫時的情況，是因爲眼睛長時間不間斷地停留在計算機顯示器上。最常見的症狀是眼睛疲勞，視力模糊，眼睛發癢，頭痛以及背部，頸部或肩部疼痛。在現代社會中，視覺顯示設備的廣泛使用和廣泛使用是司空見慣的事情，平均每個工人每週在計算機屏幕前花費超過45個小時。美國國家職業安全與健康研究所發現超過88%的上班族眼疲勞。歐洲的另一份報告顯示，由於大量使用視頻遊戲，瑞典23%的學童患有眼睛疲勞。各

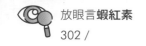

種臨床研究顯示，補充蝦紅素可以改善與電腦視覺症候群有關的症狀，例如眼疲勞，眼刺激和視力模糊。

臨床研究還顯示，補充蝦紅素可通過消除持續的視覺壓力和睫狀肌張力期間出現的細胞炎症來改善眼疲勞。視網膜血流是視力的本質，因為它是眼睛內部平衡的基礎。降低血液抗氧化能力和血液流動性的質量會導致眼部毛細血管循環障礙。人們認為補充蝦紅素可以改善眼睛的營養，氧合作用，去除廢物和恢復組織活力。臨床研究顯示，蝦紅素可以改善眼睛的毛細血管循環，因此可以預防與電腦視覺症候群有關的眼部疾病和症狀的發展。

蝦紅素研究摘要視覺改善與電腦視覺症候群和眼疲勞有關的症狀改善毛細血管血流減少睫狀肌的炎症臨床研究顯示，天然蝦紅素可通過以下方面有益於增強眼睛健康和視力：AstaREAL®雙盲研究可增強視力。30名健康志願者服用6 mg蝦紅素和12 mg蝦紅素4週。與安慰劑組相比，參與者的近乎重新聚焦率顯著提高（3）。將49名健康志願者分為4組，並連續28天服用不同劑量的蝦紅素。天然蝦紅素補充劑顯著改善了參與者從近到近的重新聚焦時間。

25.蝦紅素對實驗性乾眼模型高滲性體內外高滲性炎症的影響
The effect of astaxanthin on inflammation in hyperosmolarity of experimental dry eye model in vitro and in vivo

高滲性是與乾眼病（DED）相關的眼表上皮的促炎性應激。蝦紅素（AST）是一種胡蘿蔔素，存在於海鮮中，在減輕炎症性疾病如動脈硬化，炎症性腸病，敗血症，類風濕性關節炎，胃炎，腦炎性疾病中起重要作用。這項研究的目的是表徵體外和體內AST對DED的保護作用和潛在機制。分別在體外和體內實驗中，將小鼠模型和人角膜上皮細胞（HCEC）培養物暴露於高滲鹽溶液（HOSS）中。首先用AST對實驗對象進行預處理，然後通過臨床評估，實時PCR（RT-PCR），蛋白質印跡和免疫熒光染色評估該化合物的效果。

我們通過用磷酸肌醇3-激酶抑製劑（LY294002）進行預處理，進一步研究了DED中AST的可能機制。AST的添加顯著降低了高遷移率族1號框（HMGB1）的表達，並且以劑量依賴的方式顯著抑制了TNF-α，IL-1β的表達，但促進了磷酸化Akt（p-Akt）。DE組經AST預處理的BALB/c小鼠的角膜熒光素染色評分顯著降低。此外，用LY294002預處理可以消除AST預處理對HMGB1減少的影響。我們的研究提供了證據顯示AST可以改善DED，這可能與HMGB1、TNF-α、IL-1β的抑制有關，而PI3K/Akt信號通路可能與HMGB1的表達和AST的保護作用有關。

26.含蝦紅素軟膠囊食品的調節機能及對眼睛疲勞的影響

アスタキサンチン含有ソフトカプセル食品の調節機能及び疲れ眼に及ぼす影響，Journal of Clinical Therapeutics & Medicines VOL.22； NO.1；PAGE.41-54（2006）

這項雙盲隨機安慰劑對照研究檢查了雨生紅球藻的蝦紅素來源的蝦紅素對視覺顯示終端（VDT）誘發的視覺疲勞的受試者的補充作用。將受試者分爲兩組：6mg蝦紅素治療組和安慰劑組。此外，同時評估了蝦紅素攝取的安全性。補充4週後，評估各組的視覺適應性，並設計主觀問卷以評估視覺弱視（眼疲勞）。檢查蝦紅素治療組的25名受試者和安慰劑組的23名受試者的眼疲勞。爲了安全性評估，分析了31名接受治療的受試者和28名安慰劑受試者。我們報告以下觀察結果：

1）在蝦紅素治療組中，與安慰劑組相比，補充之前和之後的調整變化明顯改善。
2）補充蝦紅素組與安慰劑組相比，在調節方面有顯著變化。
3）評估視疲勞的自覺調查表顯示，頭部大而沉重的聲稱明顯減少。疲勞症狀的其他改善包括視力下降和肩膀和背部僵硬。
4）補充4週後，在安全性分析和不良事件方面，治療組與安慰劑組之間未發現顯著差異。這些結果顯示，每天從雨生

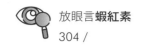
紅球藻類萃取物中萃取蝦紅素6 mg可以改善眼睛疲勞。此外，健康成年人可以安全地以該水平食用蝦紅素。

27.蝦紅素對眼睛疲勞的有用性

アスタキサンチンの眼疲労に対する有用性

Effects of Astaxanthin on Eyestrain Induced by Accommodative Dysfunction，Journal of the Eye VOL.23；NO.6；PAGE.829-834（2006）

　　調查蝦紅素對調節性機能障礙所致眼疲勞的影響。10名健康受試者接受6 mg/day的蝦紅素（Ax組）或0 mg/day（安慰劑；P組），持續14天，然後分配近視力任務20 min。在任務之前和之後以及任務後休息10 min後，測量與眼疲勞相關的調節機能和自覺症狀。然後通過雙盲交叉法比較Ax組和P組之間的數據。任務完成後，Ax和P組的調節收縮和放鬆時間均延長。兩組之間的比較顯示，任務後，與Ax相比，P組的調節放鬆時間明顯延長。與Ax相比，P組休息10 min後的調節性收縮和放鬆時間顯著延長。P組眼疲勞、眼沉重、視力模糊和乾眼症狀增加，而Ax組眼疲勞和眼沉重增加。根據這些結果，得出結論，蝦紅素具有減少和預防由調節性機能障礙引起的眼疲勞的作用。

28.蝦紅素對運動成績的影響 -關於蝦紅素對運動員視功能及肌肉疲勞恢復的影響

アスタキサンチンのスポーツパフォーマンスに及ぼす影響 運動選手の視機能と筋肉疲労回復に対する効果について

Sports Performance Benefits from Taking Natural Astaxanthin Characterized by Visual Acuity and Muscle Fatigue Improvement in Humans.，Journal of Clinical Therapeutics & Medicines VOL.18；NO.9；P.1085-1100（2002）

　　研究蝦紅素對視力和肌肉疲勞的影響。蝦紅素（3，3'-dihydroxy- beta，beta-carotene-4，4'-dione）是鮭魚和磷蝦中的紅色顏料，具有很強的抗氧化性能。在這兩項補充研究中，使用從藻類（Haematococcus pluvialis）萃取的蝦紅素。在實驗A中，在18位健康的成年男性志願者中檢查了四個視敏度參

數（Four visual acuity parameters），這些志願者平均分爲兩組（治療組和對照組）。測量的參數是補充劑前後的深度視覺（deep vision），臨界閃爍融合（critical flicker fusion），靜態和動態視敏度（static and kinetic visual acuity）。第二項調查（實驗B）涉及16名成年男性志願者，以確定補充蝦紅素對跑步1200 m前後乳酸積累的影響。在兩個實驗中，治療組每天攝入蝦紅素膠囊4週（每天6mg蝦紅素），對照組接受安慰劑膠囊。

　　結果：在實驗A中，與對照組相比，治療組的深視力和臨界閃爍融合得到了顯著改善。沒有觀察到治療組對靜態和動態視敏度的影響。在實驗B中，治療組在活動後2 min（1200m跑步）的血清乳酸濃度顯著低於對照組。在血清生物學（serum biological）和血液檢查（hematological examinations）中未觀察到與補充蝦紅素有關的其他影響。基於這些初步發現，它顯示補充蝦紅素可有效改善視力和肌肉疲勞，從而改善運動表現。

29.蝦紅素對健康志願者調節性和視疲勞的影響

Effects of Astaxanthin on Accommodation and Asthenopia-Dose Finding Study in Healthy Volunteers，Journal of Clinical Therapeutics & Medicines VOL.21；NO.5；PAGE.543-556（2005）

　　在健康志願者中進行了一項雙盲研究，目的是客觀評估蝦紅素（AX）對調節和弱視的最佳劑量和安全性。受試者分爲3組：0 mg（AX 0 mg組），6 mg（AX 6 mg組）和12 mg（AX 12 mg組）蝦紅素。每組十個項目，總共三十個項目。近接工作（close working例如VDT工作）平均每天花費的時間約爲7個小時。將測試食物給予受試者4週。然後，追蹤受試者4週，並通過比較給藥前和給藥後的觀察值進行評估。

　　結果：

1）與給藥前相比，AX 12 mg組的客觀調節能力顯著提高。

2）與給藥前相比，AX 6 mg和12 mg組的正調節時間明顯縮短，而AX 0 mg和6 mg組與預給藥組相比，負調節時間顯

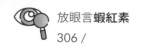
著縮短。

3）根據VAS的評估，AX 6 mg組的許多自覺症狀參數均得到改善。

4）在實驗室中有爭議的臨床試驗中，由於吸收了AX，未發現任何變化。另外，沒有因服用試驗食品而引起不良事件。綜上所述，每天服用6mg／天的蝦紅素可以改善與疲勞感相關的調節力和自覺症狀，因此認爲超過6 mg／天是蝦紅素的最佳劑量。

30.其他文獻

1）含蝦紅素的藻類萃取物對UVA輻射細胞的調節作用

Lyons NM, O'Brien NM., Modulatory effects of an algal extract containing astaxanthin on UVA-irradiated cells in culture, J Dermatol Sci. 2002 Oct；30（1）：73-84.

2）蝦紅素化妝品對人體的益處

Tominaga K, Hongo N, Karato M, Yamashita E., Cosmetic benefits of astaxanthin on humans subjects., Acta Biochim Pol. 2012；59（1）：43-7

3）含蝦紅素與生育三烯酚的化妝品對皮膚的益處

Yamashita, E.,（2002），Cosmetic benefit of the supplement health food combined astaxanthin and tocotrienol on human skin., Food Style 21 6（6）：112-117.

4）Astalift補充與Astalift飲品（一種含蝦紅素的補充品）

Yasuyuki IZUMI et al., Development of the Dietary Supplements, 'Astalift supplement' and 'Astalift drink'. FujiFilm Res & Dev, vol. 54, 25 March 2009 （2009-03-25），pages 21 - 24.

5）含有蝦紅素的膳食補充劑對皮膚的影響

Yamashita, E.,（2006），The Effects of a Dietary

Supplement Containing Astaxanthin on Skin Condition., Carotenoid Science, 10：91-95.

6）蝦紅素和眼睛疲勞

Astaxanthin and eye faitigue Ax-g_Eye_SEP 06.2010

7）蝦紅素對體重過重者血脂和氧化壓力的正面影響

Choi HD, Youn YK, Shin WG., Positive effects of astaxanthin on lipid profiles and oxidative stress in overweight subjects., Plant Foods Hum Nutr. 2011 Nov；66（4）：363-9.

8）天然蝦紅素增加輕度高脂血症患者血清中HDL和脂聯素

Yoshida H et al., Administration of natural astaxanthin increases serum HDL-cholesterol and adiponectin in subjects with mild hyperlipidemia. Atherosclerosis. 2010 Apr；209（2）：520-3.

9）富含蝦紅素的雨生紅球藻萃取物毒性與功效之初步臨床評估

Akira Satoh et al., Preliminary Clinical Evaluation of Toxicity and Efficacy of A New Astaxanthin-rich Haematococcus pluvialis Extract. J Clin Biochem Nutr. 2009 May；44（3）：280-284

10）蝦紅素對肌肉耐力和恢復的影響

Astaxanthin Muscle Endurance & Recovery. Retrieved.

11）蝦紅素補充對小鼠運動疲勞的影響

Ikeuchi et al.（2006）, Effects of astaxanthin supplementation on exercise-induced fatigue in mice. Bio. Pharm. Bull. 29（10）：2106-2110.

12）膳食補充富含蝦紅素的藻粉對肌肉耐力的改善

Malmsten, C.（1998）, Dietary supplementation with astaxanthin rich algal meal improves muscle endurance – a double blind study on male students. Karolinska

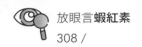

Institute, Stockholm（Unpublished）.

13）攝取天然蝦紅素改善運動表現（特別是視覺與肌肉疲勞的改善）

Sawaki, K. et al.（2002）, Sports performance benefits from taking natural astaxanthin characterized by visual activity and muscle fatigue improvements in humans., Journal of Clinical Therapeutics & Medicine 18（9）：73-88.

14）補充蝦紅素對人體熱壓力的生理和分子影響

Ofir Frenkel, M.D.（2014）., Physiological and Molecular Influences of Astaxanthin Supplementation on Heat Strain in Humans（Astaxanthin）. NCT02088242.

15）富含蝦紅素的雨生紅球藻萃取物毒性與功效之初步臨床評估

Akira Satoh et al., Preliminary Clinical Evaluation of Toxicity and Efficacy of A New Astaxanthin-rich Haematococcus pluvialis Extract. J Clin Biochem Nutr. 2009 May；44（3）：280-284.

16）富含蝦紅素的雨生紅球藻粉對小鼠記憶力的改善

Zhang X et al., Impact of astaxanthin-enriched algal powder of Haematococcus pluvialis on memory improvement in BALB/c mice. Environ Geochem Health. 2007 Dec；29（6）：483-9.

17）蝦紅素在實驗動物中的抗高血壓和神經保護作用

Hussein G et al., Antihypertensive and neuroprotective effects of astaxanthin in experimental animals., Biol Pharm Bull. 2005 Jan；28（1）：47-52.

18）蝦紅素和眼睛疲勞

Astaxanthin and eye faitigue Ax-g_Eye_SEP 06.2010

參考文獻

1. 宮脇寛海，高橋二郎，塚原寛樹，竹原功，アスタキサンチンの血液流動性に与える影響・臨床医薬. 21（4）：421-429（2005）

2. 長木康典，三原美晴，高橋二郎，北村晃利，堀田良晴，杉浦友梨，塚原寛樹，アスタキサンチンの網膜血管血流量におよぼす影響，臨床医薬 21（5）：537-542，2005.

3. Nagaki Y, Hayasaka S,Yamada T, Hayasaka Y, Sanada M, Uonomi T., Effects of Astaxanthin on Accommodation, Critical Flicker Fusions, and Pattern Evoked Potential in Visual Display Terminal Workers. J. Trad. Med., 19（5）：170-173（2002）

4. 中村彰，磯部綾子，大高康博，他：アスタキサンチンによる視機能の変化.臨床眼科.58（6）：1051-1054，2004.

5. 長木康典・試験結果報告書「アスタキサンチン含有食品の過剰摂取における安全性の検討─中高齢者の眼圧に及ぼす影響─（試験計画番号：F10-01）」・富士化学工業試験結果報告書・2011年 2月25日

6. 長木康典，塚原 寛樹，吉本 谷博，他：アスタキサンチン含有食品が調節機能および疲れ目に及ぼす影響.眼科臨床紀要， 3(5)：461-468，2010.

7. Kistler A, Liechti H, Pichard L, et al.：Metabolism and CYP-inducer properties of astaxanthin in man and primary human hepatocytes. Arch Toxicol 2002；75：665-675.

8. 長木康典，三原美晴，塚原寛樹，大野重昭：アスタキサチン含有ソフトカプセル食品の調節機能及び疲れ眼に及ぼす影響，臨床医薬，22（1），41-54.（2006）

9. 白取謙治，大神一浩，新田卓也，新明康弘，陳進輝，吉田和彦，塚原寛樹，竹原功，大野重昭；アスタキサンチンの調節機能および

疲れ眼に及ぼす影響 -健常成人を対象とした効果確認試験，臨床医薬・；21（6）：637–650.（2005）／臨床医薬、21（6）別冊：2005年6月

10.岩崎常人，田原昭彦：アスタキサンチンの眼疲労に対する有用性，あたらしい眼科 23（6），829–834（2006）

11.Ishikawa S, Hashizume K, Nishigori H et al：Effect of astaxanthin on cataract formation induced by glucocorticoids in the chick embryo. Curr Eye Res Aug 11：1-6, 2014.

12.Nagai N, Ito Y, Takeuchi N., Pharmacokinetic and pharmacodynamic evaluation of the anti-cataract effect of eye drops containing disulfiram and low-substituted methylcellulose using ICR/f rats as a hereditary cataract model., Biol Pharm Bull 35：239-45, 2012.

13.Chhunchha B, Fatma N, Bhargavan B, Kubo E, Kumar A, Singh DP., Specificity protein, Sp1-mediated increased expression of Prdx6 as a curcumin-induced antioxidant defense in lens epithelial cells against oxidative stress., Cell Death Dis. 2：e234. doi：10.1038/cddis.2011.121.

14.Kubo E, Fatma N, Akagi Y, et al：TAT-mediated PRDX6 protein transduction protects against eye lens epithelial cell death and delays lens opacity. Am J Physiol Cell Physiol 294：C842-855, 2008.

15.Capelli, B., Cysewski, G.（2014）.’ The World's Best Kept Health Secret： Natural Astaxanthin.’ ISBN #0-979-2353-0-6.

16.澤木啓裕，吉儀宏，青木和浩ら，アスタキサンチンのスポーツパフォーマンスに及ぼす影響―運動選手の視機能と筋肉疲労回復に対する効果について―・臨床医薬・2002；18（9）：1085–1100.

17.Choi, H., Youn, Y., Shin, W.（2011a）.,’ Positive effects

of Astaxanthin on lipid profiles and oxidative stress in overweight subjects.' Plant Foods for Human Nutrition 2011 Nov；66（4）：363-9.

18. 新田卓也，大神一浩，白取謙治，新明康弘，陳進輝，吉田和彦，塚原寬樹，大野重昭，アスタキサンチンの調節機能および疲れ眼におよぼす影響 - 健常成人を対象とした摂取量設定試験，臨床医薬 21（5）： 543-556，2005.

19. Shiratori K, Ohgami K, Nitta T, Shinmei Y, Chin S, et al., Effect of astaxanthin on accommodation and asthenopia - Efficacy identification study in healthy volunteers., J Clin Therap Med. 21（5）：543-556.（2005）

20. Choi, H., Kim, J., Chang, M., Kyu-Youn, Y., Shin, W. （2011b）.「Effects of Astaxanthin on oxidative stress in overweight and obese adults.「Phytotherapy Research 2011 Dec；25（12）：1813-8.

21. 高橋奈々子，梶田雅義，アスタキサンチンが調節機能の回復におよぼす影響，臨床医薬 21（4）： 431-436，2005.

22. Iwasaki T, Tawara A.（2006），Effects of Astaxanthin on Eyestrain Induced by Accommodative Dysfunction. Atarashii Ganka, 23（6）：829-834

23. Nishida Y, Yamashita E, Miki W.：Quenching activities of common hydrophilic and lipophilic antioxidants against singlet oxygen using chemiluminesecence detection system., Carotenoid Science, 11：16-20, 2007.

24. PETER T. RES, NAOMI M. CERMAK, RUDI STINKENS, T. J. TOLLAKSON, GUIDO R. HAENEN, Astaxanthin Supplementation Does Not Augment Fat Use or Improve Endurance Performance, Medicine & Science in Sports & Exercise 45（6）：1158-1165, JUN 2013

25. Yoshihisa Y, Andoh T, Matsunaga K, et al, ：Efficacy of

Astaxanthin for the Treatment of Atopic Dermatitis in aMurine Model.PLoS One, 11（3）：e0152288, 2016.

26. Tominaga K, Hongo N, Karato M, et al.：Cosmetic benefits of astaxanthin on humans subjects.Acta Biochimica Polonica, 59（1）：43-47, 2012.

27. 瀨谷安弘，高橋二郎，今中國泰，反応時間と視覺疲労の関係：長時間の視覺課題の遂行およびアスタキサンチン成分を含む栄養補助食品の摂取の効果，日本生理人類学会誌，2009；14（2）：59-66

28. Takahashi N, Kajita M., Effects of Astaxanthin on Accommodative Recovery., J. Clin. Therap. Med., 2005；21（4）：431-436.

29. KAJITA Masayoshi, KATO Takuji, YOSHIMOTO Tanihiro, MASUDA Kanjiro, Study on the safety of high dose administration of astaxanthin, Folia japonica de ophthalmologica clinica 3（4）, 365-370, 2010-04-15

30. 梶田雅義，加藤卓次，吉本谷博ら，アスタキサンチン含有食品の過剰摂取における安全性の検討，眼科臨床紀要，3（4）：365–370，（2010）

31. 大神一浩，吉田和彦，大野重昭，眼科におけるアスタキサンチンの有用性，Journal of the eye 25（9），1257-1260，2008-09-30

32. KITAICHI Nobuyoshi，ISHIDA Susumu，医家向けのサプリメント：アスタキサンチンSupplements for Medical Experts：Astaxanthin，あたらしい眼科 = Journal of the eye 29（8），1069-1073，2012-08-30

33. 板倉弘重，高橋二郎，北村晃利，補完代替医療素材としてのアスタキサンチン，日本補完代替医療学会誌，2008；5（3）：173-182.

34. Depeint F, Lepilliez ML, Renard A, et al. Bioavailability of two sources of astaxanthin. Vitafoods Europe. 2014.

35. 北村晃利，平井克幸，山下栄次，Haematococcus 属緑藻による
アスタキサンチンの商業生産，生物工学会誌 2015年7号

36. 塚原寛樹，福原育夫，竹原功・アスタキサンチン含有ソフト カプセ
ル食品の健常成人に対する長期摂取における安全性の 検討，健康
栄養食品研究，2005；8（1）： 27–37.

37. 松山明正，高橋二郎，板倉弘重，健常人におけるヘマトコッカ
ス 藻由來アスタキサンチン含有ソフトカプセル食品長期摂取の安全
性，日本補完代替医療学会誌，2010；7（1）：43–50.

38. 大神一浩，白取謙治，新田卓也ら，アスタキサンチンの過剰摂取に
おける安全性の検討，臨床医薬，2005； 21： 651–659.

39. 梶田雅義，塚原寛樹，加藤未央ら，アスタキサンチン含有ソフト
カプセル食品の過剰摂取における安全性の検討，臨床医薬，25
（8）： 691–698，（2009）

40. F H Comhaire 1, Y El Garem, A Mahmoud, F Eertmans,
F Schoonjans, Combined conventional/antioxidant
‘Astaxanthin’ treatment for male infertility：a double
blind, randomized trial, Asian J Androl . 2005 Sep；7（3）：
257-62.

41. Spiller GA, Dewell A., Safety of an astaxanthin-rich
Haematococcus pluvialis algal extract：a randomized
clinical trial. J Med Food 2003；6（1）：51-56.

42. Satoh A, Tsuji S, Okada Y, et al., Preliminary Clinical
Evaluation of Toxicity and Efficacy of A New Astaxanthin-
rich Haematococcus pluvialis Extract., Journal of clinical
biochemistry and nutrition 2009；44（3）：280-284.

43. Iwabayashi M, Fujioka N, Nomoto K, et al., Efficacy
and safety of eight-week treatment with astaxanthin in
individuals screened for increased oxidative stress burden.,
Anti-aging medicine 2009；6（4）：15-21.

44. Naoki Ito, Hitomi Saito, Shinobu Seki, Fumitaka Ueda,

Takashi Asada, Effects of Composite Supplement Containing Astaxanthin and Sesamin on Cognitive Functions in People with Mild Cognitive Impairment：A Randomized, Double-Blind, Placebo-Controlled Trial, Journal of Alzheimer's Disease 62（4）1767-1775, 2018年

45. 梶田雅義，塚原寛樹，加藤未央ら，アスタキサンチン含有ソフトカプセルの中高齢者の眼の調節機能に及ぼす影響，診療と新薬，46（3）：325–239，（2009）

46. Karppi J, Rissanen TH, Nyyssönen K, et al. Effects of astaxanthin supplementation on lipid peroxidation. Int J Vitam Nutr Res 2007；77（1）：3-11.

47. Nagaki, Hiroki Tsukahara, T. Yoshimoto, K. Masuda., Effect of Astaxanthin on Accommodation and Asthenopia, Medicine 2011

48. Masahiro Hayashi, Moe Kawamura, Yuki Kawashima, Takeshi Uemura, Takashi Maoka, Effect of astaxanthin-rich extract derived from Paracoccus carotinifaciens on the status of stress and sleep in adults, J Clin Biochem Nutr 2018；62：195-205.

49. 日本厚生労働省発食安第0825002号に係る食品健康影響評価の結果の通知について

50. Masayoshi Kajita, Hiroki Tsukahara, Mio Kato, The Effects of a Dietary Supplement Containing Astaxanthin on the Accommodation Function of the Eye in Middle-aged and Older People, 診療と新薬. 2009；46：89-93

51. GUSTAVO A.SERRANO, YASUHIRO NISHIDA, VINCENT WOOD, Natural astaxanthin improves blood flow and fights high blood pressure, Agro FOOD Industry Hi Tech - vol 25（2）- March/April 2014

52. 塚原寛樹，小池田崇史，新井隆成，林浩孝，大野智，鈴木信

孝，アスタキサンチン含有ソフトカプセル食品の肩血流量及び肩凝りに対する影響-パイロット試験-，日本補完代替医療学会誌5 巻（2008）1号/ p.49-56

53. 北市伸義，アスタキサンチンの眼に対する臨床効果，.第2回日本アポック市民公開セミナー（2014年3月8日、川越）

54. 塚原寛樹，増田 康，小池田崇史，アスタキサンチンの肩血流量および肩凝りに対する影響，診療と新薬，2009；46（4）： 427-432.

55. 阪井那津子，松本衣代，米田亜紀子，[他] ，紅参、アスタキサンチン及びウコンがSHRの血圧及び血液流動性に及ぼす影響，日本ヘモレオロジー学会誌，13（1），25-32

56. US 5, 527, 533 Method of retarding and ameliorating central nervous system and eye damage

57. Hiroki TSUKAHAR, Takanari ARAI, Takashi KOIKEDA, Hirotaka HAYASHI, SUPPLEMENTATION EFFECT OF ASTAXANTHIN ON BLOOD FLOW AND SHOULDER STIFFNESS, J Clin Biochem Nutr. 2008 Sep；43（2）：69-74.

58. Gene A.Spiller, Ph.D., Effect of daily use natural astaxanthin on C-reacive protein, January 31, 2006

59. 《ふるさと文庫》美肌、目と脳を守るアスタキサンチン〜活性酵素の害に対抗する海からの贈り物〜 農学博士、東京海洋大学大学院教授 矢澤一良著

60. SHIRATORI KENJI；OGAMI KAZUHIRO；NITTA TAKUYA；SHINMEI YASUHIRO；CHIN SHINKI；YOSHIDA KAZUHIKO；TSUKAHARA HIROKI；TAKEHARA ISAO；ONO SHIGEAKI, Effect of Astaxanthin on Accommodation and Asthenopia-Efficacy Identification Study in Healthy Volunteers, Journal of Clinical Therapeutics & Medicines VOL.21；NO.6；PAGE.637-650（2005）

61. Shiratori Kenji, Ogami Kazuhiro, +5 authors Takehara Isao,

Effect of Astaxanthin on Accommodation and Asthenopia-Efficacy-Identification Study in Healthy Volunteers–

62. Ayano Imai 1, Yuriko Oda, Naoki Ito, Shinobu Seki, Kiyotaka Nakagawa, Teruo Miyazawa, Fumitaka Ueda, Effects of Dietary Supplementation of Astaxanthin and Sesamin on Daily Fatigue： A Randomized, Double-Blind, Placebo-Controlled, Two-Way Crossover Study, Nutrients. 2018 Feb 28；10（3）：281.

63. 荒川ゆかり，藤島雅基，溝口亨，アスタキサンチン クロセチン配合食品の眼精疲労及び調節機能に対する影響，第11回日本補完代替医療学学術集会（2008年）

64. 西川善之，峯中美治，一村美香，実験動物に対するカロテノイド類（β-カロテン，アスタキサンチン）供与の生理 生化学的効果について，甲子園大学紀要栄養学部編，1997；25（A）：19-25.

65. 小野敦，関田清司，斉藤実ら，ヘマトコッカス藻色素の F344ラットによる 13週間反復混餌投与毒性試験，国立医薬食品衛生研究所報告，1999；117：91–98.

66. 大井友梨，北村晃利，塚原寛樹ら，アスタキサンチン含有食品（ソフトカプセル）摂取における血中動態についての検討，臨床医薬，2011；27（4）：297-303.

67. Res PT, Cermak NM, Stinkens R, et al., Astaxanthin supplementation does not augment fat use or improve endurance performance., Med Sci Sports Exerc 2013；45（6）：1158-1165.

68. Saito M, Yoshida K, Saito W, et al., Astaxanthin increases choroidal blood flow velocity., Graefe' s archive for clinical and experimental ophthalmology 2012；250（2）：239-245.

69. Stewart JS, Lignell A, Pettersson A, et al., Safety assessment of astaxanthin-rich microalgae biomass：Acute and subchronic toxicity studies in rats., Food Chem Toxicol

2008；46（9）：3030-3036.

70. 塚原寬樹，小池田崇史，新井隆成ら，アスタキサンチン含有ソフトカプセル食品の肩血流量及び肩凝りに対する影響—パイロット試験—，日本補完代替医療学会誌，2008；5（1）：49–56.

71. 塚原寬樹，吉川多鶴，福山臣一ら，アスタキサンチンの薬物代謝酵素CYPに対する酵素阻害作用と酵素誘導作用の検討，日本補完代替医療学会誌，2015；12（1）：51–54.

72. 塚原寬樹，増田康，小池田崇史，アスタキサンチンの肩血流量および肩凝りに対する影響，診療と新薬，2009；46（4）：427–432.

73. 高橋二郎，塚原寬樹，湊貞正，ヘマトコッカス藻アスタキサンチンの毒性試験—Ames試験，ラット単回投与毒性試験，ラット90日反復経口投与亜慢性毒性試験—，臨床医薬，2004；20（8）：867–881.

74. 高橋二郎，塚原寬樹，堀田良晴，ヘマトコッカス藻アスタキサンチンの毒性試験 第2報アスタリール® オイル50Fのマウスを用いる小核試験およびほ乳類培養細胞を用いる染色体異常試験，臨床医薬，2010；26（4）：287–295.

75. Yoshida H, Yanai H, Ito K, et al., Administration of natural astaxanthin increases serum HDL-cholesterol and adiponectin in subjects with mild hyperlipidemia., Atherosclerosis 2010；209（2）：520-523.

76. Zheng YF, Bae SH, Kwon MJ, et al., Inhibitory effects of astaxanthin, β-cryptoxanthin, canthaxanthin, lutein, and zeaxanthin on cytochrome P450 enzyme activities., Food Chem Toxicol 2013；59：78-85.

77. Choi HD, Kang HE, Yang SH, et al. Pharmacokinetics and first-pass metabolism of astaxanthin in rats., Britsh journal of nutrition 2011；105（2）：220-227.

78. 瀬谷安弘，高橋二郎，今中國泰，反応時間と視覺疲労の関係：長時間の視覺課題の遂行およびアスタキサンチン成分を含む栄養補助

食品の摂取の効果，日本生理人類学会 誌.2009；14（2）：59-66

79. 楊明，王志軍，蝦紅素對眼組織保護作用的實驗研究及存在的問題，國際眼科縱覽 2015年4月第39卷第2期（Int Rev Ophthaltool，Apr・2015，Vol・39，No・2）

80. 石煥琦、張曉梅，蝦紅素在眼科疾病及全身疾病的應用進展，現代中西醫結合雜誌，2013，22（9）：1017-1019

81. 莊海容，劉平，胡學政，蝦青素對人視網膜色素上皮細胞氧化損傷的保護作用.國際眼科雜誌，2015，15（07）418-1150

82. 陳希，胡寶榮，趙文婷，趙爽，馬滿玲，蝦青素對紫外線誘導人晶狀體上皮細胞氧化損傷的保護作用，中國醫院藥學雜誌，Vol. 34，No.17，2014

83. 郇宇，彭旭東，蝦紅素在煙曲黴菌誘導的眞菌性角膜炎中的抗炎作用，《臨床醫學進展》 2020年第3期378-388，共11頁

84. 橋本浩隆，新井清美，高橋二郎，築田眞，小原喜隆，Effect of Astaxanthin Consumption on Superoxide Scavenging Activity in Aqueous Humor ，日本白內障學會誌 21，44-49，2009-06-17

85. 橋本浩隆 ，新井清美 ，岡本洋幸 ，高橋二郎 ，筑田眞 ，小原喜隆 ，スタキサンチンのヒト房水中過酸化物質生成に対する影響，獨協医科大学pp.465-470，発行日 2011年4月15日

86. 橋本浩隆， 新井清美， 林振民， 岡本洋幸， 高橋二郎， 筑田眞，房水中の血管内皮成長因子（VEGF）レベルと過酸化反応に対するアスタキサンチンの影響， Journal of Clinical Biochemistry and Nutrition，59巻，1号，10-15，2016年

87. 特開平10-276721アスタキサンチン含有飲食物（日本專利）

88. Giuseppe Giannaccare, Marco Pellegrini, Carlotta Senni, Federico Bernabei, Vincenzo Scorcia,[1] and Arrigo Francesco Giuseppe Cicero, Clinical Applications of Astaxanthin in the Treatment of Ocular Diseases：Emerging

Insights.,Mar Drugs. 2020 May；18（5）： 239.

89. Yueh-Jung Wu and Chi-Ting Horng,Non-stopping oral astaxanthin supplement induced massive bleeding may be an etiology of suprachoroidal hemorrhage in any operation including cataract surgery,Life Science Journal 2017；14（11）

90. 董學衛 ，孫敏， 顏世超，賈懷峰，張偉，姜曼，蝦青素藥理學作用及其在眼科疾病治療中的應用 ／Advances on Investigation of Pharmacological Activities and Applications of Astaxanthin in the Treatmentof Ocular Disease，《山東化工》2020年第22期133-135

91. 楊明，王志軍，蝦紅素對眼組織保護作用的實驗研究及存在的問題，國際眼科縱覽 2015年4月第39卷第2期 IntRevOphthaltool，Apr.2015，Vo1.39，No.2

92. 楊明，趙通，鄧婷婷，潘琳，王志軍，蝦紅素對1型糖尿病大鼠視網膜病變的保護作用，中華實驗眼科雜誌，2020，38（07）：589-596.

93. 楊明，王志軍，鄧婷婷，潘琳，蝦紅素對1型糖尿病大鼠代謝性白內障的預防作用及其機制，中華實驗眼科雜誌，2017，35（3）：217-224

94. 石晶 ， 譚小波 ， 楊潔 ， 郝佳穎 ， 楊偉麗 ，李娜 ，蝦紅素對凹透鏡所致的豚鼠近視模型屈光狀態及病理組織形態的影響，吉林大學學報（醫學版）» 2017， Vol. 43 » Issue （05）：932-936

95. アスタキサンチンの家兎眼内動態の檢討，あたらしい眼科，Vol.25 No.10（2008年10月号）

96. 光損傷から目を保護するカロテノイドの可能性について

97. 山本厚史，湯澤美都子，ラットにおけるアスタキサンチンの光障害抑制効果，日本眼科学会雑誌／日本眼科学会 [編] 119（2），55-62， 2015-02

98. 小野敦，関田清司，斉藤実，梅村隆志，小川幸男，降矢強，金

子豊蔵，井上達，アスタキサンチンの安全性について，ヘマトコッカス藻色素のF344ラットによる13週間反復混餌投与毒性試験

99. アスタキサンチン生体内抗酸化作用 脳機能改善作用 眼精疲労予防作用 美容素材，アスタキサンチン-20の熱安定性，ORYZA OIL & FAT CHEMICAL CO.，LTD.，アスタキサンチンカタログ ver.2.2SJ

100. アスタキサンチン（モイストバリアW）安全性評価シート，2018 年 1月24日

101. Limas Kupcinskas 1, Pierre Lafolie, Ake Lignell, Gediminas Kiudelis, Laimas Jonaitis, Kestutis Adamonis, Leif Percival Andersen, Torkel Wadström,Efficacy of the natural antioxidant astaxanthin in the treatment of functional dyspepsia in patients with or without Helicobacter pylori infection：A prospective, randomized, double blind, and placebo-controlled study,Phytomedicine, 2008 Jun；15（6-7）：391-9.

102. F H Comhaire 1, Y El Garem, A Mahmoud, F Eertmans, F Schoonjans,Combined conventional/antioxidant 'Astaxanthin' treatment for male infertility：a double blind, randomized trial,Asian J Androl. 2005 Sep；7（3）：257-62.

103. Vincenzo Parisi 1, Massimiliano Tedeschi, Geltrude Gallinaro, Monica Varano, Sandro Saviano, Carotenoids and antioxidants in age-related maculopathy italian study：multifocal electroretinogram modifications after 1 year,Ophthalmology. 2008 Feb；115（2）：324-333

104. 俞永珍，藍光誘導人視網膜色素上皮細胞損傷及其線粒體機制的體外研究，廣州中醫藥大學，眼科學，2015，碩士

105. 錢金維，藍光傷眼及其防護的醫學研究進展，2021-02-12，中國眼鏡科技雜誌

106. 蔡善君，嚴密，張軍軍.藍光誘導體外培養的人視網膜色素上皮

細胞凋亡，中華眼底病雜誌，2005（06）：42-45.

107. 金婉卿，毛欣傑，李序，鍍膜鏡片過濾藍光對大鼠視網膜功能的影響，實用醫學雜誌，2007，23（12）：1813-1814.

108. Lin Cheng-Hui,Wu Man-Ru,Huang Wei-Jan,Chow Diana Shu- Lian, Hsiao George,Cheng Yu-Wen. Low-Luminance Blue Light-Enhanced Phototoxicity in A2E-Laden RPE Cell Cultures and Rats.. International journal of molecular sciences,2019,20（7）.

109. Putting B J,Van Best JA,Vrensen GF,Oosterhuis JA., Blue-light- induced dysfunction of the blood- retinal barrier at the pigment epithelium in albino versus pigmented rabbits.,Experimental eye research, 1994, 58（1）：31-40.

110. 馬映雪，藍光誘導人視網膜色素上皮細胞分泌的外泌體與NLRP3炎性體的相關性研究，天津醫科大學，2016.

111. 周勁，謝嬌，雷傑，吉祥，楊青，手機光照刺激對視網膜色素上皮細胞的影響，國際眼科雜誌，2018，18（07）：1188-1191.

112. 王淑榮，吳煜波，何宇茜，蘇冠方，張妍，視網膜光損傷的研究進展，中華眼視光學與視覺科學雜誌，2015，17（10）：633-636

113. 司俊康，郭俊國，王興榮，氧化應激誘導視網膜神經節細胞凋亡的研究進展，國際眼科雜誌 2013年12月，第13卷，第12期

114. Ranga Rao Ambati, Siew-Moi Phang, Sarada Ravi, Ravishankar Gokare,Astaxanthin：Sources, Extraction, Stability, Biological Activities and Its Commercial Applications-A Review, Marine Drugs 12（1）：128-152,January 2014

115. 俞永珍，徐哲，鄒秀蘭等，藍光誘導氧化應激反應參與視網膜色素上皮細胞凋亡機制研究[J].眼科新進展，2015，35（6）：520-524.

116. A. Kistler, H. Liechti, L. Pichard, E. Wolz, G. Oesterhelt, A.

Hayes & P. Maurel, Metabolism and CYP-inducer properties of astaxanthin in man and primary human hepatocytes,Archives of Toxicology vol. 75, p665–675（2002）

117. Erich Wolz, Hans Liechti, Brigitte Notter, Gottfried Oesterhelt and Andreas Kistler, Characterization of Metabolites of Astaxanthin in Primary Cultures of Rat Hepatocytes,Drug Metabolism and Disposition April 1999, 27（4）456-462

118. Showalter LA, Weinman SA, Østerlie M,Lockwood SF., Plasma appearance and tissue accumulation of non-esterified, free astaxanthin in C57BL/6 mice after oral dosing of a disodium disuccinate diester of astaxanthin（Heptax）. Comp Biochem Physiol C Toxicol Pharmacol. 2004；137：227-236.

119. Hiroshi Kurihara,Hirofumi Koda,Sumio Asami,Yoshinobu Kiso, Contribution of the antioxidative property of astaxanthin to its protective effect on the promotion of cancer metastasis in mice treated with restraint stress, Life Sciences 70（21）：2509-20（2002）

120. Jean Soon Park, Jong Hee Chyun, Yoo Kyung Kim, Larry L Line, Boon P Chew,Astaxanthin decreased oxidative stress and inflammation and enhanced immune response in humans ,Nutr Metab（Lond）2010 Mar 5；7：18

121. MerckeOdeberg, J., Lignell, Å., Pettersson, A., &Höglund, P.（2003）. Oral bioavailability of the antioxidant astaxanthin in humansisenhanced by incorporation of lipidbased formulations. European Journal of Pharmaceutical Sciences, 19（4）, 299-304

122. Coral-Hinostroza GN, Ytrestøyl T, Ruyter B,Bjerkeng

B. Plasma appearance of unesterified astaxanthin geometrical E/Z and optical R/S isomers in men given single doses of a mixture of optical 3 and 3' R/S isomers of astaxanthin fatty acyl diesters. Comp Biochem Physiol C Toxicol Pharmacol. 2004；139：99-110.

123. Østerlie, M., Bjerkeng, B., &Liaaen-Jensen, S.（2000）., Plasma appearance and distribution of astaxanthin E/Z and R/S isomers in plasma lipoproteins of men after single dose administration of astaxanthin. The Journal of NutritionalBiochemistry, 11（10）, 482–490

124. アスタキサンチンの機能と応用，監修：吉川敏一 内藤裕二，シーエムシー出版

125. 梶田雅義，新しい調節機能解析装置，視覺の科学，第32巻2号

126. アスタキサンチンカタログver.2.2SJ，オリザ油化株式会社

127. 梶田雅義，屈折矯正における調節機能の役割−臨床から学んだ眼精疲労の正体−，視覺の科学，第33巻4号

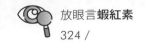
免責聲明

1. 本書上的任何內容資料不作出任何保證或承擔任何責任，也不能代替您的醫生或其他合格臨床醫生的直接醫療建議、診斷或治療。

2. 本書上所提供之內容資料的時效性、正確性、完整性、適合性以及品質保留免責權利。任何因爲上述資訊使用不正確或不完整而造成的損失要求賠償時將被拒絕。除因重大疏失或錯誤資訊的情況外，對於因內容資訊引起的任何直接、間接、實質或無形的損失，皆不承擔任何責任。在遵守前述規定的前提下，使用本書之風險由讀者自負。

3. 本書上所載的產品的銷售、品質標準或是否符合任何特定用途，或不侵犯任何第三者的知識產權或其他侵犯權利，作出任何明示或暗示的表述或保證。

4. 本書上的內容不應被視作醫療、診斷或治療建議或意見，亦不應被依賴。請讀者諮詢您的合格臨床醫生，以獲取有關您健康情況的意見或解答任何健康疑難。

5. 本書上的內容僅供一般資訊參考。不應取代專業醫生、醫學或其他專家建議，讀者在依照本書內容採取行動前，應先尋求適當的專業醫生意見。

CELLiNK >>
A BICO COMPANY

3D生物列印最新進展
- 列印出人類角膜 -

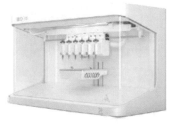

BIO X6

角 質 形 成 細 胞 在 印
刷 後 第 1 天(> 9 0 %)
和 第 7 天 (8 3 %) 都
顯 示 出 高 細 胞 活 力

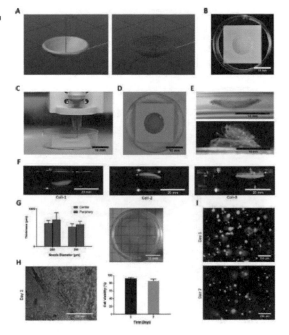

Newcastle University - EXP EYE RES. 2018 Aug;173:188-193. doi: 10.1016/j.exer.2018.05.010. Epub 2018

 Lyncée tec ᴰᴴᴹ

Digital Holographic Microscopy

不需破壞性、不需侵入式量測
無需前置處理,直接量測(HTS)
不需標定、不需使用染劑
(Label Free)

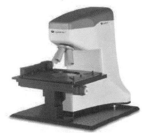

DHM®- T

觀 測 分 析 即 時 狀 況...

↘ HEK Cells

 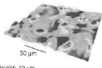

50 μm

Height: 10 μm

↘ Cl⁻ channels are difficult
to mark for fluorescence microscopy

↘ No marker needed with DHM

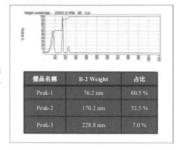
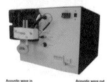
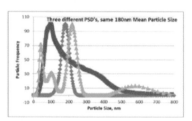

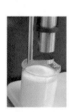
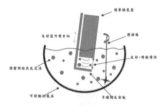
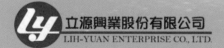

LemnaRed® *Original Manufacturer*

[3S,3S']-Astaxanthin
游離態蝦紅素

▲ $C_{40}H_{52}O_4$ Molecular weight: 596.85

- 高純度游離態蝦紅素(80%)
- 最高食品等級製造
- SGS重金屬檢驗通過
- 無菌生產系統培養

▲ SGS重金屬檢測通過

- FDA NDI 新膳食成分公告
- TFDA 非傳統食品原料核准
- HALAL 國際清真原料認證
  (證書字號 No.CP8860108062)
- SNQ 國家品質標章
  (國品字第 P080019 號)

📍 全球首家

利用代謝工程系統生產
食品原料蝦紅素

ELSEVIER 發表國際 PAPER

Reference:
Lin YJ, Lin JY, Wang DS, Chen CH and Chiou MH, 2017.
Safety assessment of astaxanthin derived from engineered *Escherichia coli* K-12
using a 13-week repeated dose oral toxicity study and a prenatal developmental
toxicity study in rats. Regulatory Toxicology and Pharmacology:
RTP,87, 95-105. https://doi.org/10.1016/j.yrtph.2017.05.003.Epub 2017 may 5.

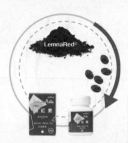

📍 動物性安全性試驗

- 90天重複劑量毒性測試
- 大鼠生殖二期毒性試驗(孕鼠)
- 生體內哺乳類動物細胞微核測試
- 體外染色體變異測試
- 沙門氏桿菌回復突變測試

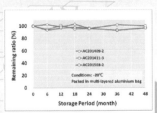

▲ LemnaRed®蝦紅素48個月穩定性保存試驗

那米亞發酵股份有限公司
桃園市蘆竹區長興路三段229巷53號
FSSC 22000/ISO 22000/HACCP 驗證通過

創櫃版:7450 | 簡單 綠色 永續
https://Lemnaceae.com

國家圖書館出版品預行編目資料

放眼言蝦紅素／陳富亮著. --初版.--臺中市：樹
人出版，2023.3
　　面；　公分
ISBN 978-626-96763-7-8（平裝）
1.CST: 眼睛　2.CST: 健康法　3.CST: 健康食品
416.7　　　　　　　　　　　　　112000920

放眼言蝦紅素

作　　　者　陳富亮
校　　　對　陳富亮
封面繪圖　莊中亮
發 行 人　張輝潭
出版發行　樹人出版
　　　　　412台中市大里區科技路1號8樓之2（台中軟體園區）
　　　　　出版專線：（04）2496-5995　　傳眞：（04）2496-9901
　　　　　401台中市東區和平街228巷44號（經銷部）
　　　　　購書專線：（04）2220-8589　　傳眞：（04）2220-8505
專案主編　陳逸儒
出版編印　林榮威、陳逸儒、黃麗穎、水邊、陳婷婷、李婕
設計創意　張禮南、何佳諠
經紀企劃　張輝潭、徐錦淳、廖書湘
經銷推廣　李莉吟、莊博亞、劉育姍、林政泓
行銷宣傳　黃姿虹、沈若瑜
營運管理　林金郎、曾千熏
印　　刷　基盛印刷工場
初版一刷　2023年3月
定　　價　500元

白象文化　印書小舖 PressStore　出版・經銷・宣傳・設計
www.ElephantWhite.com.tw　自費出版的領導者　購書 白象文化生活館